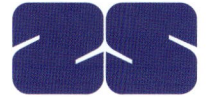

© Verlag Zabert Sandmann GmbH
München
2. Auflage 2012
ISBN 978-3-89883-342-4

Redaktion	Karen Guckes-Kühl
	Karin Kerber
	Dr. Petra Thorbrietz
Redaktionelle Mitarbeit	Antje Bernhardt
Grafische Gestaltung	Georg Feigl
	Dorothee Griesbeck
	Veronika Sen
Titelfoto	Gisela Schenker
Herstellung	Karin Mayer
	Peter Karg-Cordes
Lithografie	Christine Rühmer
Druck und Bindung	Mohn Media Mohndruck GmbH, Gütersloh

 Beim Druck dieses Buchs wurde durch den innovativen Einsatz der Kraft-Wärme-Kopplung im Vergleich zum herkömmlichen Energie-einsatz bis zu 52% weniger CO_2 emittiert. *Dr. Schorb, ifeu.Institut*

Dieses Buch entstand in Zusammenarbeit des Verlags Zabert Sandmann (www.zsverlag.de) mit der **MDR**-Redaktion »Hauptsache Gesund«.
Lizenz durch **TELEPOOL GmbH**.

Besuchen Sie uns auch im Internet unter www.zsverlag.de

Dr. med. Franziska Rubin

Meine sanfte Medizin für Kinder

Mit Hausmitteln natürlich behandeln und heilen

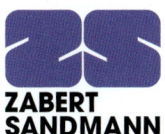

ZABERT
SANDMANN

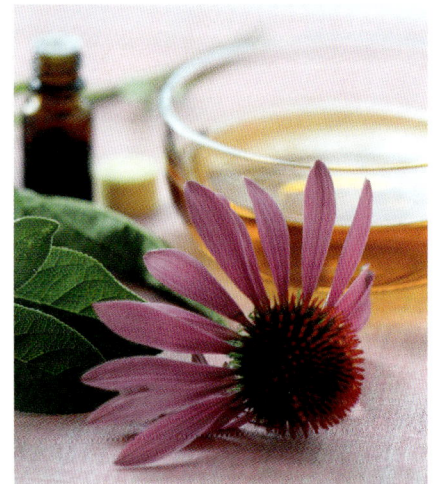

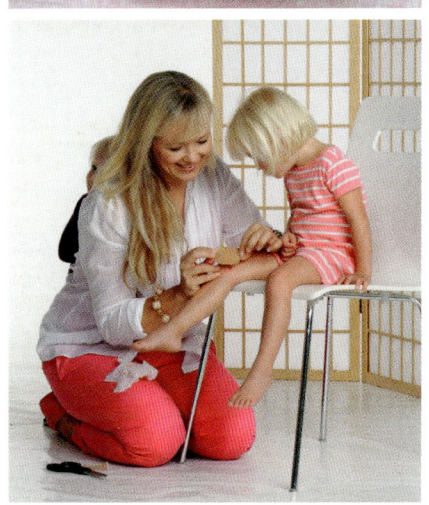

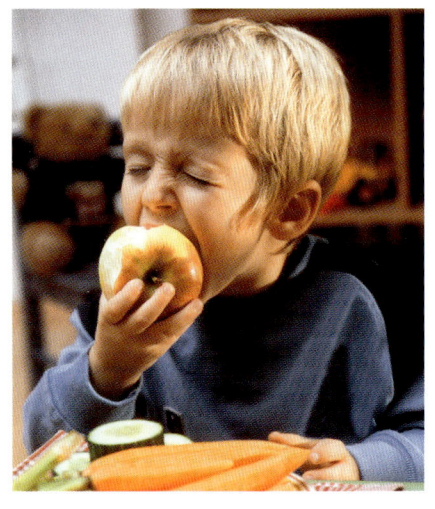

Inhalt

Erste Hilfe 158

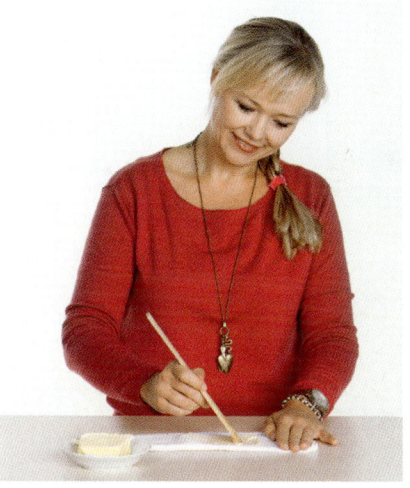

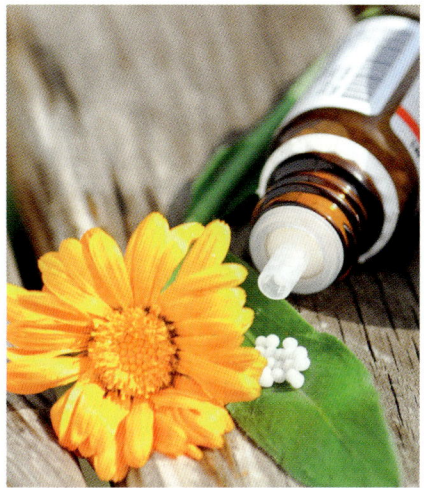

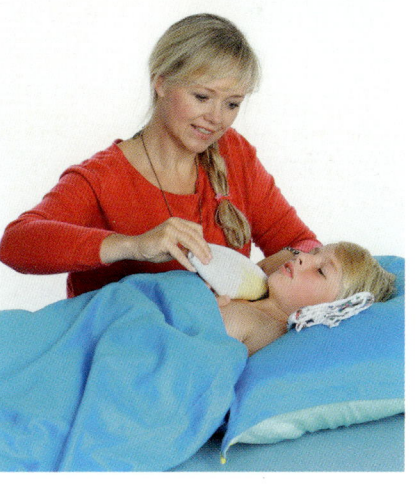

Liebe Leser,

In den ersten Lebensjahren meiner Kinder hatte ich manchmal den Eindruck, sie seien ständig krank. Nach den Baby-Koliken und Zahnungsbeschwerden kamen verschiedenste Infekte mit oder ohne Husten, mit Ohrenschmerzen oder gar Erbrechen und immer wieder mit Fieber. Auch die Nöte der kleinen Seelen mussten »behandelt« werden – ob nun der Streit um ein Spielzeug zum Drama wird oder das Ende eines Festes Traurigkeit hervorruft. All das bedarf der liebevollen Begleitung.

Manchmal kam ich mir vor wie Nachtschwester, Notarzt und Seelsorger in einer Person und war in der ersten Zeit einfach nur erschöpft. Mein Medizinstudium hat mir zwar dabei geholfen, banale Erkrankungen von ernsten zu unterscheiden, bei der Behandlung allerdings fehlten mir oft sanftere Lösungen, also Alternativen zu Antibiotika und Fieberzäpfchen.

Da mir die Naturheilkunde aus aller Welt schon immer sehr am Herzen lag, konnte ich feststellen, dass sie für Kinder einen besonders großen Schatz an Anwendungen bereithält und bei ihnen besonders gut wirkt.

Kinder sind selten chronisch krank. Und so leicht sie ein einfacher Infekt völlig aus der Bahn wirft, so schnell sind sie oft auch wieder auf den Beinen und spielen oder lachen wieder, als wäre nichts gewesen.

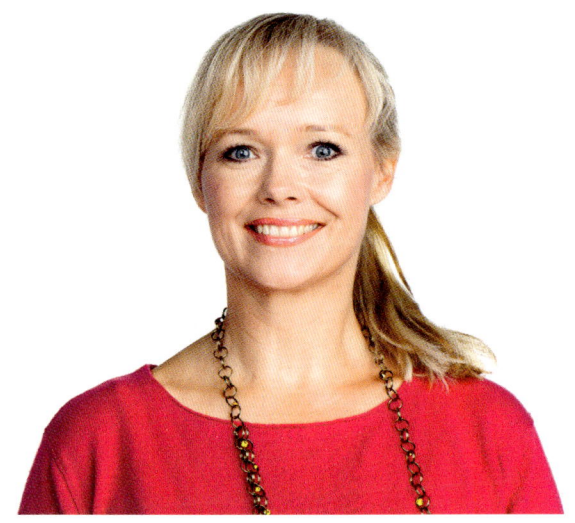

Es bedarf nur des richtigen Anstoßes, damit sie wieder in ihre Balance zurückfinden. Ich bin immer wieder verblüfft, wie schnell ein homöopathisches Mittel, ein Tee oder ein Zwiebelsäckchen eine beginnende Erkrankung im Keim ersticken kann. Werden die Kinder dennoch krank, helfen die Rezepte und Anwendungen, die Krankheiten besser zu überstehen, und lindern die Symptome. Sie stärken die Abwehr, lösen den Husten oder senken das Fieber.

Dieses Buch soll Ihnen helfen, die Krankheiten Ihrer Kinder richtig zu erkennen, Schlimmes von Banalem zu unterscheiden. Sie erfahren, bei welchen Krankheiten Sie zum Arzt gehen müssen und bei welchen Beschwerden Sie selbst helfen können. Vor allem aber finden Sie viele naturheilkundliche Tipps, Rezepte und Anwendungen aus aller Welt, mit denen Sie Ihre Kinder bei den verschiedensten Erkrankungen wirkungsvoll behandeln können. Ergänzend wird erläutert, welche sanften Mittel Apotheke und Schulmedizin bereithalten.

Seien Sie mutig und probieren Sie die Hausmittel aus, die oft verblüffend einfach sind, etwa das Zwiebelsäckchen oder eine Massage mit Kümmelöl. Einige Inhaltsstoffe haben Sie sicher schon im Kühlschrank, und auch der Rest ist mithilfe der naturheilkundlichen Hausapotheke (siehe Seite 180) rasch zusammengestellt. Schon bald werden Sie merken, ob Ihr Kind gut auf pflanzliche Mittel, ayurvedische Massagen, Akupressur oder Wickel anspricht. Meine Kinder lieben zum Beispiel die Wasseranwendungen nach Kneipp.

Es ist ein schönes Gefühl, seinem Kind schnell und einfach helfen zu können, und wird Ihnen vermutlich auch manchen Arztbesuch ersparen.

Ein besonderes Anliegen war es mir, auf die Sorgen und seelischen Nöte der Kinder einzugehen. Deshalb sind hier auch Ratschläge zusammengestellt, die bei Aufmerksamkeitsstörungen, Angst oder Schlafstörungen helfen können. Denn seelische Leiden treten heutzutage auch bei Kindern immer häufiger auf und können für die ganze Familie sehr belastend sein.

Nicht zuletzt finden Sie die wichtigsten Tipps zum Impfen und zur Ersten Hilfe bei Kindern, die Sie auch in Notfallsituationen gelassener und richtig handeln lassen werden. Und auch bei Wunden, Insektenstichen oder Verbrennungen hat die Naturheilkunde einiges zu bieten.

Hinter diesem Buch steht wie bei seinem Pendant für Erwachsene, »Meine besten Hausmittel«, ein kompetentes Team, das die vielen Ideen zusammengetragen hat, aber auch aus langjähriger Praxis berichten konnte, was unseren Kindern einfach am besten hilft. Ihnen danke ich sehr!

Viel Erfolg für Sie, finden Sie die Ratschläge, die am besten zu Ihrer Familie passen und bleiben oder werden Sie »Hauptsache Gesund«!

Ihre

Das »Hauptsache Gesund«-Expertenteam

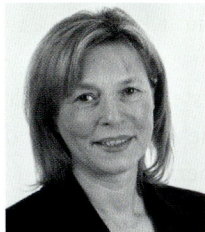

Gudrun Strigin: Die Redakteurin hält das Hauptsache Gesund-Schiff seit der ersten Sendung auf Erfolgskurs. Und sie ist leidenschaftliche Oma zweier Enkel.

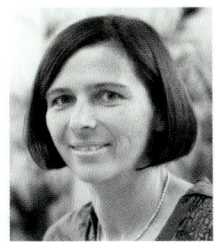

Ute Schmidt: Die Apothekerin kennt sich aus in der Welt der Medikamente. Doch bei Kindern schwört sie auf die Kraft von Wickeln und Globuli.

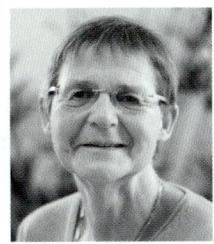

Dr. Petra Richter: Die erfahrene Kinderärztin weiß ihren Patienten mit einem Mix aus Schulmedizin, Homöopathie und Naturheilkunde zu helfen.

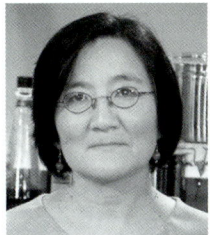

Gan-Oelsie Gombo-suren-Krüger: Die diplomierte Ärztin hat sich der ayurvedischen Heilkunde verschrieben und vertraut auf Ingwer und Sesamöl.

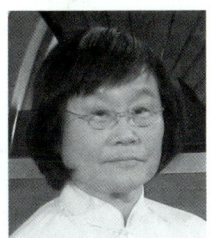

Liren Lu: Die TCM-Expertin konnte schon vielen Menschen mit Kräutern und Nadeln helfen. Für zu Hause empfiehlt sie hin und wieder eine Akupressur.

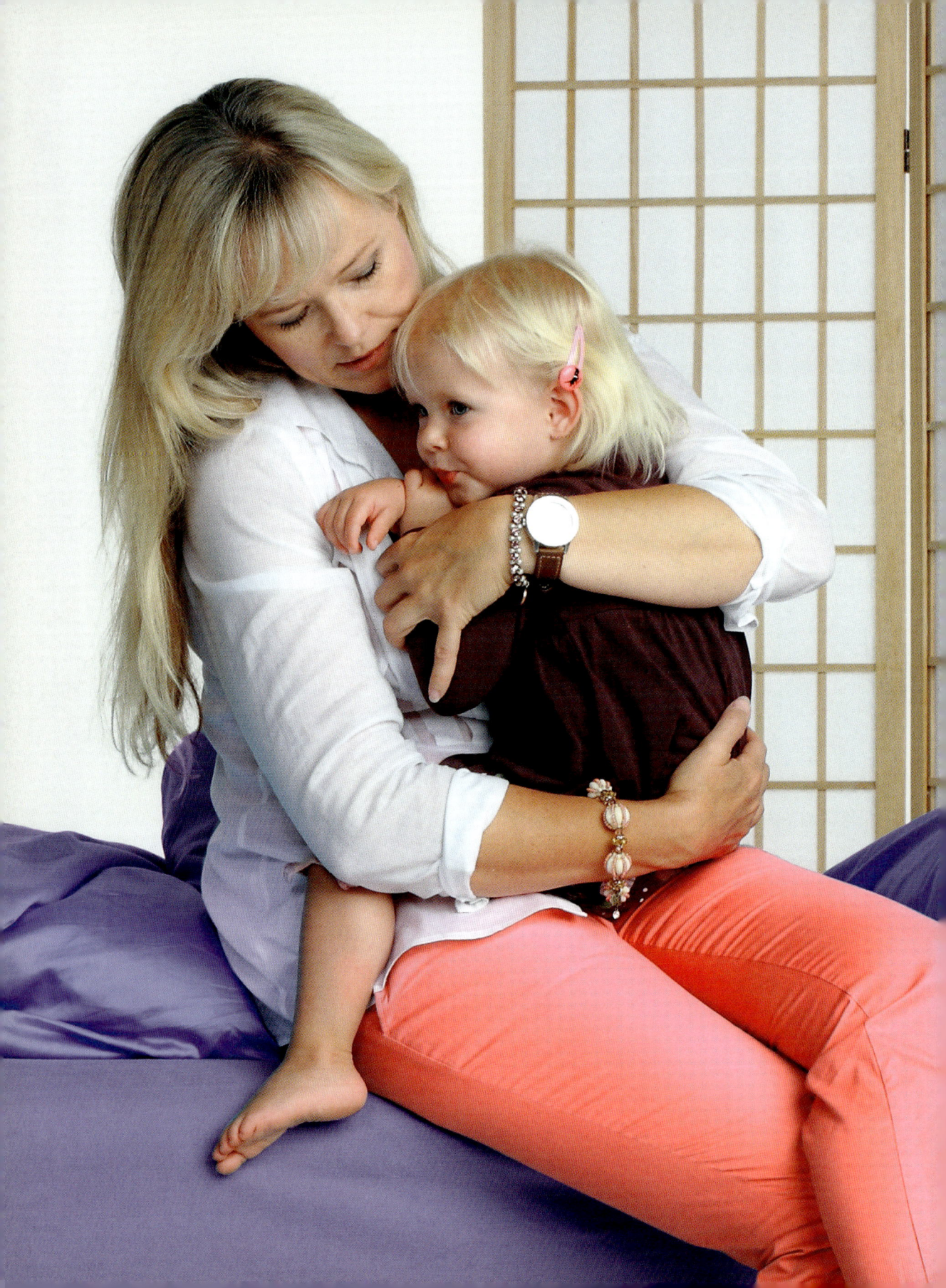

Gesund groß werden

Damit aus einem hilflosen Baby ein selbst-
bewusster Jugendlicher wird, braucht es
vor allem Liebe und Zuwendung. Doch
Eltern, die wissen, welche Entwicklungs-
schritte ein Kind durchlebt, wie man sein
Immunsystem fördert und es körperlich
und psychisch stärkt, können ihrem Kind
noch viel mehr mit auf den Weg geben.

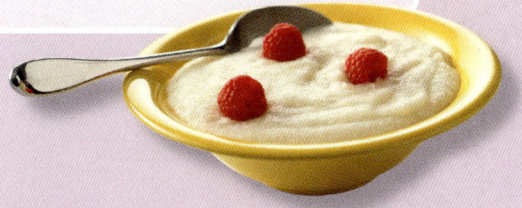

Vom Säugling bis zum Teenager

Wenn Eltern zum ersten Mal ihr Baby im Arm halten, können sie sich kaum vorstellen, wie aus diesem winzigen und zerbrechlichen Wesen einmal ein großer und starker Mensch werden soll. Vor allem beim ersten Kind sind viele unsicher. Sie möchten dem Baby keinen Schaden zufügen und seine Zeichen richtig deuten. In unserer mobilen Gesellschaft, wo die Generationen nicht mehr unter einem Dach leben, fehlt oft die Gelassenheit älterer Familienmitglieder, welche die Babyzeit, Kinderkrankheiten und Pubertät schon einmal hinter sich gebracht haben und wissen, dass kleine Krisen normal sind und vorüberziehen. Frischgebackene Eltern müssen daher selbst herausfinden, was für ihr Kind das Beste ist – bei Bauchkrämpfen, Zahnweh oder plötzlichem Fieber. Dieses Buch soll ihnen dabei eine Hilfe sein.

Die Liebe der Mutter und auch des Vaters stärkt ein Kind körperlich und seelisch. Haben Sie also keine Angst, etwas falsch zu machen.

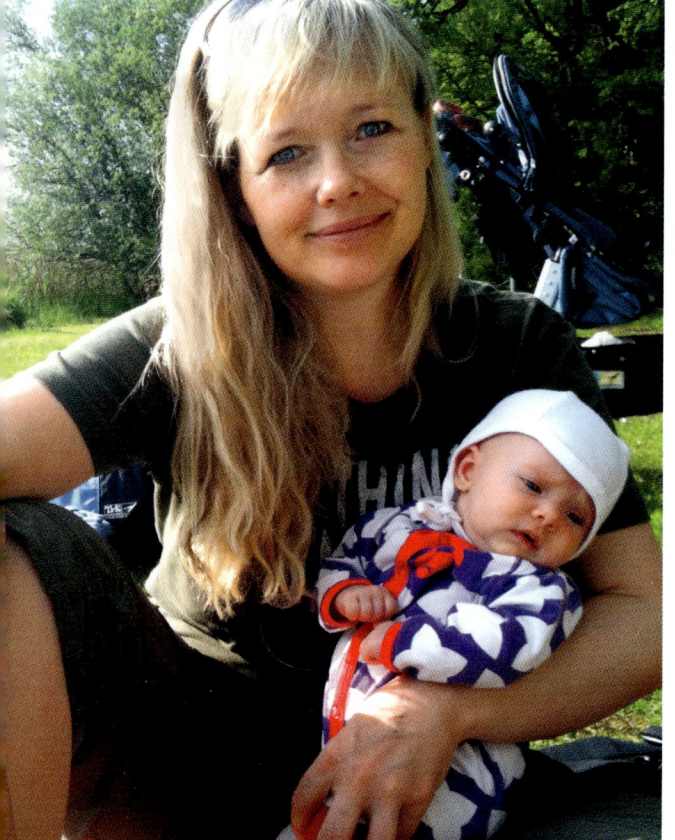

Als zentraler Grundsatz gilt von der Schwangerschaft bis an das Lebensende: Liebe ist die beste Medizin. Sie kann natürlich nicht alles kurieren und ersetzt auch keine notwendige ärztliche Behandlung. Aber viele Leser werden sich an eigene Krankheiten in ihrer Kindheit erinnern und daran, wie wohltuend die Fürsorge der Mutter dann war, wie wichtig der Körperkontakt, die kühlende Hand auf der Stirn oder eine vertraute Stimme, wenn Mutter oder Vater eine Geschichte vorgelesen hat.

Liebe ist Medizin

Mein erster Rat ist: Haben Sie keine Angst, etwas falsch zu machen! Auch wenn Sie sich vielleicht von der Aufgabe der Pflege Ihres Kindes überfordert fühlen, weil Sie noch keine Erfahrung damit haben, so sollten Sie immer daran denken, dass Sie als Eltern über etwas ganz Entscheidendes verfügen, wenn es um das Gesundwerden geht: Ihre Liebe. Sie stärkt Ihr Kind nicht nur seelisch, sondern auch körperlich: Das Immunsystem wird unterstützt, Schmerzen schwinden, und das Fieber sinkt. Geben Sie Ihrem Kind also besonders viel Nähe, ein bisschen Verwöhnen der kleinen Patienten ist durchaus erlaubt!

Kinder wachsen nicht nach einem fertigen Programm heran. Das, was sie von ihren Eltern geerbt haben, bildet nur den biologischen Rahmen. Wie sich ihr Leben jedoch entwickelt, das bestimmt zu einem erheblichen Maß die Umwelt und damit auch Ihre Fürsorge und Erziehung. Den alten Streit »nurture or nature?« (Erziehung oder Veranlagung?) hat die moderne Epigenetik beigelegt, die Wissenschaft von der Veränderung des Erbguts durch verschiedene Einflüsse, unter anderem Umweltfaktoren. Sie zeigt ganz klar, wie stark unser genetisches Programm beeinflussbar ist. Das heißt aber auch: Sie können vor allem in der Schwangerschaft und in den ersten Lebensjahren sehr viel für Ihr Kind tun!

Die ersten Wochen

Die beginnen bereits während Ihrer Schwangerschaft. Der Fötus wächst nicht nur, er entwickelt sich lernend: Ab der 13. Woche fängt er an, seinen eigenen Körper tastend zu erkunden – wie auch seinen Lebensraum, die Gebärmutter. Er reagiert auf Veränderungen, beispielsweise in der Nahrung seiner Mutter: Ab dem 4. Monat schluckt der Fötus gierig das Fruchtwasser, wenn es süß schmeckt. Spürt er jedoch bittere Inhaltsstoffe, schließt er den Mund lieber. Ab dem 6. Monat hört der Fötus bereits – nicht nur das Gurgeln des Darmes nebenan, das Plätschern des Fruchtwassers und den Herzschlag, sondern auch die Geräusche außerhalb seiner kleinen Welt. Nur die tieferen Laute durchdringen das Fettgewebe von Bauch und Plazenta sowie die Wachsschicht, die die Ohren des Fötus verschließt.

Die Stimme der Mutter unterscheidet sich von allen anderen Geräuschen, denn sie lässt ihren Körper vibrieren und erreicht ihn unmittelbar. Auf Streit oder bedrohliche Geräusche reagiert der kleine Mensch schon mit Stress: Bei einem plötzlichen Knall zum Beispiel reißt er die Arme hoch wie in Abwehr – ein angeborener Schutzreflex. Mit acht Monaten ist das Nervensystem des Fötus bereits so weit entwickelt, dass er bis zu einem gewis-

Gut zu wissen

Was Kinder im 18. Monat alles können

Körpermotorik: frei gehen mit sicherer Gleichgewichtskontrolle; mit beiden Füßen hüpfen; eine Leiter hinaufklettern; rückwärtslaufen

Handmotorik: Gegenstände festhalten, auf Verlangen wieder hergeben oder nach Aufforderung in ein Gefäß legen und danach wieder herausholen

Sprache: einzelne Wörter und in Symbolsprache sprechen (z. B. »tüt-tüt« für Auto, »mi-mi« für Katze)

Kognitive Entwicklung: einen Turm aus zwei bis vier Holzklötzchen bauen; Bilder in Büchern wiedererkennen

Sozialisation: sich allein in einem Raum spielend aufhalten, wenn sie wissen, dass sich die Mutter im Nebenzimmer aufhält

Emotionale Entwicklung: zeigen, dass sie sich von ihren Eltern geliebt fühlen; sie sollten einen interessierten und unbeschwerten Eindruck machen und sich bei Kummer rasch trösten lassen

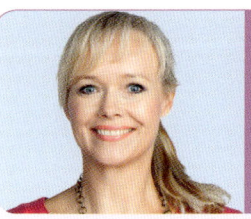

Mein Tipp für Eltern
Dr. med. Franziska Rubin

Eltern sein lernt man

Heute frage ich mich manchmal, ob wir wirklich drei Kinder bekommen hätten, wenn wir gewusst hätten, was auf uns zukommt. Vermutlich ja. Trotzdem bin ich immer wieder überwältigt davon, wie sehr sich unser Leben verändert hat, wie viel Engagement und Arbeit es bedeutet, diese kleinen Wesen gut zu begleiten. Schon die Schwangerschaften waren ganz anders als erwartet. Die Kinder sind jeden Tag für eine Überraschung gut. Aber wir spüren, dass wir an ihnen wachsen und dass das Leben intensiver wird. Eltern sein lernt man – bleiben Sie also zuversichtlich, auch wenn es Momente des Verzweifelns gibt. Denn es gibt auch plötzlich diese Momente der Fülle und des Glücks.

sen Grad Hitze und Kälte, Druck und auch Schmerzen spürt. Gynäkologen machen öfter diese Erfahrung, dass die heranwachsenden Föten im Ultraschall deutlich erkennbar ihr Gesicht verziehen, wenn ihre Lage im Uterus mit den Händen abgetastet oder leicht verändert wird.

Neuronales Lernen

Während des Wachstums werden netzartig Nervenverbindungen im Körper des Fötus angelegt und durch jeden Impuls weiter ausgebildet, zum Beispiel, wenn der kleine Embryo von einem Ende der Gebärmutter zum anderen schwimmt und dabei seine Ärmchen und Beinchen trainiert. Nach der Geburt steigt die Zahl der auf das Kind einstürmenden Eindrücke ins Unermessliche – es ist unglaublich, wie viele neue Informationen ein winziges Baby bereits verarbeitet. Auch hier ist wieder die Zuwendung ganz zentral für alle Lernprozesse: Der Blickkontakt zwischen Mutter und Kind entscheidet darüber, ob ein Kind bereit ist, sich der Umwelt anzupassen – denn nichts anderes ist der Lernvorgang. Spezielle Nervenzellen, die sogenannten Spiegelneuronen, feuern, wenn dieser Blickkontakt hergestellt wird. Das lässt sich in Gehirnscans zeigen.

Die Augen sind also ein ganz wichtiger emotionaler Anker für das Kind. Aber auch auf das Bild der Hände reagieren manche Neuronen. Denn Augen und Hände haben die Entwicklung vom Affen zum Menschen entscheidend geprägt.

Neueste Forschungen zeigen, dass der Fötus schon in der Gebärmutter den Rhythmus seiner Muttersprache gelernt hat – durch Zuhören. Pariser Babys schreien daher auf Französisch und Berliner auf Deutsch – obwohl sie noch kein einziges Wort verstehen, geschweige denn aussprechen können. Musik hilft dabei, die Sprachzentren im Gehirn auszubauen – je mehr Babys zum Beispiel vorgesungen bekommen, desto besser können sie bald sprechen.

Während des Wachstums reifen auch die Nervenverbindungen im Kopf kontinuierlich. Und die anfängliche Fülle der Nervenzellen (Neuronen) wird bald durch Spezialisierung reduziert: Säuglinge im Alter von sechs

Monaten haben zum Beispiel in einem Experiment noch die Fähigkeit, die Gesichter von Feuchtnasenaffen auseinanderzuhalten – eine Aufgabe, an der Erwachsene scheitern, weil diese Lemuren für unsere Augen ziemlich gleich aussehen. Im Alter von neun Monaten aber haben die Säuglinge bereits die Fähigkeit verloren, die feinen Unterschiede im Antlitz der Affen zu erkennen.

Emotionale Brücken

Die Hirnareale, die Emotionen steuern, unterliegen genauso wie die Hör- und die Sehrinde, das Zentrum der Motorik oder das Gedächtnis einem Reifungsprozess, der von Erfahrungen geprägt ist. Auch hier ist die Liebe entscheidend für eine positive Entwicklung: Streicheln, Schmusen und Trösten vertiefen die emotionale Bindung und sorgen dafür, dass ein Mensch auch im späteren Leben noch auf Stresssituationen und andere Belastungen auf gesunde Weise reagieren und sie abfedern kann. Man nennt das Resistenz.

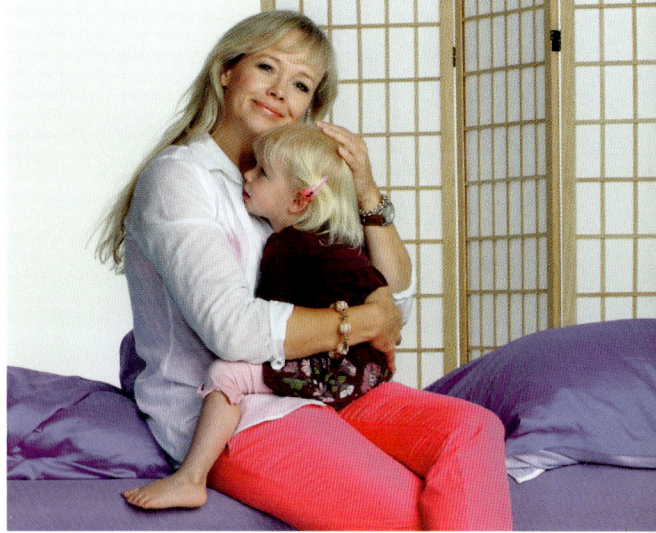

Schmusen tut gut: Es hilft unter anderem, Stress zu lindern.

Traumatische Erlebnisse hingegen hinterlassen eine Art biochemische Narbe im Gehirn, die sich über Botenstoffe auf den gesamten Organismus auswirkt – das fängt übrigens schon im Mutterleib an. Die Spirale der Stressbotenstoffe führt dazu, dass solche Menschen auch als Erwachsene sehr empfindlich auf Belastungen reagieren, ihr Körper schneller Kortisol ausschüttet oder Bluthochdruck entwickelt. Ein emotionales Defizit in der Kindheit, haben Forschungen gezeigt, lässt sich ein Leben lang nicht wirklich »ausbügeln« – traumatisierte Kinder tragen dieses »Gepäck« ein Leben lang mit herum. Sie sind später häufig chronische Schmerzpatienten, denn der Körper vergisst nichts.

Der liebende Umgang mit dem Kind entscheidet also schon sehr früh darüber, welche Grundlagen für die Gesundheit gelegt werden.

Signale verstehen

»Was hat es nur?«, fragen sich alle Eltern, wenn ihr Baby seine erste große Schreiattacke startet, und werden leicht nervös, vor allem, wenn die Menschen in ihrer Umgebung vorwurfsvolle Blicke auf sie und das Kind werfen. Die Natur hat Babys mit einem markdurchdringenden Organ ausgestattet,

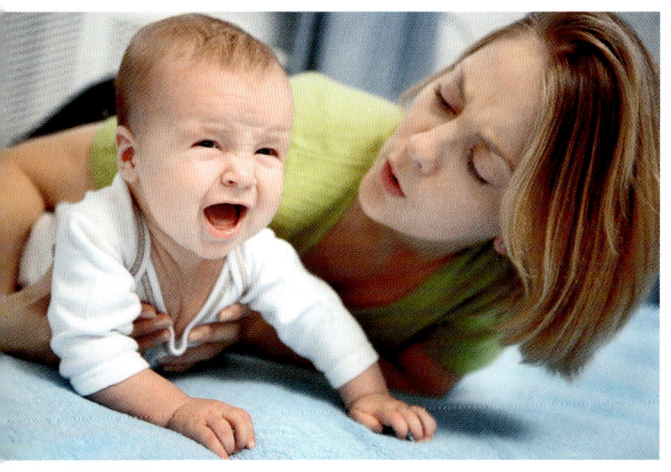

Am Verhalten des Babys lässt sich ablesen, ob es ihm gut geht.

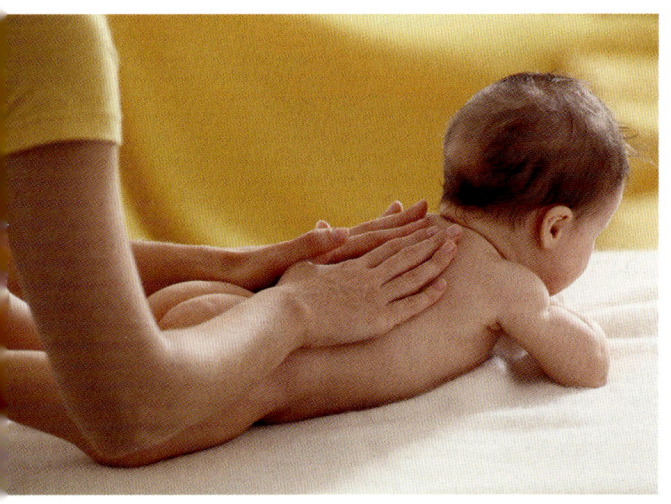

Sanfte Massagen mit Babyöl lindern viele Beschwerden.

das Aufmerksamkeit fordert. Solange das Kind noch nicht sprechen kann, ist sein Weinen schließlich das einzige Mittel, um sofort Beachtung zu finden. Doch das muss noch lange keine Katastrophe bedeuten.

Achten Sie also auf das Verhalten Ihres Babys. Dabei helfen ein paar kleine Tricks: Die meisten Babys vermitteln nämlich sehr klar, welche Bedürfnisse sie gerade haben. Die Sehnsucht nach Brust oder Flasche zum Beispiel kündigt sich durch zunehmende Unruhe und Quengeln an. Streicht man einem hungrigen Baby dann mit der Hand sanft über die Lippen, macht es sofort saugende Bewegungen mit seinem Mund. Streichelt man ihm dann über seine Wangen, öffnet es die Lippen und sucht reflexartig nach der Brustwarze der Mutter oder nach dem Schnuller. Wenn es die bekommt, kehrt gleich wieder Zufriedenheit ein.

Wenn ein Baby müde ist, dann dreht es sich von der Mutter oder dem Vater weg und reibt sich immer wieder die Augen. Werden Säuglinge mit vielen neuen Eindrücken konfrontiert, stecken sie sich nicht selten die Hand in den Mund, um sich zu beruhigen. Das zeigt, dass sie überfordert sind. Überreizte Babys spannen ihren kleinen Körper außerdem zu einem Hohlkreuz an und beginnen heftig zu weinen. Dann sollten sie von Lärm oder sonstiger Unruhe abgeschirmt werden. Ist das nicht möglich, hilft es, sie sanft zu wiegen und vielleicht ein Lied zu singen, das sie ablenkt.

Zeichen erkennen

Ob das Schreien bedeutet, dass ein Baby Schmerzen hat, ist für Eltern nicht leicht zu erkennen. Leicht zu tasten ist ein geblähter Bauch, der mit leichten Kümmelölmassagen (siehe Seite 93) rasch beruhigt werden kann. Wenn sich ein neuer Zahn durch den Kiefer bohrt und Beschwerden verursacht, zeigt sich das häufig dadurch, dass das Baby seine Finger in den Mund steckt und darauf herumkaut und es stark speichelt.

Schreien kann aber auch bedeuten, dass es dem Baby zu heiß oder zu kalt ist. Um das herauszufinden, prüft man die Temperatur am besten am

Nacken (siehe Seite 53). Und manchmal ruft das Kind einfach nach den Eltern. Sobald man sich ihm zuwendet oder es auf den Arm nimmt, beruhigt es sich sofort.

Auch wenn das Kind größer wird und spricht, kann es noch viele Jahre lang nicht präzise benennen, was ihm fehlt. Kinder im Vorschulalter zum Beispiel reagieren auf fast alle Störungen mit Bauchweh. Dahinter können Angst oder Aufregung genauso stecken wie eine Blinddarmreizung, ein Infekt oder auch nur Heimweh. Die Eingeweide sind nämlich von 100 Millionen Nervenzellen, dem »Bauchgehirn«, umgeben. Kein Wunder, dass Emotionen und Aufregung auf Magen und Darm schlagen.

Auf das Verhalten achten

Eltern müssen neben den körperlichen Symptomen immer auch Veränderungen im Verhaltensmuster ihres Kindes im Blick haben. Schlafstörungen und Appetitlosigkeit, plötzliche Unlust oder auch hektische Betriebsamkeit können Anzeichen dafür sein, dass sich eine Krankheit anbahnt. Behalten Sie Ihr Kind in einem solchen Fall einfach im Auge, möglichst unauffällig und ohne ihm zu signalisieren, dass es krank werden könnte, um es nicht noch zu verunsichern. In vielen Fällen sind solche kleinen Krisen auch einfach wachstumsbedingt und verschwinden rasch wieder, auch ohne dass sie behandelt werden.

Aus denselben Gründen ist es sehr zu empfehlen, regelmäßig einen Kinderarzt zu konsultieren, der das Kind kennt und es in seinen verschiedenen Entwicklungsphasen begleiten kann. Wenn Sie ihm charakteristische Veränderungen mitteilen, dann hilft ihm das bei seiner Diagnose.

Spezialisierte Kinderärzte sind die Neonatologen (für Frühgeborene und erkrankte Babys), die Kinderhämatologen und -onkologen (für Blut- und Krebskrankheiten), die Kinderkardiologen (für Herzleiden) und die Neuropädiater (für Nervenstörungen). Im Bereich der Naturheilkunde gibt es auf Kinder spezialisierte Homöopathen und anthroposophische Mediziner.

Gut zu wissen

Was Kinder im 5. Jahr alles können

Körpermotorik: selbstständig Treppen steigen im freien Wechselschritt

Handmotorik: mit einer Schere schneiden; einfache Basteleien mit Klebstoff ausführen; Baum, Haus oder Menschen (skizzenhaft) malen

Sprache: fehlerfrei aussprechen; Erlebnisse in logischer, zeitlich korrekter Reihenfolge erzählen; Sätze grammatikalisch richtig, aber einfach aufbauen

Kognitive Entwicklung: allein und mit anderen Kindern Rollenspiele mit allen Details (Puppenspiele, Familienspiele) spielen; aus Bauelementen mit oder ohne Vorlagen Bauwerke gestalten

Sozialisation: kooperativ mit anderen Kindern spielen; Spielregeln befolgen; den Tagesablauf kennen; kleine Aufgaben und Aufträge (wie etwa den Tisch decken, die Blumen gießen) übernehmen

Emotionale Entwicklung: über Stunden oder über Nacht bei vertrauten Personen getrennt von ihren Eltern bleiben

Richtige Ernährung

Neben Zuwendung und Fürsorge ist die Ernährung eine weitere zentrale Säule für die Gesundheit des Kindes. Das beginnt bereits bei der Muttermilch: Babys, die gestillt werden, haben eine besonders starke Beziehung zur Mutter, unter anderem, weil der Kontakt zur mütterlichen Brust zur Ausschüttung von Oxytozin führt, einem Hormon, das die Bindung fördert. Muttermilch enthält außerdem eine optimale Zusammensetzung von Eiweißstoffen und Fetten. Kinder, die gestillt werden, zeigt die Statistik, haben seltener Allergien und leiden im späteren Leben nicht so oft unter Diabetes. Sie bleiben ihr Leben lang schlanker als die Vergleichsgruppen.

Frauen, die nicht (oder nicht so lange) stillen können oder das nicht möchten, können jedoch problemlos auf Folgemilch zurückgreifen. Das Bindungshormon Oxytozin wird auch ausgeschüttet, wenn sie ihrem Baby viel Körperkontakt geben. Weil Kuhmilch von Babys noch nicht so gut vertragen wird, ist es sinnvoll, hypoallergene Produkte zu wählen, wenn in der Familie eine Neigung zu Allergien besteht. Bei diesen Produkten wurde das Eiweiß so verarbeitet, dass es keine Allergien auslöst.

Sie müssen auch nicht jede Karotte im Bioladen einkaufen und selbst zubereiten. Die Palette von Fertiggläschen für Kleinkinder ist vielfältig. Sie bietet unter anderem auch Breie aus biologisch erzeugten Rohstoffen, die von ihrem Nährwert her ausgewogen und gut kontrolliert sind.

Neugier schulen

Dass Kinder instinktiv misstrauisch gegenüber Neuem und deshalb wählerisch sind, hat die Evolution so eingerichtet – in der Natur nämlich hätte zu viel Experimentierwille leicht Vergiftungen zur Folge. Nur Süßes schmeckt Kindern von Anfang an. Diese Vorliebe des Menschen, glauben Evolutionsbiologen, entspringt der Tatsache, dass es wenig Giftiges mit diesem Geschmack in der Natur gibt.

Eltern sind deshalb wichtige Vorbilder, wenn es um das Kennenlernen neuer Geschmäcker geht. Bieten Sie bestimmte Nahrungsmittel immer wieder mal an. Wenn Ihr Kind etwas gar nicht mag, bieten Sie ihm stattdessen Obst oder ein Brot an. Möglich ist auch ein Tauschgeschäft: »Wenn du die Karotte nicht magst – wie wäre es mit einer Tomate?«

Im Alltag ist es nicht immer leicht, konsequent zu bleiben, doch es lohnt sich: Studien zeigen, dass Kinder erst drei- bis viermal etwas probiert haben müssen, bevor es ihnen selbst schmeckt und sie gerne zugreifen. Es lohnt sich also, immer wieder neue Lebensmittel anzubieten.

Vielfältig essen für gesundes Wachstum

Wie viel Obst und Gemüse braucht mein Kind? Und: Muss es immer Vollkorn sein? Fast alle Eltern stehen unsicher vor der einen oder anderen Frage, wenn es ums Essen geht. Gerade in den ersten Lebensjahren, in denen ein Kind noch relativ kleine Mengen isst, ist die Ernährung für gesundes Wachstum entscheidend. Der Stoffwechsel eines Kindes läuft auf Hochtouren. Je vielfältiger die tägliche Kost ist, desto sicherer können Eltern sein, dass ihr Kind alles bekommt, was es braucht: reichlich Getreideprodukte (am besten Vollkorn) wie Brot, Nudeln oder Reis, täglich frisches Gemüse und Obst sowie Milchprodukte, je einmal in der Woche Fisch und Fleisch. Süßes braucht der Körper nur in Maßen, doch Kinder lieben es und sie werden nahezu überall dazu verführt – sogar Kinderärzte drücken ihnen nach der Behandlung ein Bonbon in die Hand. Eltern sollten versuchen, einen praktikablen Weg hinsichtlich des Umgangs mit Süßigkeiten zu finden. Das kann zum Beispiel eine wöchentliche Süßigkeitenration sein, die das Kind selbst verwalten darf, oder etwas Süßes nach dem Mittagessen. Im Idealfall enthält die Leckerei noch Vitalstoffe wie bei einem Apfelkuchen.

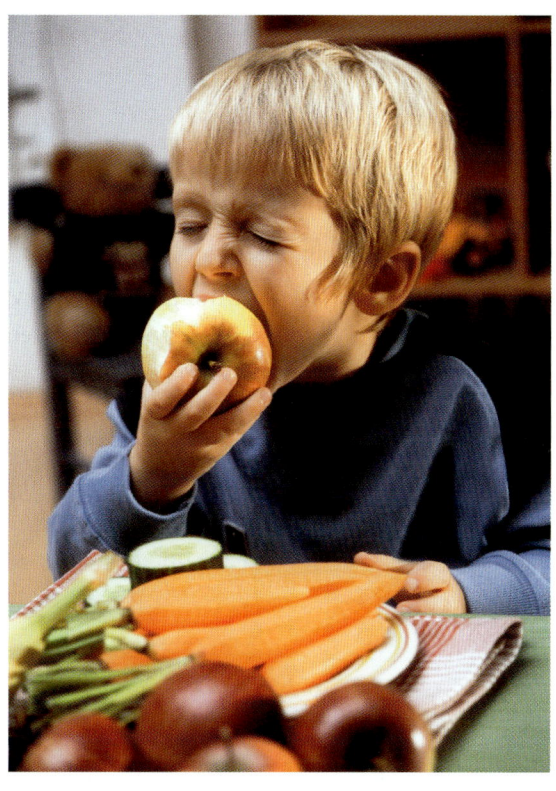

Äpfel mögen alle Kinder. Sie enthalten viel Vitamin C.

Zur gesunden Ernährung gehört auch ausgiebiges Kauen, das nicht nur für die Zähne und die Verdauung wichtig ist, sondern auch für die Entwicklung des Gehirns. Räumen Sie deshalb dem Essen genügend Zeit ein. Am schönsten ist es natürlich, wenn Sie sich gemeinsam mit Ihrem Kind an den Tisch setzen können – das bringt Ruhe und Rhythmus in den Alltag des Kindes. Zumindest der Fernseher sollte beim Essen ausgeschaltet bleiben.

Trinken nicht vergessen

Ermuntern Sie Ihr Kind immer wieder auch zum Trinken. Viele Kinder haben dafür schlicht keine Zeit, weil sie ins Spiel vertieft sind, andere wiederum verspüren einfach keinen Durst. Die Deutsche Gesellschaft für Ernährung (DGE) empfiehlt für Ein- bis Vierjährige eine tägliche Flüssigkeitsaufnahme von 950 ml, untersuchte Kinder kamen jedoch nur auf

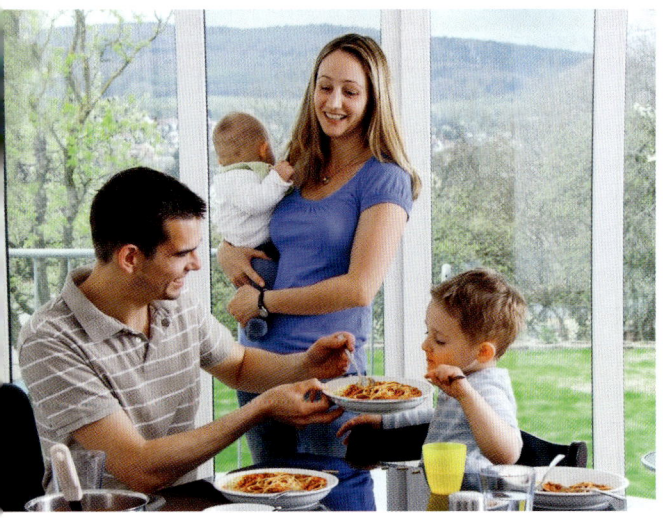

durchschnittlich 650 ml. Das ist deshalb besorgniserregend, weil Kinder, bezogen auf ihr Körpergewicht, einen deutlich höheren Wasserumsatz haben als Erwachsene. Ideale Durstlöscher sind neben Mineralwasser ungesüßte Kräuter- und Früchtetees und stark verdünnte Obstsäfte (Schorlen). Softdrinks sind vor allem wegen ihres hohen Zuckergehalts ungeeignet. Doch behalten Sie bei all diesen Empfehlungen auch die Individualität Ihres Kindes im Auge: Manche Kinder decken einen Teil der empfohlenen Flüssigkeitsmenge regelrecht durch das Essen von viel rohem Gemüse und Obst – 100 g Gurke etwa enthalten 96 ml Wasser! Auch das ist in Ordnung.

Gemeinsam am Tisch sitzen ist ein wichtiges Ritual für die Familie.

Bunt und ungesund

Joghurt, Kekse oder Wurst – nahezu kein Lebensmittel wird nicht auch speziell für Kinder angeboten. Doch diese Kinderlebensmittel sind nach Untersuchungen der Konsumentenverbände häufig nicht nur überteuert, sondern sie enthalten oft zu viel Fett, Salz und vor allem Zucker. Viele Eltern greifen vielleicht gern wegen der praktischen Portionsgrößen danach, und Kinder lieben die von findigen Marketingleuten gestalteten Verpackungen und beigelegten Spiele und Aufkleber. Wer darauf nicht verzichten möchte, sollte diese Lebensmittel aber besser als Überraschung nur hin und wieder anbieten. Vielleicht lassen Sie sich einfach auch von den Lebensmittelprofis anregen: Naturjoghurt mit frischen Früchten lässt sich, etwa in ein auslaufsicheres farbiges Döschen verpackt, mit in die Schule geben, Käsewürfel ergeben mit Weintrauben auf Spießchen gesteckt einen leckeren Snack.

Wer wegen zugesetzter Vitamine zu einem Lebensmittel greift, sollte wissen: Mit Vitaminen angereicherte Lebensmittel sind nicht zu empfehlen. Denn welche Vitamine in welcher Menge zugesetzt sind, entscheidet im Rahmen der gesetzlichen Vorgaben letztendlich der Hersteller. Als Verbraucher hat man dann schnell den Überblick verloren. Bei einer vielseitigen Ernährung sind Nahrungsergänzungsmittel auch gar nicht notwendig, Vitaminmangel kommt bei uns fast nicht vor. Eine Ausnahme ist nach neuesten Studien das Vitamin D, das im Säuglingsalter mit 400 bis 500 IE am Tag supplementiert werden sollte, die entsprechenden Vitamin-D-Präparate verschreibt jedoch der Kinderarzt. Am besten ist eine Kombination von Vitamin D mit Fluor, weil das gleich späterem Karies vorbeugt.

Vitalstoffe für optimales Wachstum

Vitamin A
Wichtig für gesunde Nervenzellen im Gehirn und die Stimulation von Abwehrzellen. Bei Mangel Ermüdung, Nachtblindheit und Eisen-Unterversorgung. Enthalten in Eiern, Milch, Milchprodukten, Karotten, Spinat, Fenchel, Leber, Thunfisch.

Vitamin B1
Wichtig für das Nervensystem. Bei Mangel geistige Trägheit. Enthalten in Schweinefleisch, Vollkornprodukten und Hülsenfrüchten.

Vitamin C
Wichtig für die Leistung der Abwehrzellen, Schutz vor aggressiven Sauerstoffmolekülen. Bei Mangel Wundheilungsprobleme, Infektanfälligkeit, raue Haut, Müdigkeit, Lustlosigkeit. Enthalten in Zitrusfrüchten, Kiwis, Kartoffeln, Brokkoli, Spinat, Paprika, Sanddornsaft.

Vitamin E
Wichtig für die Leistung der Abwehrzellen, Schutz vor aggressiven Sauerstoffmolekülen. Bei Mangel Nervenschäden. Enthalten in Nüssen sowie pflanzlichen Fetten und Ölen.

Vitamin B6
Wichtig für die Botenstoffe des Nervensystems. Bei Mangel Kopfschmerzen, Blutarmut, Hautprobleme. Enthalten in Leber, Avocados, Bananen, Hülsenfrüchten, Brokkoli.

Folsäure
Wichtig für Zellwachstum und -erneuerung. Bei Mangel Störung der Bildung von roten Blutkörperchen, Schwächung des Immunsystems. Enthalten in Blattsalaten, Rosenkohl, Brokkoli, Spinat, Hülsenfrüchten, Kartoffeln, Vollkornprodukten, Hühnerfleisch, Leber.

Vitamin B12
Wichtig für die Aktivierung der Folsäure. Bei Mangel Gedächtnisstörungen. Enthalten in Seefisch, Leber, Eigelb, Milch und Milchprodukten.

Jod
Wichtig für die Bildung von Schilddrüsenhormonen. Bei Mangel Antriebslosigkeit. Enthalten in Seefisch, Meeresfrüchten und Jodsalz.

Eisen
Wichtig für Immunzellen, Blutbildung und Sauerstofftransport. Bei Mangel Antriebsschwäche, Infektanfälligkeit. Enthalten in rotem Fleisch, Hirse, Vollkornprodukten.

Kalzium
Wichtig für Knochenaufbau. Bei Mangel spätere Osteoporose. Enthalten in Milch, Milchprodukten, Gemüse, Obst.

Magnesium
Wichtig für die muskuläre Erregung, Bestandteil des Knochens. Bei Mangel Leistungsabfall. Enthalten in Sojamehl, Sonnenblumenkernen, Weizenvollkornbrot, Linsen.

Immunität ausbauen

Ein junges Abwehrsystem braucht unkomplizierte Infekte wie Husten und Schnupfen als »Trainingseinheiten«, um sich zu entwickeln, ebenso wie Staub oder Schmutz. Wenn die Werbung damit lockt, antibakterielle Substanzen in simplen Haushaltsreinigern einzusetzen, damit Ihr Kind gesund bleibt, so ist das irreführend. Solche Bakterienkiller tragen eher dazu bei, dass einige besonders anpassungsfähige Arten von Erregern widerstandsfähig und dann wirklich gefährlich werden. Außerdem sucht sich ein Immunsystem, das keine ernsthaften Aufgaben hat, andere Reize, an denen es sich abarbeitet, zum Beispiel Tierhaare oder Milbenexkremente. Zu viel Hygiene, das zeigen viele Studien, erhöht also das Allergierisiko.

Haben Sie daher nicht zu viel Angst vor Bakterien, das Immunsystem Ihres Kindes wird mit den meisten davon selbst fertig. Diesen Prozess können Sie positiv unterstützen: Stillen baut die Darmflora und damit das Immunsystem auf. Später tun probiotische Bakterien, wie sie zum Beispiel in vergorenem Gemüse oder Sauerkraut enthalten sind, dem Darm gut. Kinder, die Joghurt mögen, können solchen mit speziell angereicherten Milchkulturen (Probiotika) essen. Um einen schützenden Effekt zu erzielen, muss das allerdings täglich passieren. Kinder erhalten, das zeigen Studien, zu viel und häufig unnötig Antibiotika, mehr als jeder Erwachsene. Das schädigt die Darmflora.

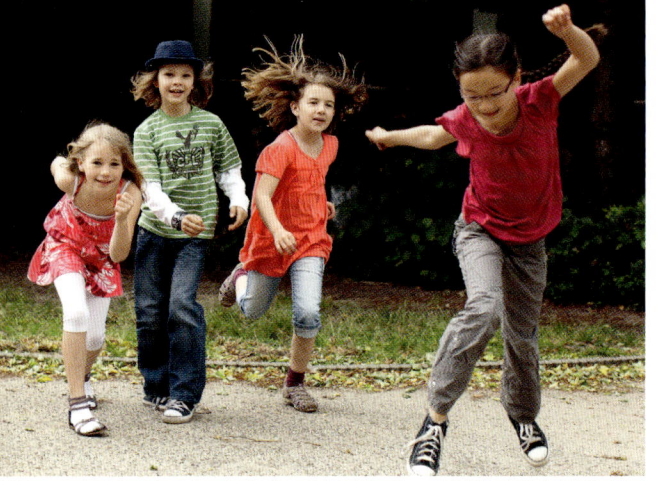

In der Freizeit sollten Kinder so viel wie möglich draußen spielen und toben.

Bewegung muss sein

Zwischen 10 und 20 Prozent der Schulanfänger in Deutschland sind zu dick, 4 bis 8 Prozent sogar fettleibig. Jeder zweite dicke Jugendliche wird auch als Erwachsener nicht mehr schlank. Das sind alarmierende Zahlen, und sie hängen nicht nur mit falscher Ernährung zusammen. Denn viele Kinder und Jugendliche bewegen sich zu wenig, da sie nicht nur in der Schule sitzen müssen, sondern auch ihre Freizeit überwiegend vor dem Fernseher oder Computer verbringen: Jugendliche sitzen rund vier Stunden täglich vor einem Bildschirm, so eine RTL-Studie, sie sind jedoch nicht einmal 60 Minuten täglich körperlich aktiv. Kein Wunder, dass bis zu 65 Prozent der 8- bis 18-Jährigen Haltungsschwächen aufweisen, 20 bis 25 Prozent einen labilen Kreislauf haben und 75 Prozent eine kaum ausgeprägte Bauchmuskulatur. Dabei bewegen sich Kinder von Natur aus sehr gern. Damit sich

Knochen, Muskeln und Organe gesund entwickeln, müssen sie ausreichend bewegt und mit Vitamin D über die UV-Strahlung versorgt werden. Je mehr ein Kind herumtollt, umso besser ist die Durchblutung und damit die Sauerstoffversorgung. Durch Bewegung entwickeln Kinder zudem ein Gefühl für den eigenen Körper, für Höhen und Tiefen, Schnelligkeit und Weite. Sie trainieren Ausdauer, Kraft und Geschicklichkeit. Bewegung unterstützt auch die Entwicklung von Gehirn, Nerven- und Hormonsystem.

Kinder sollten sich eine halbe Stunde am Tag mit mittlerer Intensität (z.B. Schwimmen, Fahrradfahren oder zügiges Gehen) bewegen, um Gesundheit, Lebensqualität und Leistungsfähigkeit zu erhalten. Das Bundesamt für Gesundheit empfiehlt täglich mindestens eine Stunde körperlicher Aktivität, und zwar auf unterschiedlichste Weise – also zum Beispiel Springen, Laufen, Hüpfen, Klettern und Ballspielen. Falls Ihr Kind von sich aus nur wenig aktiv ist, ist der Einfallsreichtum und die Vorbildrolle der Eltern gefragt: Schnupperstunden in Sportvereinen vereinbaren, gemeinsam mit dem Kind sportlich aktiv werden, am Wochenende eine Wanderung, einen Schwimmbadbesuch oder eine Radtour planen statt eines Kinobesuchs – mit diesen und vielen anderen sportlichen Aktivitäten lassen sich kleine Stubenhocker gerne aus der Reserve locken.

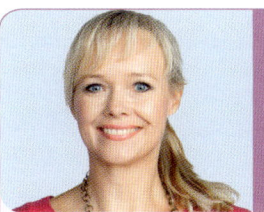

Mein Tipp für Eltern
Dr. med. Franziska Rubin

Finden Sie Ihren Weg

Wer viel liest, liest auch viele verschiedene Meinungen. Noch nie wurde so viel darüber diskutiert, wie richtig erzogen oder gegessen wird, wie heute.

Jeder kann zwar selber entscheiden, wie er sein Kind groß bekommt, aber alle reden mit, und immer gibt es im Umfeld jemanden, dem das nicht gefällt. Da bleibt nur: Finden Sie Ihren Weg durch den Erziehungsdschungel, entdecken Sie die Bücher, die Sie stützen, und vertrauen Sie Ihrer Intuition. Das Wichtigste, was Ihre Kinder brauchen, das steht fest, ist Ihre Liebe.

Motorik und Geschicklichkeit

Die motorische Geschicklichkeit kann mit verschiedenen Tests geprüft werden, am besten im Vorschulalter – bevor Schulprobleme durch gestörte Bewegungsabläufe auftreten. Der MOT 4–6 vergleicht den motorischen Entwicklungsstand eines Kindes mit dem Durchschnitt seiner Altersgruppe und prüft zum Beispiel, ob es auf einem Streifen vor- und rückwärtsbalancieren, mit den Zehen ein Tuch aufheben, einen Stab fangen oder mit einem Ball eine Scheibe treffen kann. Dabei werden Gewandtheit und Koordination, Gleichgewichtsvermögen und Reaktionsfähigkeit, Sprungkraft, Steuerung und Geschwindigkeit getestet. Es gibt weitere Tests für verschiedene Altersgruppen. Fragen Sie Ihren Arzt, wenn Sie Informationen dazu suchen.

Gut zu wissen

Wozu impfen?

Impfungen werden heute zunehmend von zwei Seiten betrachtet:

- einer individuellen, die das Erkrankungsrisiko für eine ansteckende Infektionskrankheit gegen mögliche Nebenwirkungen der Impfung abwägt, und
- einer gesellschaftlichen, die positive Auswirkungen der Impfungen auf breite Teile der Bevölkerung untersucht. So führte erst die Massenimpfung gegen Kinderlähmung (Poliomyelitis) dazu, dass diese Krankheit in Europa ausgerottet wurde.

Die Tatsache, dass eine individuelle Entscheidung solche gesellschaftliche Tragweite hat, macht angesichts der Befürchtungen mancher Eltern über Nebenwirkungen des Impfens die Debatte so komplex und kontrovers.

In den vergangenen Jahren sind die Impfstoffe immer besser verträglich geworden. Trotzdem werden nach wie vor Diskussionen über mögliche Folgeerscheinungen durch Konservierungsstoffe oder Langzeitschäden von Impfkritikern entfacht.

Die meisten Impfungen sind Aktivimpfungen, d. h., der Körper wird aktiv zur Bildung von Abwehrstoffen (Antikörpern) gegen die Erreger angeregt. Verwendet werden dazu Lebendimpfstoffe, die abgeschwächte, aber nicht mehr krank machende Erreger enthalten (z. B. Masern, Mumps, Röteln), oder Totimpfstoffe, die aus abgetöteten Erregern oder Bruchstücken davon bestehen (z. B. Tetanus, Diphtherie, Polio). Das Immunsystem erkennt diese körperfremden Moleküle (Antigene) und reagiert darauf mit der Bildung von Lymphozyten, die Antikörper ausschütten. Diese werden zu Gedächtniszellen, die im Ernstfall den tatsächlichen Krankheitserreger erkennen und das Immunsystem zur Abwehr aufrufen.

Laut Empfehlungen der Ständigen Impfkommission (STIKO), einem Expertenteam verschiedener medizinischer Fachbereiche, Vertretern von Gesundheitsämtern und Krankenkassen, wird der »Impfkalender« festgelegt. Neben den empfohlenen Impfungen enthält er den zeitlichen Fahrplan für deren Durchführung. Das Gesundheitsamt oder Ihr Arzt wird Sie über die anstehenden Impfungen bei den Vorsorgeuntersuchungen informieren.

Verantwortung bei Kinderkrankheiten

Impfungen gibt es nicht nur gegen lebensgefährliche Erreger wie Tetanus oder Tollwut, sondern auch gegen die sogenannten Kinderkrankheiten. Diese Infektionen sind allerdings keinesfalls harmlos, sondern im Gegenteil so ansteckend, dass sie bereits im frühen Alter auftreten. Werden Erwachsene davon befallen, ist der Verlauf häufig kompliziert und manchmal auch gefährlich. Wer also eine Impfung für sich persönlich ablehnt, sollte sich darüber bewusst sein, dass er damit indirekt immer auch für mögliche Infektionen anderer Menschen mit verantwortlich ist.

Wovor die Impfungen schützen:

- Pneumokokken: Schutz vor bakterieller Mittelohr-, Hirnhaut- oder Lungenentzündung
- Tetanus: Schutz vor einer gefährlichen Wundinfektion durch Toxine. Diese schädigen das

Nervensystem und führen zu Muskelkrämpfen. Jeder vierte Fall verläuft tödlich.

- Diphtherie: Schutz vor schweren Herz- und Organschäden, Erstickung
- Masern: Schutz vor Komplikationen wie Mittelohr- und Lungen- sowie Hirnentzündung mit hohem Schädigungsrisiko und hoher Sterblichkeit
- Keuchhusten: Schutz vor bedrohlichem Erstickungsrisiko bei Säuglingen
- Windpocken: Als Nebenwirkung treten in 1 Prozent aller Fälle Infektionen der Bläschen mit Bakterien (Sekundärinfektion) auf oder eine Kleinhirnstörung.
- Mumps: Schutz vor Hodenentzündung und daraus folgender Unfruchtbarkeit
- Röteln: Schutz ungeborener Kinder vor Rötelnembryopathie und dadurch ausgelösten Fehlbildungen am Herz und an den Augen, Schwerhörigkeit; Schutz vor Fehlgeburt
- Hämophilus influenzae b: Schutz vor Hirnhautentzündung und vor eitriger Kehldeckelentzündung
- Hepatitis A: Schutz vor Leberentzündung mit Übelkeit und Erbrechen
- Hepatitis B: Schutz vor akutem Leberversagen und chronischer Leberentzündung
- Meningokokken: Schutz vor lebensgefährlicher Hirnhautentzündung
- Polio: Schutz vor zum Teil schweren Behinderungen
- Rotaviren: Schutz vor schwerer Darminfektion bei Babys, bis zum 6. Monat impfen

Speziell für Mädchen gibt es seit dem Jahr 2006 eine Impfung gegen das Humane Papillomavirus (HPV), einen sexuell übertragbaren Erreger, der ein Risikofaktor für Gebärmutterhalskrebs sein kann. Die Ständige Impfkommission (STIKO) am Robert Koch-Institut empfiehlt eine generelle Impfung für alle Mädchen im Alter von 12 bis 17 Jahren. Die Impfung mit drei Dosen sollte vor dem ersten Geschlechtsverkehr abgeschlossen sein.

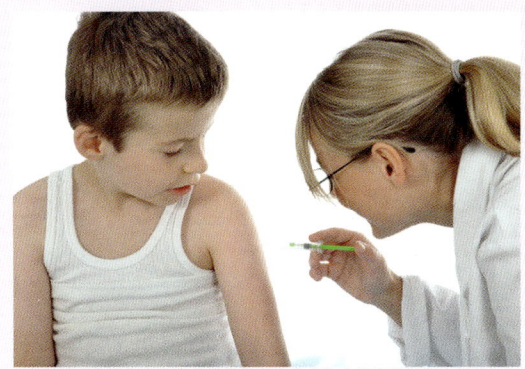

Impfen schützt Ihr Kind vor gefährlichen Infektionskrankheiten. Nebenwirkungen sind selten.

Impfreaktionen

Bei Totimpfstoffen werden häufiger lokale Impfreaktionen wie Rötung, Schwellung und Schmerzen an der Einstichstelle beobachtet. Etwa jedes zehnte geimpfte Kind kann mit Fieber auf die Impfung reagieren. Lebendimpfstoffe verursachen weniger lokale Reaktionen, es kann aber z. B. ca. sieben bis zehn Tage nach einer Masern-Mumps-Röteln-Impfung zu einer meist leichten »Impfkrankheit« und kleinfleckigem rötlichem Ausschlag kommen.
Wir empfehlen, die Impfung durch die Gabe von Thuja C30 (1- bis 2-mal täglich 3 Globuli) zu begleiten. Damit kann einer möglichen Impfreaktion vorgebeugt werden.

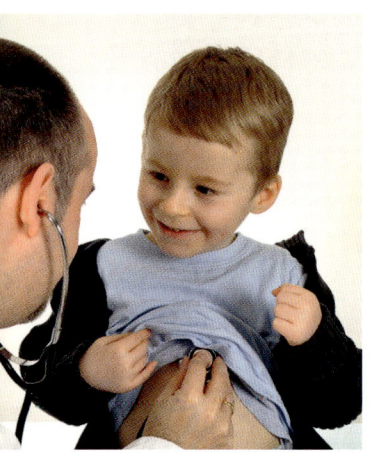

Kinderärzte wissen die Zeichen der kleinen Patienten zu deuten.

Vorsorge beim Kinderarzt

Der Kinderarzt prüft die motorische Entwicklung als Teil der Vorsorge-untersuchungen, auf die jedes Kind in Deutschland Anspruch als Kranken-kassenleistung hat. Die Untersuchungen U1 bis U9 finden vor der Ein-schulung statt und sind in einem »Gelben Heft« des Gemeinsamen Bundesausschusses dokumentiert. Eine Jugendgesundheitsberatung (J1) wird zwischen dem 12. und 14. Lebensjahr empfohlen. Ich rate Ihnen, diese Untersuchungen wahrzunehmen, da sie Aufschluss über den Entwick-lungsstand Ihres Kindes geben und Ihnen helfen können, rechtzeitig mög-lichen Schäden oder Defiziten vorzubeugen (siehe Seite 25).

Seit Mai 2006 können Kinder und Jugendliche deshalb auch noch vier weitere Untersuchungen in Anspruch nehmen, von denen nur die U7a kas-senpflichtig wurde. Doch häufig werden von den Kassen, um eine bessere Prävention zu sichern, auch U10 und U11 sowie die J1 und J2 erstattet.

Im Zentrum der Untersuchungen steht die altersgerechte Entwicklung. Abweichungen von der Norm bedeuten nicht automatisch etwas Negatives, sie sind jedoch Anlass für weitere Untersuchungen und Abklärungen. Besonders wichtig in den frühen Jahren ist – neben der Untersuchung des Allgemeinzustands des Kindes – der Kopfumfang als Zeichen für die Reifung und Größenzunahme des Gehirns.

Pflicht oder doch nicht?

Die Teilnahme an den Untersuchungen ist freiwillig. Das wurde im Zusam-menhang mit den Missbrauchsfällen an Kindern in den letzten Jahren immer wieder kritisiert. Die meisten Bundesländer haben inzwischen zumindest Gesetze erlassen, die es den Behörden erlauben, Daten von Geburtskliniken, Meldebehörden und Kinderärzten abzugleichen. Eltern sind jedoch nicht verpflichtet, eine Teilnahme an den Untersuchungen nachzuweisen. Wird ein Jugendamt aufmerksam, so kann es nur durch einen Besuch in der Familie überprüfen, ob eine akute Gefährdung des Kindeswohls vorliegt.

Etwa 4 Prozent der Kinder in Deutschland nehmen leider nicht an den vorgesehenen kinderärztlichen Untersuchungen teil. In Österreich wird die Teilnahme am Vorsorgeuntersuchungsprogramm dadurch gesteuert, dass sie Voraussetzung für den Erhalt des vollen Kindergelds ist. Gesetz-lich verpflichtend ist in Deutschland bisher aber in jedem Fall die von der Vorsorge unabhängige Schuleingangsuntersuchung, deren Termin den Eltern meist vom zuständigen Gesundheitsamt mitgeteilt wird.

Gut zu wissen

Wichtige Vorsorgeuntersuchungen im Kindes- und Jugendalter

• **U1:** Kurz nach der Geburt wird im Krankenhaus überprüft, ob vitale Funktionen gestört sind, was ein sofortiges Handeln notwendig machen würde. Der Körper des Kindes wird auf Verfärbungen, Ödeme, Blutungen und andere Geburtsverletzungen hin untersucht, auf die Symmetrie der Fontanellen (also Stellen am Kopf des Kindes, die noch nicht verknöchert oder verknorpelt sind), den Zustand von Augen, Ohren und Mund sowie von Armen und Beinen. Herz und Lunge werden abgehört, der Bauch abgetastet und die Geschlechtsteile sowie die Analregion untersucht.

• **U2:** Meistens noch in der Klinik, spätestens aber am 10. Tag nach der Geburt sollte das Neugeborene auf seine Körperhaltung und Motorik sowie die Muskelgrundspannung hin untersucht werden. Seit 2009 gehört auch ein Hörscreening dazu. Gleichzeitig informiert der Arzt über Rachitis- und Kariesprophylaxe und eine optimale Schlafumgebung zur Vorbeugung des plötzlichen Kindstods.

• **U3:** Das ist in der Regel die erste ambulante Untersuchung. Sie findet in der 4. bis 6. Woche statt. In ihrem Mittelpunkt steht das Hüftscreening per Ultraschall, um eine mögliche Fehlstellung der Hüfte zu diagnostizieren.

• **U4 bis U7:** Sie folgen in den ersten beiden Lebensjahren und legen das Hauptaugenmerk auf die zeitgerechte körperliche Entwicklung, um zum Beispiel Bewegungsstörungen und Entwicklungsmängel aufzudecken. Es werden auch die Impfungen (siehe dazu auch Seite 22) besprochen.

• **U7a:** Diese Zusatzuntersuchung soll im 3. Lebensjahr allergische Erkrankungen abklären, auf mögliches Übergewicht aufmerksam machen sowie Zahn-, Mund- und Kieferanomalien aufdecken. Thema sind auch Verhaltensstörungen sowie die Sprachentwicklung.

• **U8:** Diese Untersuchung im 4. Lebensjahr prüft Beweglichkeit und Koordinationsfähigkeit des Kindes, seine Reflexe, die Muskelkraft sowie die Aussprache und den Zahnstatus.

• **U9:** Sie kontrolliert im Jahr vor der Einschulung Motorik, Sprachverständnis, Hör- und Sehvermögen.

• **U10:** Diese Untersuchung findet im 7. oder 8. Lebensjahr statt und erfasst Entwicklungsstörungen, wie zum Beispiel eine Leseschwäche, motorische Schwächen oder auch ein Aufmerksamkeitsdefizit-Syndrom.

• **U11:** Im 9. oder 10. Lebensjahr klärt die Untersuchung Schulleistungs- und Verhaltensstörungen sowie Zahn- und Kieferanomalien. Es soll auch ermittelt werden, ob die Bewegung ausreicht. Tendenzen zur Sucht (auch Medienmissbrauch) soll entgegengewirkt werden.

• **J1:** Diese Untersuchung für das 13. bis 15. Lebensjahr soll Haltungsanomalien erkennen helfen. Impfstatus, Untersuchung der Schilddrüse und Blutdruckkontrolle gehören dazu. Besprochen werden auch das Gesundheits- und Sexualverhalten.

• **J2:** Relativ neu ist die J2 im 17. und 18. Lebensjahr, um Pubertäts- und Sexualitätsstörungen rechtzeitig zu erkennen. Unter anderem wird eine Diabetes-Vorsorge betrieben.

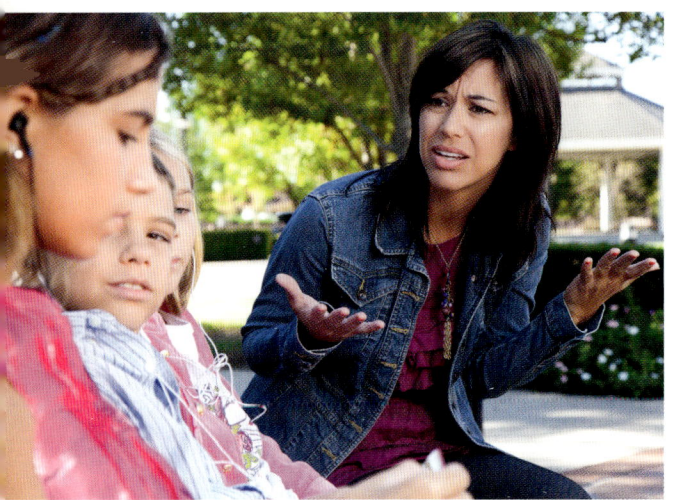

In der Pubertät lassen Kinder oft nicht mehr mit sich reden. Bleiben Sie trotzdem am Ball!

Pubertät – eine schwierige Phase

Der Übergang von der Kindheit in das Leben eines Erwachsenen ist sowohl für die Eltern als auch für die Jugendlichen eine Herausforderung. Nicht nur der Körper verändert sich in einem rasanten Tempo – bei Jungen auch die Stimme –, sondern auch das Gehirn ist in dieser Zeit eine einzige Baustelle. Die Nervenverbindungen im Gehirn, weiß man heute, lösen und verbinden sich neu, angeregt durch die hormonellen Einflüsse. Nichts passt mehr so richtig zusammen und muss sich erst wieder einen neuen Ort suchen. Die Frage nach der eigenen Identität stellt sich nie wieder im Leben so intensiv wie in diesem Zeitraum. Während ein Kind im Grundschulalter meist schon sehr vernünftig und umgänglich war und die Regeln der Erwachsenen meist befolgte, ohne sie zu hinterfragen, stellt sich das Gehirn in der Pubertät wieder verstärkt auf Risikobereitschaft und Rebellion ein. Begründen lässt sich das mit der Evolution: Nur wenn die Jugendlichen ihre eigenen Erfahrungen machen und Unbekanntes ausprobieren, kann daraus wieder etwas Neues entstehen und so die Menschheit in ihrer Entwicklung vorankommen.

Empathie fördern

Doch auch auf anderer Ebene machen sich die Umbauarbeiten im Gehirn bemerkbar: Studien haben gezeigt, dass pubertierende Jugendliche im Vergleich zu Erwachsenen von Natur aus ein deutlich geringeres Einfühlungsvermögen haben. Verstärkt wird das heutzutage noch durch unsere digitale Gesellschaft, durch die sich das Zusammenleben grundlegend verändert. Schon Kleinkinder gehen nicht nur passiv, sondern auch aktiv mit elektronischen Medien um und spielen zum Beispiel mit Lerncomputern. Dieser selbstverständliche und häufige Kontakt mit den digitalen Technologien wirkt sich, so die Beurteilung von Experten, auch auf das Gehirn der Kinder aus: Die Aufmerksamkeitsspannen verkürzen sich, das Denken wird schneller und oberflächlicher, angepasst an die Fülle der Reize, die den Alltag bestimmen. Diese Einflüsse verändern die Kinder grundlegend. Einerseits müssen sie sich der Informationsflut anpassen und mit ihr umgehen. Andererseits zeigen Studien, dass die nächste Generation mehr Schwierigkeiten hat, sich in andere Menschen einzufühlen, und »abschaltet«, wenn ihr Interesse nicht ständig neu geweckt wird.

Das hat auch Einfluss auf die Gesundheit. Die Zahl seelischer Krankheiten im Kindes- und Jugendalter, etwa von Depressionen, steigt, auch die Zahl mentaler Störungen, zum Beispiel Hyperaktivität oder Autismus. Teilweise lässt sich das sicher dadurch erklären, dass Syndrome mehr Aufmerksamkeit erhalten und Symptome früher diagnostiziert werden. Trotzdem wird es immer wichtiger, soziales Verhalten bei Kindern zu schulen, um in ihnen die Fähigkeit für Mitgefühl und Solidarität zu wecken.

Die Phase der Pubertät erfordert deshalb die besondere Aufmerksamkeit der Eltern, und das genau zu einer Zeit, in der Jugendliche häufig auf Konfrontationskurs zu den Eltern gehen. Doch gerade die Diskussionen und Reibereien mit den Eltern sind wichtig für die Entwicklung der Jugendlichen – dabei gibt das Aufzeigen von Grenzen einem Kind Halt, und das Gefühl, den Eltern nicht gleichgültig zu sein, stärkt das Selbstbewusstsein.

Widerstandskraft stärken

Menschen, die in stabilen Beziehungen leben und in ihrem Selbstvertrauen und Optimismus gestärkt werden, sind seltener krank. Um solche Faktoren zu fördern, kommt es besonders darauf an, Beharrlichkeit und Konfliktfähigkeit zu fördern. Das sind aber gerade Eigenschaften, die sich dem ständigen Impulswechsel und der Ungeduld entgegenstellen.

Die Glücksforschung zeigt, dass Menschen, die lernen, gegen viele Widerstände ein Ziel zu verfolgen, nicht nur zufriedener mit ihrem Leben sind, sondern auch gesünder. Eltern haben heute deshalb die Aufgabe, ihren Kindern zu ermöglichen, sich Ziele zu setzen und darauf hinzuarbeiten und so dem Leben einen Sinn zu geben.

Bei all den ehrgeizigen Zielen, die eine Erziehung begleiten, ist es entscheidend, sich täglich vor Augen zu führen, dass Fehler und Rückschläge nicht schlimm sind, sondern Teil eines lebendigen Prozesses der Loslösung. Zuneigung und Akzeptanz zu zeigen und Lebensfreude zu vermitteln bleibt – jenseits von Rezepten und Ratschlägen – immer das Wichtigste für die Beziehung zwischen Eltern und Kind.

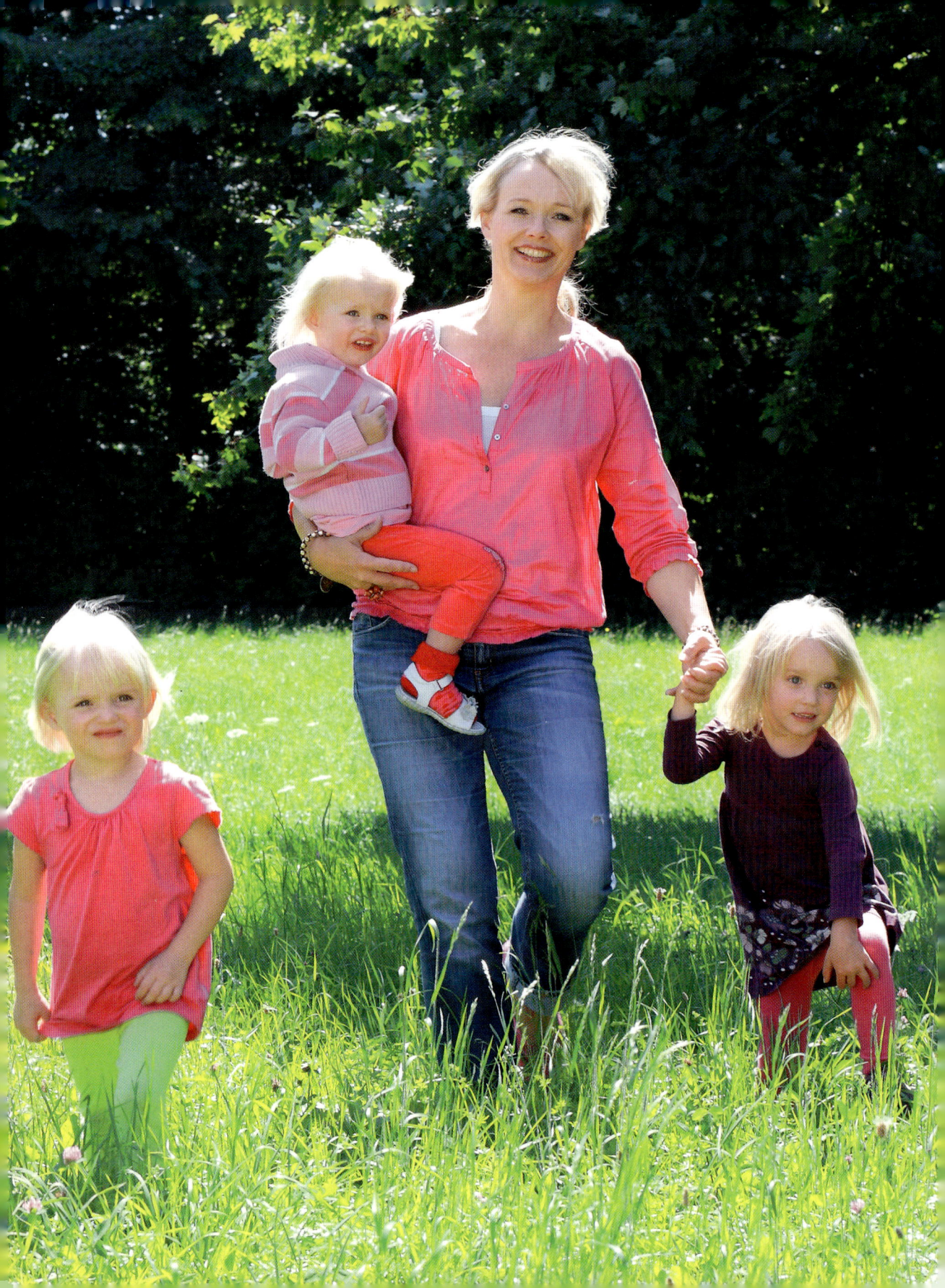

Natürlich behandeln

Wenn ihre Kinder krank sind, wünschen sich Eltern sanfte, aber wirkungsvolle Mittel ohne Nebenwirkungen. Hier erfahren Sie, welche Methoden der Naturheilkunde für Kinder geeignet sind, wie sie wirken und was es bei der Anwendung an den kleinen Patienten zu beachten gilt – von der Homöopathie bis zur Ayurveda-Medizin.

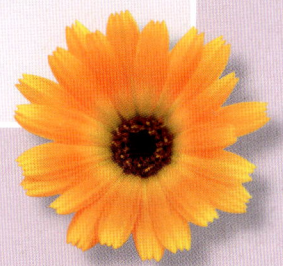

Naturheilkunde für Kinder: sanfte Wege zum Gesundwerden

Die klassische Naturheilkunde besteht aus fünf Bereichen – der Pflanzenheilkunde, den Wasseranwendungen, der Ernährung und Bewegung sowie der Ordnungstherapie mit ihren Regeln zur Strukturierung des Lebens zwischen An- und Entspannung. Auch wenn diese Gliederung der europäischen Tradition entspricht, so finden sich diese oder ähnliche Kategorien in allen traditionellen Heilsystemen wieder, mit unterschiedlicher Gewichtung. Sie spiegeln jahrtausendealtes Wissen wider.

Warum ist die Naturheilkunde besonders für Kinder geeignet? Darauf gibt es eine sehr einfache und klare Antwort: Sie unterstützt das körpereigene Immunsystem und aktiviert die Gesundheitsressourcen, also das individuelle Potenzial jedes Menschen, sich im Rahmen seelischer und körperlicher Prozesse selbst zu helfen. Naturheilkundliche Mittel beseitigen Symptome nicht einfach, sondern stoßen im Körper Prozesse an, um ihn zur Selbstheilung oder Besserung von Symptomen anzuregen.

Außerdem soll die Wahrnehmung für den eigenen Körper geschärft werden, zum Beispiel das Erlebnis der Entspannung bei den Kneipp-Wassertherapien. Indem Symptome früher wahrgenommen werden und Selbsthilfe eingeübt wird, lernt man dabei auch, mehr Eigenverantwortung zu übernehmen. Dieser Prozess kann nicht früh genug geschult werden. Insgesamt wirken Naturheilverfahren sanfter auf den Organismus und haben deshalb auch weniger Nebenwirkungen als konventionelle Medikamente.

Kinder sollten vor allem nicht in dem Glauben groß werden, dass es gegen alles im Leben eine passende Tablette gibt. Medikamente können im Notfall sehr hilfreich und mitunter lebensrettend sein. Werden sie aber unnötig eingesetzt, dann unterdrücken sie die individuelle Abwehr und belasten gleichzeitig den Organismus.

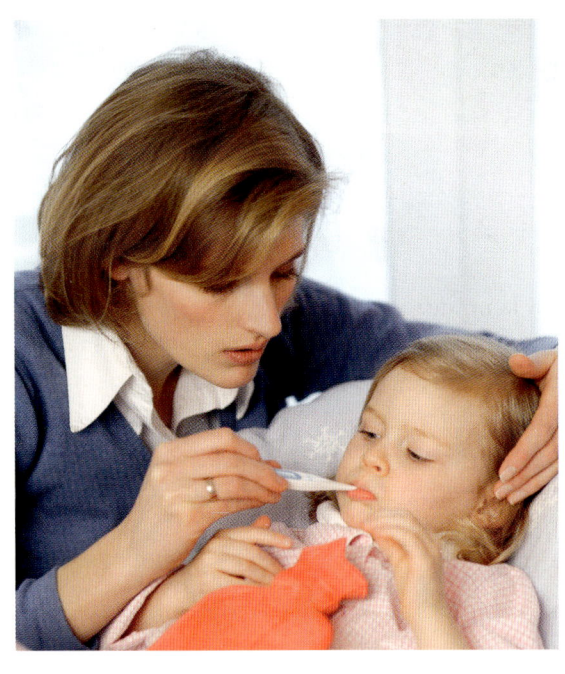

Wenn ihre Kinder krank sind, bevorzugen viele Eltern sanfte Heilmethoden.

Medikamente bei Kindern

Doch viele Kinder bekommen heute zu schnell und zu viele Medikamente, das gilt besonders für Antibiotika. Diese werden ihnen sogar häufiger verordnet als Erwachsenen. So ermittelte die Universität Bremen im Auftrag der Bertelsmann Stiftung, dass im Jahr 2009 33 Prozent der Erwachsenen ein Antibiotikum erhielten, bei Kindern und Jugendlichen bis 18 Jahren waren es mehr – 38 Prozent. Jedes zweite Kind zwischen drei und sechs Jahren bekam laut der Krankenkasse Barmer GEK einen solchen Bakterienkiller, vor allem bei akuter Mittelohrentzündung, fiebriger Erkältung und Grippe. Das war häufig nicht nur unnötig, sondern falsch, denn meistens sind bei diesen Infektionen Viren die Auslöser. Gegen die aber helfen Antibiotika nicht.

Gerade bei Kindern ist es deshalb entscheidend, dass Antibiotika nur im Notfall und gezielt eingesetzt werden. Denn Bakterien werden rasch unempfindlich gegenüber den Antibiotika – eine der größten Herausforderungen, mit denen sich die Medizin derzeit konfrontiert sieht.

Sind Psychodrogen notwendig?

Auch andere Arzneimittel werden in Deutschland besonders häufig Kindern verabreicht. Ritalin zum Beispiel, ein psychisch wirksames Mittel gegen das Aufmerksamkeitsdefizit-Syndrom (ADHS) wird hierzulande häufiger verschrieben als Mittel gegen Erkältungskrankheiten. Etwa 150.000 Kinder und Jugendliche, so eine Zahl des Göttinger Neurologen Gerald Hüther, werden mit diesen Psychostimulanzien behandelt.

Ihr häufiger Einsatz ist umstritten: In einigen Fällen kann der Wirkstoff Methylphenidat auffällige Kinder für eine Psychotherapie empfänglich machen, weil sie überhaupt erst dann die Nerven dafür aufbringen. Gerade in schweren Fällen kann das Mittel auch für eine Entlastung der Angehörigen sorgen. In vielen anderen Fällen aber wird das Medikament dazu benutzt, »Zappelphilippe« zur Ruhe zu bringen, ohne dass nach den wirklichen Ursachen des Syndroms, zum Beispiel der täglichen Reizüberflutung oder falschem Essen (Zusatzstoffe, siehe Seite 156 und 157) auch nur gefahndet würde. Zudem ist nicht klar, ob bei den Betroffenen wirklich ein Mangel des Botenstoffs Dopamin vorliegt, den das Ritalin beheben soll.

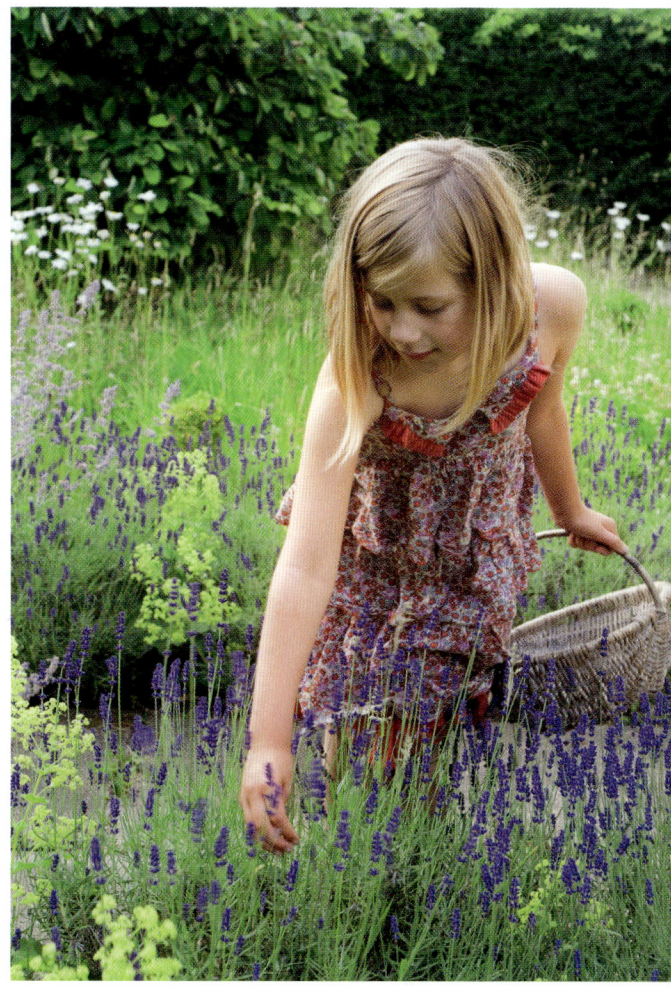

Auf Wiesen, in Wäldern oder an Gebirgshängen wachsen viele Arzneipflanzen. Ihre Wirksamkeit ist inzwischen oft auch wissenschaftlich belegt.

Gut zu wissen

Wirksamkeit und Sicherheit pflanzlicher Arzneimittel

Weil der Wirkmechanismus vieler Kräuterarzneien nicht bekannt war, also auch nicht deren Risiken, setzte das Bundesgesundheitsamt 1994 die »Kommission E« ein. Sie ermittelte für rund 330 Arzneipflanzen Eigenschaften, Wirkungen, Nebenwirkungen, Anwendungsgebiete und Gegenanzeigen in Monografien und regelte ihre Zulassung. Viele pflanzliche Präparate wurden vom Markt genommen. Ausnahmen sind unter anderem »traditionelle Arzneimittel«, die von den Herstellern europaweit registriert werden können, wenn der risikolose Umgang damit mindestens 30 Jahre lang (davon mindestens 15 Jahre in einem EU-Mitgliedsstaat) nachgewiesen werden kann. Dieses Verfahren soll der Tatsache Rechnung tragen, dass viele pflanzliche Präparate eine lange Tradition haben und eine hohe Sicherheit aufweisen, obwohl sich ihre Wirksamkeit nur schwer belegen lässt.
Seit 1989 erarbeitet die ESCOP (European Scientific Cooperative on Phytotherapy), eine europäische Dachorganisation aus nationalen Fachgesellschaften für die Therapie mit Heilpflanzen, an europaweit akzeptierten Bewertungskriterien für Arzneipflanzen.

Pflanzliche Arzneimittel als Alternative

Aber auch pflanzliche Arzneimittel – ob als Tablette, Kapsel oder Tee – sind Medikamente. Sie können ebenso wie synthetisch hergestellte Präparate Nebenwirkungen haben. So reagieren Kleinkinder auf Mentholkapseln oder -öl nicht selten mit Magenbeschwerden oder gefährlichen Atemproblemen. Selbst die heilende Kamille kann in konzentrierter Form Schaden anrichten. Auch können pflanzliche Substanzen, die, für sich gesehen, einzeln alle gesund sind, unerwünschte Wechselwirkungen eingehen. Deshalb sollten Sie sich beim Einsatz von pflanzlichen Arzneimitteln unbedingt an die in diesem Buch angegebenen Dosierungen halten oder sich vom Arzt oder Apotheker beraten lassen.

Es gibt zudem unterschiedliche Formen von pflanzlichen Arzneimitteln. Die am besten kontrollierten heißen »rationale Phytopharmaka«. Sie sind Bestandteil der modernen Arzneitherapie. Das heißt, bei ihnen müssen Qualität, Wirksamkeit und Unbedenklichkeit in klinischen Studien nachgewiesen oder durch fachliches Erfahrungswissen belegt werden. Für die Herstellung werden ausschließlich Pflanzen aus kontrolliertem Anbau verwendet. Denn Sortenauswahl, Dünger und Erntezeit beeinflussen die Qualität der Produkte. Rationale Phytopharmaka sind nur in der Apotheke erhältlich.

Heilkräuter, die in der Natur gesammelt wurden oder von unklarer Herkunft sind, bergen mehr Risiken. Ihr Wirkstoffgehalt schwankt je nach Herkunft stark, zudem können sie mit Schadstoffen wie Blei oder Pestiziden belastet oder von Schimmelpilzen befallen sein. Häufig kritisiert werden zum Beispiel Importe aus China oder auch dubiose Internetangebote. Pflanzliche Heilmittel und Nahrungsergänzungsmittel sind auch in Drogerien erhältlich. Sie sind niedriger dosiert als die Phytopharmaka aus der Apotheke.

Ich empfehle daher generell, pflanzliche Heilmittel in der Apotheke zu kaufen. Das gilt auch für Tees in Teebeuteln. Nur in der Apotheke kann man sicher sein, dass sie eine ausreichende Dosierung gewährleisten.

Um pflanzliche Arzneimittel herzustellen, werden die Pflanzen – je nach Verfahren – mit Wasser, Alkohol oder anderen Lösungsmitteln ausgezogen, teilweise konzentriert, getrocknet oder anderweitig verarbeitet. Der Alkoholgehalt ist dabei in der Regel kein Problem. Laut Karen Nieber, Professorin am Institut für Pharmazie der Universität Leipzig, werden nur sehr geringe maximale Blutalkoholkonzentrationen erreicht: etwa 0,008 Promille bei Einnahme eines pflanzlichen Arzneimittels mit 12 Prozent Alkohol oder 0,015 Promille bei einem Gehalt von 30 Prozent Alkohol. Zum Vergleich: Ein Glas Apfelsaft enthält durch den Gärungsprozess immer noch doppelt so viel Alkohol wie eine Erwachsenendosierung von einer 30-prozentigen Lösung (z. B. Iberogast®). Bei der richtigen altersgemäßen Dosierung, so Nieber, bestehe deshalb keine Gefahr.

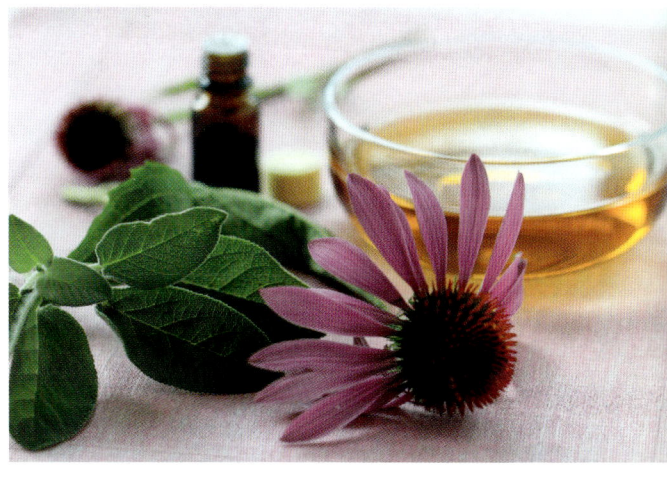

Die genaue Kenntnis der verwendeten Pflanzenteile ist wichtig für den sicheren Umgang mit Heilpflanzen. Die Wirkstoffe dieser Kegelblume (Echinacea) stecken nicht etwa in der Blüte, sondern in der Wurzel.

Geeignete Dosierung für Kinder

Die richtige Dosierung ist allerdings gar nicht so einfach. Aus ethischen Gründen werden bei Kindern nur selten klinische Studien durchgeführt, die Auskunft über die altersgemäßen Mengen eines pflanzlichen Arzneimittels geben könnten. Auf dem Beipackzettel steht dann aus Sicherheitsgründen: »Nicht anzuwenden bei Kindern unter 12 Jahren«. Sprechen Sie in einem solchen Fall nicht nur mit dem Arzt, sondern auch mit Ihrem Apotheker, der die pharmakologische Wirkung in der Regel besser einschätzen kann als ein Mediziner. Viele der so gekennzeichneten Präparate, zum Beispiel solche mit Salbei oder Schlüsselblumenextrakt (beide schleimlösend), sind auch für kleinere Kinder sehr gut verträglich. Inzwischen versucht die naturheilkundliche Kinderheilkunde mithilfe koordinierter Beobachtungsstudien mehr Sicherheit bei den Verordnungen zu gewinnen.

Meist werden Dosisempfehlungen für Kinder aus Studien an Erwachsenen abgeleitet und wirken dadurch oft sehr schwammig (»Dosierung bei Säuglingen und Kleinkindern 3- bis 5-mal täglich 5 bis 15 Tropfen«). Für eine Verschreibung versucht der Arzt, die Dosis an Körpergewicht, Alter und Körperoberfläche anzupassen. Folgende Faustregeln gelten dabei:

▸ 0- bis 4-Jährige bekommen maximal ein Viertel der Erwachsenendosis.

▸ 5- bis 11-Jährige erhalten ein Viertel bis die Hälfte der Erwachsenendosis.

▸ Für 12- bis 18-Jährige wird die Hälfte bis drei Viertel der Erwachsenendosis empfohlen (oder 5 Prozent der Erwachsenendosis mal Lebensalter).

Homöopathie für Kinder

Bei homöopathischen Arzneimitteln stellt sich die Dosierungsfrage ganz anders, denn sie folgen einem grundsätzlich anderen Wirkprinzip. Ihr Begründer, Samuel Hahnemann (1755–1843), baute auf der im Prinzip schon in der Antike praktizierten Ähnlichkeitsregel auf. Er suchte aufgrund sehr individueller Krankheitszeichen und Persönlichkeitsmerkmale eines Kranken ein Mittel, das bei einem Gesunden ähnliche Symptome hervorruft. Gleichzeitig verdünnte er die Medizin sehr stark, um die Nebenwirkungen zu verringern. Ein sehr eindrückliches Beispiel für das Hahnemannsche Prinzip, Ähnliches mit Ähnlichem zu heilen, ist das homöopathische Mittel Allium cepa: Jeder hat die Erfahrung gemacht, dass beim Zwiebelschneiden unweigerlich die Tränen fließen und die Nase läuft. Allium cepa (Allium ist die lateinische Bezeichnung für Zwiebel) setzt genau bei diesen Krankheitssymptomen ein. Bei Erkältungsbeschwerden wie Schnupfen, Bindehautreizungen, geröteten Augen, bei Beschwerden der Schleimhäute im Hals-Nasen-Ohren-Bereich, aber auch bei allergischem Schnupfen.

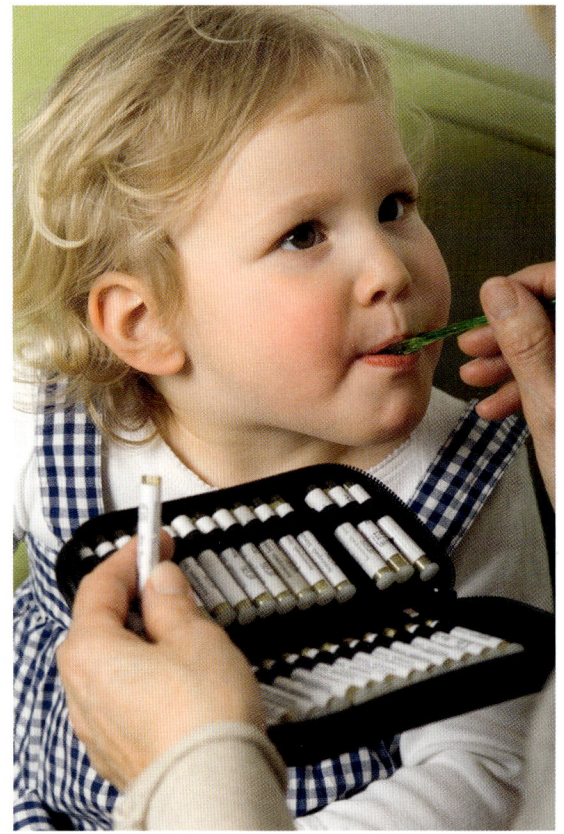

Kinder reagieren besonders gut auf homöopathische Mittel.

Gleichzeitig systematisierte Hahnemann die Verdünnung der Arzneien durch sorgfältiges Verschütteln. Ein Teil Urtinktur wird zunächst mit neun Teilen Alkohol oder Wasser vermischt und rhythmisch verschüttelt, das ergibt eine sogenannte (Zehner-)D-Potenz. Mit 99 Teilen Lösungsmittel wird die Urtinktur zu einer (Hunderter-)C-Potenz und mit 49.999 Teilen zu einer LM- oder Q-Potenz. Je höher die Potenz, desto wirksamer das Medikament, so Hahnemann. Dieses Wirkprinzip lässt sich nicht biophysikalisch begründen und ist deshalb heftig umstritten, denn bei den höheren Potenzen finden sich bei chemischen Analysen keine Bestandteile der Urtinktur mehr.

Bei einer Behandlung steht die aufmerksame Beobachtung des Patienten im Mittelpunkt. Sie bezieht sich nicht nur auf die aktuellen Beschwerden, sondern auch auf die gesamte Persönlichkeit des Patienten, auf Eigenheiten, Gewohnheiten, frühere Krankheiten und die Krankheitsgeschichte der Familie. Werden Kinder behandelt, ist es deshalb sehr wichtig, dass die Eltern diese Punkte so genau wie möglich beschreiben können, da das den Kindern selbst oft schwerfällt.

Krankheit als Entwicklungsschritt

Es gibt inzwischen unterschiedliche homöopathische Richtungen, zum Beispiel die klassische

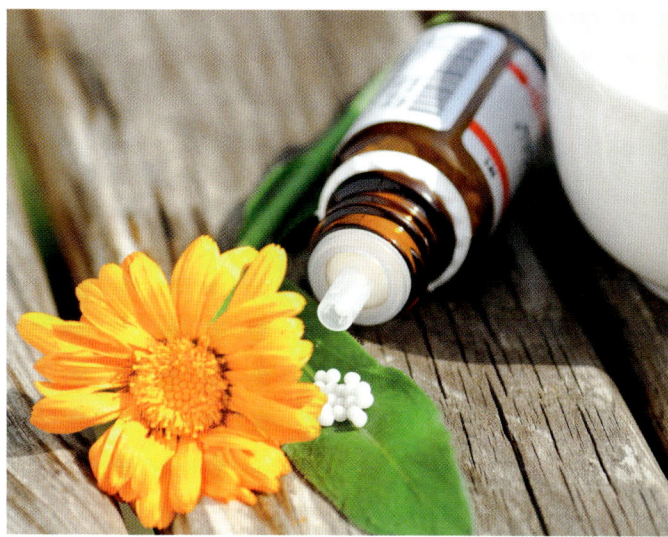

Ringelblume für die Wundheilung – homöopathische Mittel unterstützen den Prozess der Selbstheilung.

Schule, die nach einem einzigen, sogenannten konstitutionellen Mittel sucht und häufiger mit Hochpotenzen arbeitet. Andere verwenden eher Niedrigpotenzen und stellen daraus auch Gemische verschiedener Wirkstoffe her. Gemeinsam ist all diesen Richtungen jedoch, dass sie Krankheit als Teil einer ganzheitlichen Entwicklung des Menschen verstehen und ganz besonders in der Kindheit als Teil der Reifung und als wichtigen Entwicklungsschritt ansehen. Fieber wird dabei bis zu einem gewissen Grad nicht als schädlich angesehen, sondern es treibt diesen Prozess voran.

Die homöopathischen Medikamente sind dazu da, den Prozess der Selbstheilung anzustoßen – was sich manchmal zunächst in Form einer »Erstverschlimmerung« äußert. Bei Kindern (und Tieren) scheinen Homöopathika besonders gut zu wirken. Das kann man als Plazeboeffekt oder als Wirkung der Methode interpretieren.

Von der Homöopathie abgeleitete Systeme

Ähnlich wie in der Homöopathie werden auch die Schüßler-Salze potenziert. Der Arzt Wilhelm Heinrich Schüßler (1821–1898) war der Ansicht, dass die Gesundheit einer Zelle und damit das körperliche und seelische Wohlbefinden von der richtigen Versorgung mit Mineralstoffen abhängt. Und offenbar reagiert der kindliche Körper sehr gut auf die Therapie mit den zwölf Schüßler-Salzen.

Viele Eltern interessieren sich auch für die 38 Blütenessenzen des Arztes Dr. Edward Bach. Der zunächst als Homöopath tätige Arzt war der Ansicht, dass eine Krankheit vor allem dazu da sei, einen Menschen auf ein bestimmtes Fehlverhalten aufmerksam zu machen. Wenn ein Kind sich nicht wohl-fühlt, sind die sonst fein ausbalancierten Schwingungsverhältnisse gestört. Die Schwingungsimpulse aus den Pflanzen sollen dieses Gleichgewicht wie-derherstellen können.

Blockaden beseitigen mit Traditioneller Chinesischer Medizin

Unbewiesen, aber ohne Zweifel wirksam ist auch die Traditionelle Chine-sische Medizin (TCM), ein jahrtausendealtes Heilsystem. Im Westen am bekanntesten ist die Akupunktur, die in China selbst eine zweitrangige Rolle spielt und hinter ein besonders reichhaltiges Arzneistoffwissen zurücktritt. Da die Kontrolle der größtenteils exotischen Pflanzen schwie-rig und aufwendig ist, sind Kräuterextrakte zum Beispiel aus kontrollier-tem Anbau in den USA erhältlich. Auch in Bayern werden übrigens einige der wichtigsten chinesischen Heilpflanzen angebaut und in Kooperation mit chinesischen Ärzten verordnet.

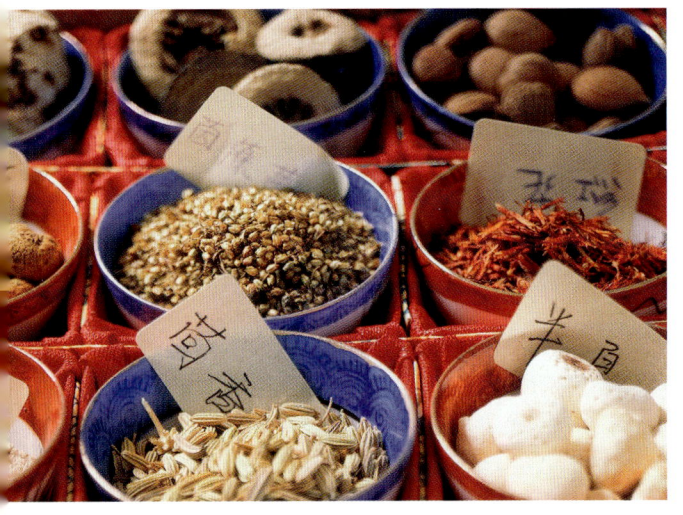

Noch wenig bekannt ist bei uns die chinesische Kräutermedizin. Sie arbeitet oft mit Heil-kräutermischungen.

Die Reichhaltigkeit der chinesischen Arznei-stoffe wird auch in China selbst pharmakologisch erforscht und klinisch eingesetzt. Die traditionel-le Medizin, die neben der westlichen Medizin an den Hochschulen inzwischen wieder neuen Auf-wind erfährt, verwendet jedoch nicht einzelne Wirkstoffe, sondern Auszüge verschiedener Heil-pflanzen in Kombination miteinander. In der Mischung wird eine zentrale Leitpflanze durch andere entweder in ihrer Wirkung unterstützt, oder es wird deren Nebenwirkungen entgegenge-wirkt. Dass die Traditionelle Chinesische Medi-zin solche Gemische einsetzt, macht es jedoch schwierig, sie in der EU zuzulassen.

Akupunktur ist wirksam

Die Akupunktur ist ein inzwischen auch im Westen etabliertes, gut unter-suchtes und nebenwirkungsarmes Verfahren der chinesischen Medizin. Häufig wird es auch von den Kassen übernommen, wenn die Nadelung von einem Arzt durchgeführt wird.

Historisch gesehen, hat sich die Nadelung aus der Akupressur bestimmter Punkte entwickelt, die zunächst nicht verbunden waren, sondern erst später – in Analogie zur Ordnung des Gelben Reiches – zu Straßen, sogenannten Leitbahnen, verbunden wurden. Durch sie »fließt« eine symbolische Lebenskraft, das »Qi«, das man sich aber nicht als reale Flüssigkeit oder Energie vorstellen darf. Es ist eher ein symbolisches Bild für die Summe verschiedenster Faktoren.

Nach chinesischer Auffassung führen Störungen des inneren und äußeren Gleichgewichts zu Krankheit. Das können Kälte, Hitze oder Wind sein, aber auch Trauer, Angst oder Wut. Diese äußern sich in Blockaden des Qi, die zu »Leere« oder »Fülle« in bestimmten Organkreisen führen, die anders strukturiert sind als nach westlicher Sicht. Es geht in der chinesischen Heilkunde stets darum, einen Ausgleich der Kräfte herzustellen. Dabei wird der Mensch nicht in Körper, Geist und Seele getrennt, sondern als Wechselspiel von Yin und Yang gesehen. Diese repräsentieren Gegensätze wie Tag und Nacht, Mann und Frau oder Leere und Fülle.

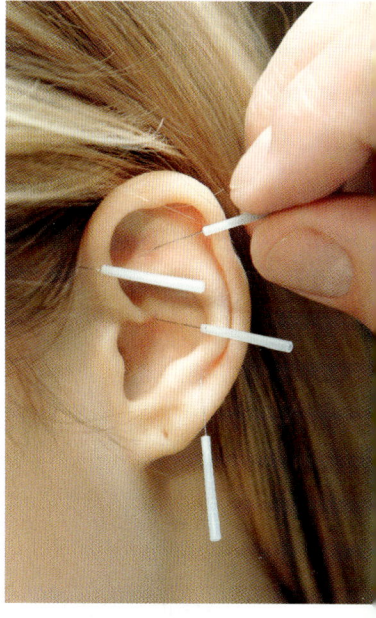

Der Arzt entscheidet je nach Symptom, ob er der klassischen Akupunktur oder der Ohrakupunktur folgt. Auf den Reflexzonen des Ohrs sind alle Organe des Körpers dargestellt.

Akupunktur oder Akupressur?

Die Akupunktur ist eine Möglichkeit, den Energiefluss und damit den Ausgleich der Kräfte wiederherzustellen. Sehr gute Erfolge hat sie bei Schmerzen, Übelkeit und auch Angst und Unruhe. Allerdings bereiten die Nadeln selbst gerade Kindern oft auch Angst. Zwar sind die Nadeln so dünn, dass der Einstich kaum zu merken ist, aber sie sehen dennoch bedrohlich aus. Eine sanfte Alternative für Kinder unter fünf Jahren ist deshalb die Laserakupunktur, die nur mit Licht arbeitet. Für ältere Kinder gibt es spezielle hauchfeine Nadeln.

Manchmal setzen Ärzte bei der ersten Behandlung auch spitze Samenkörnchen ein, die mit einem kleinen Pflaster auf das Ohr geklebt werden. Das erinnert an die Frühform der Akupunktur, wo mit spitzen Steinen bestimmte Punkte am Körper massiert wurden. Diese »Akupressur« wird auch heute noch eingesetzt, der Druck wird jedoch nicht mehr mit Steinen, sondern mit den Fingerkuppen erzeugt.

Was viele nicht wissen: Die Akupressur bei Erwachsenen lässt sich nicht einfach auf Kinder übertragen. Zwar sind einige der Punkte identisch, aber Kinder werden in jedem Fall kürzer behandelt. Die Technik ist so einfach, dass auch Kinder sie rasch erlernen und anwenden können, zum Beispiel, wenn sich Halsschmerzen und Heiserkeit bemerkbar machen.

Erfahrungsgemäß reagiert der Körper morgens am besten, weil er noch unverkrampft ist. Bei akuten Erkrankungen sollte die Akupressur deshalb morgens und täglich angewandt werden. Bei chronischen Leiden zweimal die Woche, wobei nach fünf Wochen eine 14-tägige Pause eingelegt werden

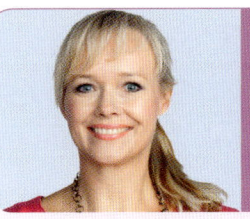

Mein Tipp für Eltern
Dr. med. Franziska Rubin

Von anderen Kulturen lernen

Ich beschäftige mich als Ärztin und Moderatorin schon seit vielen Jahren mit Naturheilverfahren und traditioneller Medizin aus aller Welt. Anfangs bin ich dafür oft belächelt und sogar angefeindet worden. Mittlerweile haben viele dieser Verfahren bewiesen, dass sie helfen. Und immer mehr Ärzte haben sich der Naturheilkunde, der Traditionellen Chinesischen Medizin, dem Ayurveda oder der Osteopathie zugewandt. Was für ein Glück, denn nicht nur die europäische Medizin kann den Patienten helfen. Gerade in puncto Selbstheilung aktivieren, innere Kräfte mobilisieren oder Lebenshaltung und Entspannung sind uns andere Kulturen oft voraus. Und nicht jedes Mittel wirkt bei jedem Menschen gleich. Seien Sie wach und mutig, und finden Sie das jeweils richtige Mittel oder die passende Methode für die Beschwerden Ihres Kindes.

sollte. Ähnlich wie bei anderen Naturheilverfahren kann die Behandlung zunächst zu einer Verschlimmerung der Symptome führen, die dann aber bald nachlässt.

Ayurveda – richtig leben lernen

Aus der traditionellen indischen Philosophie stammt die Ayurveda-Medizin, eine 5000 Jahre alte Lehre der richtigen Lebensführung. Nach ihrer Auffassung steht jeder Mensch in einer Wechselbeziehung zum Universum und trägt kosmische Energie in sich. In einem von Geburt an individuell festgelegten Verhältnis wirken drei Kräfte zusammen, die »Doshas«. Sie heißen »Vata«, »Pitta« und »Kapha« und bezeichnen ähnlich dem Yin und Yang der Traditionellen Chinesischen Medizin Energiezustände. Diese drei Energien sind ständig in Bewegung. Sie steuern die körperlichen Vorgänge, die seelische wie geistige Verfassung und bestimmen die individuelle Konstitution, zum Beispiel, ob ein Mensch einen leichten Schlaf hat, sich rasch erkältet oder bei Stress mehr isst oder weniger. In der Kindheit werden andere Maßstäbe angelegt: Bis zum 8. Lebensjahr werden Kinder häufig noch keinem Konstitutionstyp zugeordnet, weil das Kapha generell im Wachstum sehr stark ist.

Vor einer Behandlung steht eine ausführliche und aufwendige Anamnese, die sowohl schulmedizinische Befunde einbezieht als auch eine Fülle persönlicher Details (z. B. Kälte- und Wärmeempfinden, Schlafqualität). Das Therapiekonzept enthält speziell auf den Konstitutionstyp zugeschnittene Ernährungsempfehlungen mit bestimmten Gewürzen. Fleisch wird wenig verwendet, und von Fertiggerichten wird abgeraten. Hinzu kommen individuell verschriebene regulierende Einläufe. Ayurvedische Arzneimittel sind in der Kinderheilkunde selten.

Einen besonderen Stellenwert in der Ayurveda-Medizin hat die ayurvedische Massage, deren Ziel es ist, die Matrix des Bindegewebes positiv zu beeinflussen und dabei das Verhältnis der Doshas auszugleichen. Sie wird je nach Alter mit mäßigem oder stärkerem Druck ausgeübt und stimuliert dabei auch die Energiepunkte des Körpers. Während bei Erwachsenen spezielle Ayurveda-Öle eingesetzt werden, können Eltern auch Mandel- oder Olivenöle zur Behandlung ihrer Kinder verwenden.

Diese ganzheitliche indische Heilkunde ist bei Kindern besonders hilfreich bei Neurodermitis, Heuschnupfen oder anderen Allergien, aber auch bei Magen-Darm-Problemen und Migräne oder Schlafstörungen.

Bewegung als Therapie: Yoga für Kinder

Yoga ist stark im Kommen, auch bei den Kleinen. Kinder lieben diese Bewegungsform mit ihren speziellen Körperstellungen, den »Asanas«, die fantasievolle Namen wie »Hund«, »Kobra« oder »Die Lotosblüte, die noch schläft« tragen. Gerade in einer Zeit, wo sich Kinder immer weniger bewegen, kann Yoga dazu beitragen, dass die Selbstwahrnehmung des Körpers geschult wird, der Atem frei wird und auch die Nervenzentren im Gehirn stimuliert werden.

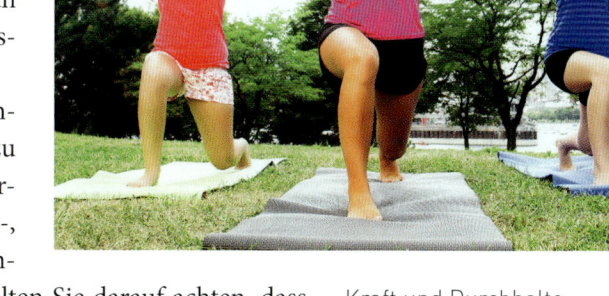

Nach indischer Lehre durchströmen den Körper 72.000 Energiekanäle, die über sieben Zentren, die Chakren, miteinander verbunden sind. Jedem einzelnen Chakra sind bestimmte Organe und spezielle Eigenschaften zugeordnet, die man bei längerem Training mithilfe der Bewegungs- und Atemübungen beeinflussen kann.

Spezielle Kinderkurse helfen dabei, Konzentrationsstörungen zu beseitigen, die Haltung zu verbessern und Körper wie Seele bewusster wahrzunehmen. Sie verbinden Atem-, Entspannungs-, Bewegungs- und Meditationsübungen. Da Kinder-Yoga besondere Kenntnisse voraussetzt, sollten Sie darauf achten, dass die Lehrer nicht nur eine dreijährige Yoga-Ausbildung absolviert, sondern auch Erfahrung mit Kinderkursen haben.

Kraft und Durchhaltevermögen trainieren die Mädchen mit dieser Kriegerstellung im Yoga. Sie stärkt und fördert die geistige Kraft.

Osteopathie: Behandlung mit den Händen

Bei Kindern jeden Alters kann auch die gesunde Funktion des Bewegungsapparats beeinträchtigt sein. Schon beim sehr anstrengenden Geburtsvorgang kann es zum Beispiel zu Blockaden von Gelenken und Muskeln kommen. Und wenn die Kinder größer werden, führen mitunter Stürze oder Fehlhaltungen zu einem Beckenschiefstand. Bleibt dieser Zustand uner-

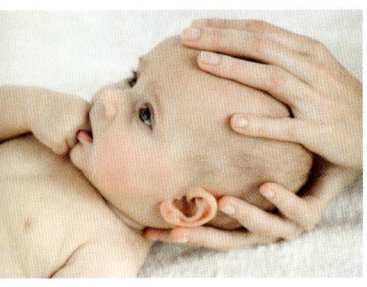

Die Osteopathie hilft dabei, die weichen Knochen und die Muskeln wieder in Balance zu bringen – gerade auch bei Säuglingen nach der Geburt.

kannt, sind im Erwachsenenalter frühe Abnutzungserscheinungen von Gelenken und Beschwerden des Bewegungssystems die Folge. Weiterhelfen kann hingegen die manuelle Medizin, bei der solche Funktionsstörungen mit den Händen diagnostiziert und behandelt werden.

Neben der Physiotherapie, die sich um die Wiederherstellung natürlicher Bewegungsabläufe durch manuelle Manipulation und gymnastische Übungen bemüht, gewinnt die Osteopathie zunehmend an Bedeutung. Sie verbindet die manuelle Diagnostik und Therapie am Bewegungssystem mit der Stimulation innerer Organe und des Nervensystems. Im Mittelpunkt stehen der Abbau von Blockaden und die Wiederherstellung des Gleichgewichts aller Körpersysteme, was die Selbstheilungskräfte anregen soll. Wenn die osteopathische Behandlung von einem Arzt verordnet wird, wird sie inzwischen in begrenztem Umfang von den Krankenkassen anerkannt.

Die manuelle Medizin hat sich nicht nur bei akuten Beschwerden bewährt, sie leistet auch einen wertvollen Beitrag zur Gesundheitsvorsorge. Denn wenn Blockaden und Fehlhaltungen im Körper rechtzeitig entdeckt werden, können Krankheiten, die sich daraus entwickeln würden, häufig vermieden werden. Gerade in der heutigen Zeit, in der Kinder sich immer weniger bewegen, werden Achtsamkeit und Vorsorge in diesem Bereich zunehmend wichtiger.

Die Kraft des Wassers

Die Körperstimulation durch Wasserreize zählt zu den wichtigsten Therapien der europäischen Naturheilkunde. Pfarrer Sebastian Kneipp (1821–1897) hatte sich selbst durch Bäder in der kalten Donau von seiner Tuberkulose kuriert und baute, angeregt durch seine Erfahrung, die bestehenden Rezepte der Volksmedizin zu einer eigenen Heilkunde aus. In ihrem Zentrum steht die Anregung der Körperfunktionen durch gezielte Temperaturreize oder auch Berührung und Druck. Eingesetzt werden nicht nur kalte bis lauwarme Güsse, sondern auch verschieden warme Bäder sowie eine Reihe von feuchtwarmen oder -kalten Wickeln, zum Beispiel der Wadenwickel bei Fieber.

Bei der Anwendung sind bestimmte Prinzipien zu beachten: So sollten die Füße immer warm und die Temperatur der Anwendung konträr zur Körpertemperatur sein – also keine warmen Bäder, wenn bereits Fieber vorliegt. An einem feuchtkalten Brustwickel wird das Wirkungsprinzip besonders deutlich: Im ersten Moment erzeugt er Frösteln, doch der Körper arbeitet schnell gegen diesen Reiz, und in zwei bis drei Minuten durchströmt ihn wohlige Wärme. Dieses Reiz-Reaktions-Prinzip beseitigt Blo-

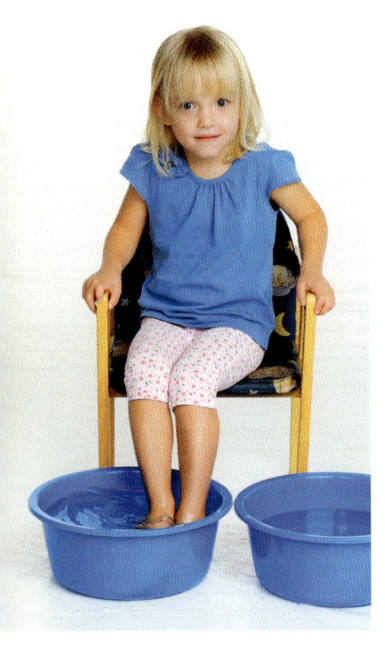

Die gesteigerte Durchblutung bei einem heißen Fußbad hilft dem Körper, Krankheitskeime zu vernichten.

ckaden im Körper und stimuliert so die Selbstheilungskräfte. Es beruhigt das Nervensystem und trainiert die Gefäße.

Regeln und Rhythmen

Nicht nur in China und Indien, auch in der europäischen Tradition der Naturheilkunde spielt die Lebensordnung eine wichtige Rolle. Sie soll dazu beitragen, ein ausgeglichenes und deshalb gesünderes Leben zu führen. Der Schweizer Arzt Oskar Bircher-Benner (1867–1939) prägte dafür den Begriff »Ordnungstherapie« und bezog sich auf die antike Tradition der »Diaita« (griechisch Lebensführung). Er griff außerdem auf Gedanken des Pfarrers Sebastian Kneipp zurück, der in seine Wasserkuren auch Ernährung, Bewegung und Entspannung sowie einen klar strukturierten Tagesablauf mit ausreichend Schlaf integrierte.

Auf innere Signale achten

Die Ordnungstherapie ist bemüht, die Aufmerksamkeit für die innere Uhr zu wecken. Sie empfiehlt ein ausgeglichenes Verhältnis von Arbeit und Freizeit, Anstrengung und Ruhe, Schlafen und Wachsein. Die moderne Chronobiologie bestätigt in vielen Aspekten diese traditionelle Sicht der Lebensordnung und macht deutlich, welche schädlichen Auswirkungen es haben kann, wenn Menschen über längere Zeit gegen ihre biologischen Rhythmen leben. Heute weiß man, welche Botenstoffe im Körper davon betroffen werden, zum Beispiel durch einen gestörten Tag-Nacht-Rhythmus, häufige Ortswechsel oder Aufregung.

Für Kinder bedeutet das vor allem, den täglichen Stress zu senken und die Nerven zu beruhigen. Dabei helfen zum Beispiel Atem- oder andere Konzentrationsübungen, wie etwa Kinder-Yoga. Kinder sollten auch schon früh lernen, dass sie selbst für ihr Leben Sorge tragen können – zum Beispiel durch das, was sie essen. Sie sollten auf spielerische Weise verstehen, dass Nahrung Energie liefert und Kraft gibt. Außerdem kann sie auch zur Heilung beitragen – Haferschleim zum Beispiel bei Magenbeschwerden oder eine Möhrensuppe bei Durchfall.

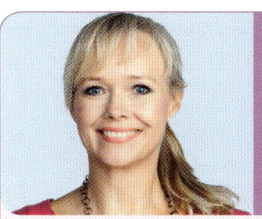

Mein Tipp für Eltern
Dr. med. Franziska Rubin

Kneippen für die Kleinen

Manche Kindergärten, so auch der unsere, bringen Kindern das Kneippen nahe. Ich finde das toll, und meine Kinder haben einen Riesenspaß beim Wassertreten im Storchengang, Trockenbürsten oder bei Massagen mit ätherischen Ölen. Auch die Ordnungstherapie hat ihren Platz. Beobachten Sie mal: Kinder lieben es, wenn Dinge sich wiederholen und sie Bescheid wissen, was kommt. Das gibt ihnen Sicherheit. Und wehe, ich bringe ihren Rhythmus richtig aus dem Takt, dann werde ich mit Quengeln bestraft. Ordnungstherapie, könnte man sagen, ist für Kinder ein Lebenselixier, und Kneipp stärkt ihr Immunsystem.

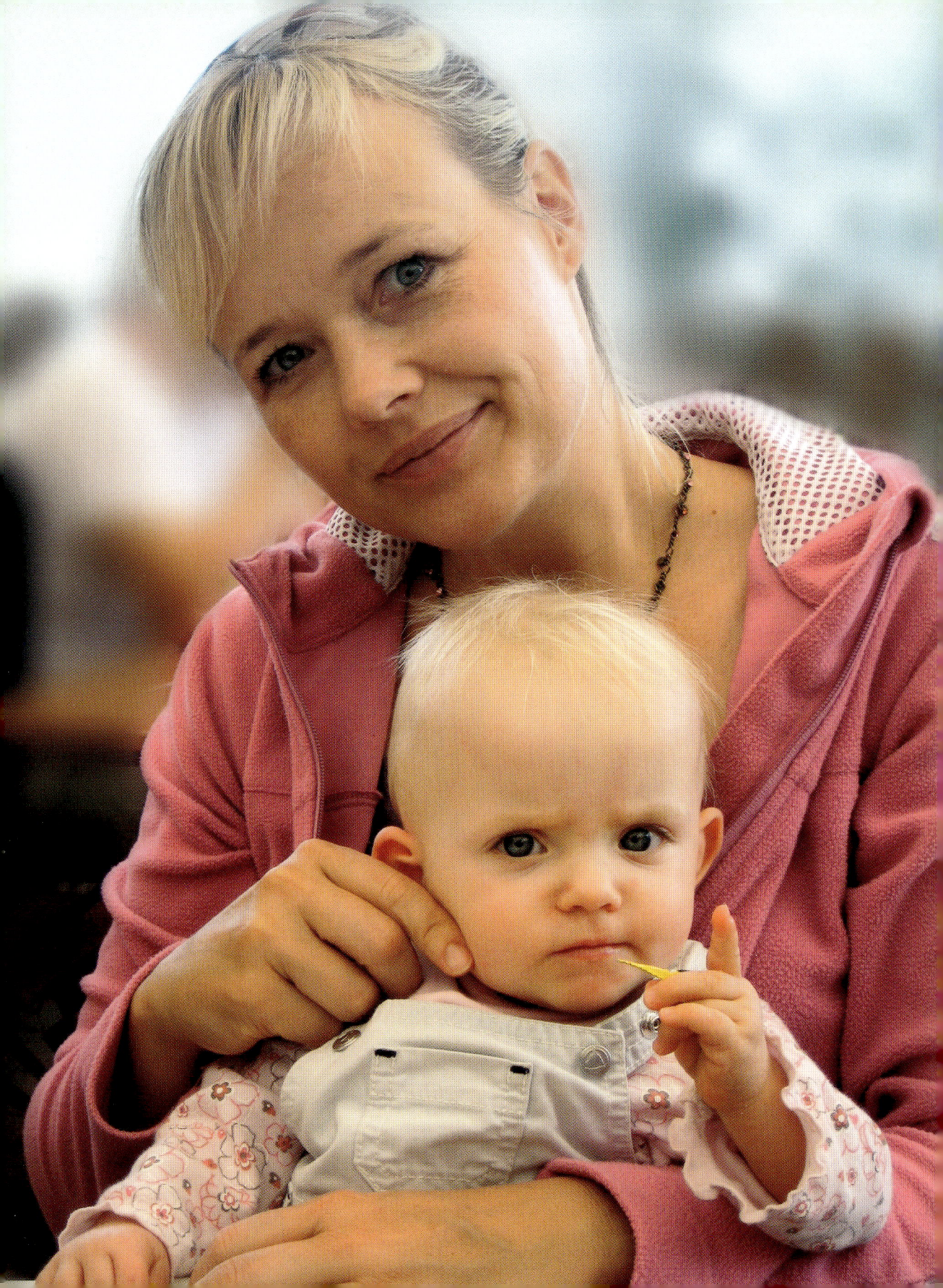

Häufige Krankheiten bei Babys

Ob Blähungen, Zahnungsschmerzen, Milchschorf oder Erkältung – wie Sie Ihrem Baby mit sanften Massagen, milden Tees oder einfachen Wickeln selbst helfen können. Erläutert wird auch, wie Sie die Krankheitszeichen des Babys richtig deuten und wann Sie einen Arzt aufsuchen sollten.

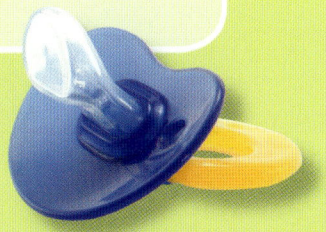

Krankheiten bei Babys behandeln

In einem fremden Land

Wie hilflos ein Neugeborenes ist, kann man sich als Erwachsener kaum ausmalen. Doch stellen Sie sich einmal vor, Sie befinden sich plötzlich in einem Land, in dem Sie noch nie waren. Sie sind in einer fremden Kultur, einer fremden Landschaft unter fremden Menschen, und niemand versteht Sie. Sie haben nur die Möglichkeit, sich mit Mimik und Gestik auszudrücken.

Und ein Neugeborenes? Es kommt auch in einem fremden Land an, versteht die Sprache nicht und kann noch nicht einmal gestikulieren. Das Einzige, worauf sich das Baby verlassen kann, sind seine Sinne, die von Anfang an erstaunlich gut ausgeprägt sind: Am besten entwickelt ist der Geruchssinn. Den Geruch der Mutter kennt es schon aus dem Bauch. Es gibt Hinweise darauf, dass sich Babys, die nicht gleich nach der Geburt gewaschen werden, sich durch den noch anhaftenden vertrauten Geruch des Fruchtwassers schneller nach der Geburt beruhigen.

Auch der Geschmackssinn ist bei der Geburt gut ausgeprägt. Die fünf Geschmacksrichtungen – süß, sauer, salzig, bitter und umami (fleischig, würzig) – kann ein Baby bereits unterscheiden.

Gut zu wissen

Neugeborene haben einen Silberblick. Das liegt daran, dass sie in den ersten Wochen vor allem auf den Nahbereich fokussieren. Sollte das Schielen allerdings über den 3. Monat hinaus bestehen, teilen Sie Ihrem Kinderarzt diese Beobachtung mit.

Sehen kann ein Neugeborenes im Nahbereich bis etwa 30 Zentimeter, allerdings anfänglich unscharf und zweidimensional. Besonders freudig reagiert es auf Gesichter.

Liebkosungen, Wärme- und Kälteempfinden oder Schmerzen werden über Nervenzellen in der Haut zum Gehirn weitergeleitet. Sie sind Teil des Tastsinns. Die zuständigen Nervenleitungen sind jedoch in den ersten sechs Monaten noch nicht ganz ausgereift, sodass die Informationen verzögert im Gehirn ankommen. Anders die Tastrezeptoren von Lippen, Mund und auf der Zunge. Sie vermitteln bereits dem Neugeborenen ein »Bild« über die Beschaffenheit seiner Umwelt.

Auch das Gehör nimmt schon unterschiedliche Stimmlagen wahr. Hohe Töne kommen beim Baby besonders gut an. Automatisch sprechen Erwachsene daher in einer hohen Tonlage mit den Kleinen. Das Urinstrument Stimme setzt das Neugeborene auch selbst ein, um uns über seine Bedürfnisse zu informieren. Trotzdem ist es gar nicht so leicht, herauszuhören, was das Kind mal leiser, mal lauter mitzuteilen hat.

Die große Kunst der Eltern besteht darin, das herauszufinden. Hat das Baby Hunger, tut etwas weh, oder ist es eventuell zu still im Raum? Neuere Forschungsarbeiten aus Amerika haben herausgefunden, dass zu große Stille einen Säugling sogar ängstigen kann. Denn im Mutterleib war es ziemlich laut, bis zu 70 Dezibel können dort herrschen. Das Ungeborene empfängt diese Geräusche durch bestimmte Dämpfungseinrichtungen im Ohr nicht so laut. Dieser schallschluckende Schutzmechanismus funktioniert noch in den ersten zwei Monaten nach der Geburt. Da kann ein stilles Zimmer durchaus beängstigend wirken.

Neugeborene (0 bis 3 Monate)

Gerade junge Eltern sind am Anfang oft unsicher, weil sie nicht wissen, was ihrem Baby fehlt und wie viel Fürsorge es gerade braucht. Erleichtern Sie Ihrem Baby die Ankunft in der neuen Welt, indem Sie versuchen, sich in das kleine Wesen hineinzuversetzen. Es ist von Anfang an ein Lebewesen, das mit der ganzen Palette menschlicher Emotionen ausgestattet ist.

Geht es dem Säugling gut, sind seine Gesichtszüge und seine Muskeln (Muskeltonus) entspannt. Das Baby schaut aufmerksam oder es schläft friedlich.

Fühlt sich das Baby verlassen, tut etwas weh oder hat es Hunger, dann wird es das mit Schreien kundtun. In Kulturen, wo Babys vorrangig getragen werden, weinen sie weniger und vor allem kürzer. Ausschlaggebend dafür ist der Körperkontakt. Deshalb ist das Tragen eine der idealsten Formen, Kindern das Gefühl des Behütetseins zu geben. Ob man aber eher eine Bauch- oder eine Rückentragehilfe bevorzugt, ist eine sehr individuelle Entscheidung.

In den ersten Wochen braucht das Baby im Abstand von zwei bis drei Stunden Nahrung. Kürzere Intervalle überfordern den sensiblen Verdauungsapparat. Das Stillen ist die natürlichste Form der Babyernährung. Wenn das nicht möglich ist, gibt es gute Alternativen. Der Muttermilch sehr ähnlich ist Pre-Babynahrung, da sie nur Milchzucker als Kohlenhydrat enthält. Auch der Eiweißgehalt kommt dem der Muttermilch sehr nah. Eine weitere Möglichkeit ist 1-Babymilch, die zusätzlich Kohlenhydrate enthält und dadurch sämiger ist. Das erhöht den Sättigungsgrad und ist für sehr hungrige Babys eine Alternative. Für Babys aus Allergikerfamilien ist eine HA-Nahrung (hypoallergene) angezeigt. Das Eiweiß der Kuhmilch ist hier so gespalten, dass das Immunsystem es nicht mehr als fremd erkennt und somit allergische Reaktionen ausbleiben.

Was Sie beachten sollten

Gelebte Liebe heißt tragen, trösten, füttern. Das hört sich manchmal leichter an als gedacht. Denn die ersten Wochen sind für Mütter und Väter auch wegen der nächtlichen Unterbrechungen besonders anstrengend. Kommen dann noch Schreiphasen des Kindes dazu, können Eltern regelrecht verzweifelt sein. Bewahren Sie in solchen Situationen dennoch Ruhe. Niemals sollten Sie ein Baby schütteln, damit es mit dem Schreien aufhört. Das kann zu schwersten Blutungen im Gehirn und zu bleibenden Schäden oder sogar zum Tode führen.

Beruhigungstechniken

In allen Kulturen der Welt gibt es Laute, die Erwachsene einsetzen, um ein Kind zu beruhigen. Der amerikanische Kinderarzt Harvey Karp hat herausgefunden, dass diese Lautmalereien weltweit Ähnlichkeiten aufweisen. Vom urdischen (perso-arabischen) »tschut« über das armenische »suus«, das englische »hush« oder das deutsche »psst« signalisieren diese Laute überall das Leisesein. Harvey Karp hat daraus ein »SchSchSch« abgeleitet und damit so manche Mutter schon erstaunt, denn diese Ansprache hat schon viele Säuglinge beruhigt. Er schwört auf ein ziemlich lautes »SchSchSch« dicht am Ohr des Kindes, das an Geräusche im Mutterleib erinnert und somit Sicherheit signalisiert.

Auch **rhythmisches Wiegen** ist ein weltweit probates Verfahren, um Kinder zu beruhigen. Eine sehr hilfreiche Methode bei Schreiattacken ist die **Fliegerhaltung**. Dabei liegt der Kopf im linken/rechten Handteller, der Bauch auf dem linken/rechten Unterarm, die Beine hängen herab. Viele Babys beruhigen sich auch bei der sogenannten **Schulterhaltung**. Legen Sie das Kind wie nach dem Füttern einfach über die Schulter.

In den letzten Jahren hat das **Pucken**, eine Wickeltechnik, die in vielen Kulturen beheimatet ist, auch bei uns immer mehr Befürworter gefunden. Das straffe Einwickeln des Kindes simuliert die Enge und Geborgenheit im Mutterleib und wirkt sehr beruhigend auf das Baby. Achten Sie darauf, dass der Hals nicht eingeschnürt wird und das Kind nicht in zu dicke Tücher gewickelt wird. Im Sommer genügt ein Laken, im Winter tut es eine leichte Decke oder auch ein Handtuch.

Die Abendstunden sind bei vielen Kindern die Weinstunden. Das kann von Blähungen herrühren. Eine **Bauchmassage** (siehe Seite 95) oder die Gabe von **Calcium carbonicum** (1-mal täglich 5 Globuli) kann dann Abhilfe schaffen.

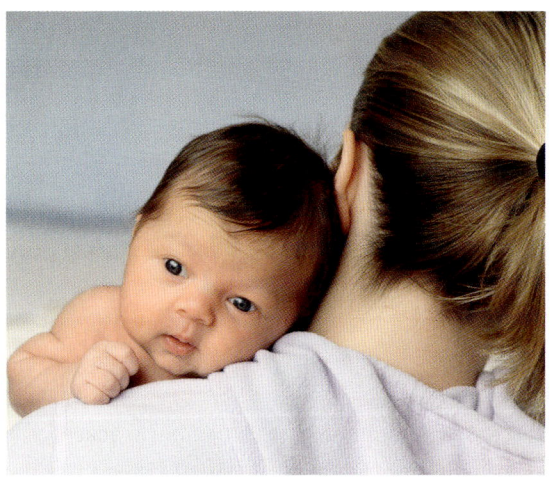

Enger Körperkontakt, etwa in der Schulterhaltung, gibt Säuglingen das Gefühl des Behütetseins.

Kann sich ein Baby trotz aller Fürsorge gar nicht mehr beruhigen, können Sie mit ihm eine sogenannte Schreisprechstunde aufsuchen, die es in vielen Kinderkliniken gibt. Um dem Arzt oder der Hebamme die Analyse zu erleichtern, ist ein Schrei-Tagebuch hilfreich: Notieren Sie darin, wann, wie oft und in welchen Situationen Ihr Baby schreit.

Schlaf, Kindlein, schlaf

Eine der größten Sorgen der Eltern ist die Angst vor dem plötzlichen Kindstod, also das unerklärliche Sterben eines Säuglings meist in der Schlafphase. Die ist nicht unberechtigt, denn immerhin gilt er als häufigste Todesursache bei Säuglingen nach der Neugeborenenzeit. Die wichtigsten Regeln zur Vorbeugung lauten deshalb:

▶ Das Kind mindestens bis zum 1. Lebensjahr in den Schlafsack packen, nicht auf den Bauch ins Bett legen, kein Kissen im Bettchen und im elterlichen Schlafzimmer schlafen lassen, um ein Ersticken zu vermeiden.

▶ Zur Beruhigung können Sie ein Tüchlein ins Bettchen legen. Babys lieben es, wenn der Stoff den vertrauten Geruch der Mutter hat. Das vermittelt Geborgenheit.

▶ Ein Schlafritual ist auch bei Neugeborenen angebracht. Singen Sie Ihrem Kind etwas vor. Streicheln Sie es und halten Sie für kurze Zeit das Händchen.

In den ersten drei Monaten schläft ein Säugling bis zu 14,5 Stunden. Dabei wechseln sich längere Schlafphasen mit kürzeren ab. Das ist individuell unterschiedlich.

Soll das Kind nachts im eigenen Bettchen oder im Bett der Eltern schlafen? Die Frage stellen sich viele Eltern. Finden Sie Ihre individuelle Lösung. In jedem Fall soll das Baby die Nähe der Eltern deutlich spüren (siehe Seite 58).

Anwendung Schritt für Schritt

Pucken: eine weltweit bewährte Methode neu entdeckt

Neugeborene kann man beruhigen, indem man ihnen das enge Gefühl des Mutterleibs zurückgibt. Das in vielen Kulturen übliche Einwickeln des Babys erfüllt genau diesen Zweck. Diese Methode ist für die ersten acht bis zehn Lebenswochen geeignet, sollte aber immer nur so lange angewendet werden, bis sich das Kind beruhigt hat. Keinesfalls sollten Sie das Kind also länger so eingewickelt lassen. Pucken hilft auch bei Blähungen (siehe Seite 92).

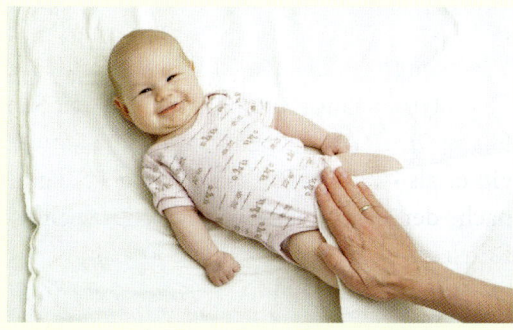

1. Ein ca. 80 x 80 cm großes Baumwoll- oder Moltontuch diagonal hinlegen. Baby daraufflegen und die untere Tuchecke an den Beinen bis zum Unterleib einschlagen. Die obere Spitze des Tuches zum Bedecken des Kopfes nutzen.

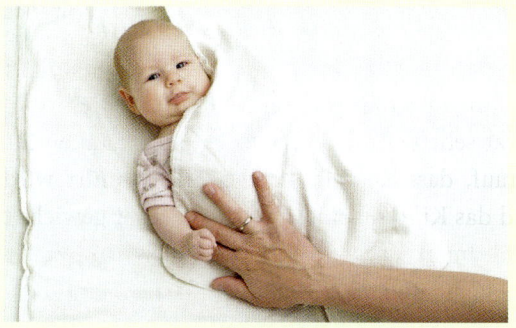

2. Rechts (oder links) beginnend, den Arm des Babys seitlich an den Körper legen und festhalten. Dann die Tuchseite am Hals schräg nach unten über den Körper des Babys legen, das Tuch straff ziehen und unter den Po schieben.

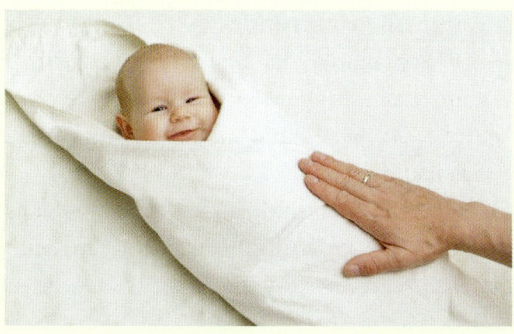

3. Die linke Seite wieder v-förmig vom Hals weg um den Körper schlagen.

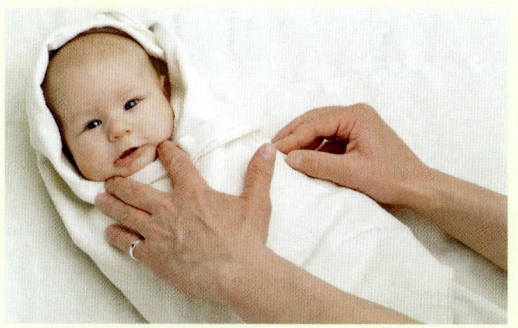

4. Das Tuch nun fixieren (z. B. mit einem Band). Alternativ können Sie auch fertige Pucksäcke verwenden.

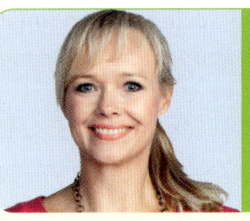

Mein Tipp für Eltern
Dr. med. Franziska Rubin

Osteopathie für die Kleinsten

Die Geburt ist nicht nur für die Mutter ein großes, aber auch schmerzhaftes Ereignis. Sie ist es auch für das Baby. Beim Passieren des engen Geburtskanals wirken enorme Kräfte auf den kleinen Körper ein. Zu dem körperlichen Stress kommt noch der seelische. Denn das Baby erfährt mit der Durchtrennung der Nabelschnur die erste Trennung im Leben. Das kann ebenso wie die Geburt an sich zu muskulären Verspannungen führen. Hilfreich ist dann eine osteopathische Behandlung, um eventuelle Blockaden zu lösen (siehe Seite 40). Auch bei Problemen mit dem Stillen (vor allem, wenn sich das Baby dabei sehr windet), bei Überstreckung und Schiefhals (eine Verkürzung des Bindegewebes des seitlichen Halsmuskels), großer Unruhe oder Ess- und Verdauungsproblemen ist eine osteopathische Behandlung zu empfehlen.

Ich persönlich habe sehr gute Erfahrungen mit dieser speziellen Art der manuellen Therapie bei meinen drei Kindern gemacht. Über den Verband der Osteopathen Deutschlands können Sie qualifizierte Therapeuten in Ihrer Wohnnähe finden (www.osteopathie.de).

Die häufigsten Beschwerden bei Neugeborenen

Blähungen und Bauchweh

Der gesamte Verdauungstrakt ist noch im Reifeprozess und deshalb schnell überfordert. Die schmerzhaften Blähungen lassen den Säugling oft stundenlang schreien. Häufig werden diese Symptome auch als Dreimonatskoliken bezeichnet. Doch diese Deutung ist heute umstritten. Unbestritten ist die Verdauung eine anstrengende Tätigkeit. Die Verbindung von Schreien und Verdauung wird jedoch heute infrage gestellt. Diskutiert wird ein Zusammenhang zwischen Reizüberflutung, die nicht nur im Gehirn ankommt, sondern sich auch auf das Bauchhirn überträgt. Schwierige Schwangerschaften, überbesorgte Eltern, Unsicherheit oder Hektik können für sensible Babynaturen eine Überforderung darstellen. Was sich mit Bauchweh bemerkbar macht, hat unter Umständen eine völlig andere Ursache.

Halten Sie deshalb zwei, besser noch drei Stunden zwischen den Mahlzeiten ein, damit das Baby in Ruhe verdauen kann. Häufig bekommen die Kleinen beim Saugen zu viel Luft in den Bauch, was zu Schmerzen führt. Der **Schulterhaltung** (siehe Bild auf Seite 46) und ein leichtes Klopfen auf den Rücken befördern das Bäuerchen – das Entweichen der Luft. Achten Sie beim Sauger darauf, dass das Loch klein ist, sodass nur ganz langsam ein Tropfen Milch herauskommt, wenn Sie die Flasche umdrehen. Auch ein angewärmtes **Kirschkernkissen** oder eine **Massage mit Öl** kann Erleichterung bringen.

Sorgen Sie außerdem für **gleichmäßige Abläufe** beim Stillen und eine geregelte Tagesstruktur, und versuchen Sie selbst, mit einer gewissen

Gelassenheit den Alltag zu meistern. Gestresste Eltern haben häufig auch gestresste Kinder. Weitere Tipps finden Sie im Kapitel »Blähungen« (siehe Seite 92 ff.).

Kopfgneis (seborrhoische Dermatitis)

In den ersten Monaten finden sich bei Neugeborenen im Bereich der großen Fontanelle (die weiche Verbindung zwischen den Schädelplatten) teigige, gelbe, schuppenartige Beläge, die allmählich ins Bräunliche übergehen. Meist verschwinden sie nach wenigen Wochen von selbst. Vermutet wird ein hormoneller Einfluss der Mutter während der Schwangerschaft. Man kann die betroffene Stelle 1- bis 2-mal wöchentlich mit **Baby-** oder **Olivenöl** über Nacht einreiben und morgens mit einem Kamm die Schuppen vorsichtig abheben. Den **Kamm** dabei flach halten, um die Haut nicht noch zusätzlich zu reizen. Danach mit einem milden Babyshampoo waschen.

Schluckauf

Der häufige Schluckauf bei Babys wirkt für viele Eltern beunruhigend. Doch es handelt sich dabei um einen Reflex, der im Mutterleib das Einatmen von Fruchtwasser verhindert hat. Nach der Geburt sorgt dieser Schutzmechanismus dafür, dass keine Säuglingsnahrung in die Lunge gelangt. Gesteuert wird das Ganze über das Zwerchfell, einen großen Muskel, der die inneren Organe des Brustkorbs von denen des Bauchraums trennt. Das Zwerchfell zieht sich zusammen, das Baby atmet ein, und der Deckel des Kehlkopfs schließt sich. So wird verhindert, dass ein Rückfluss der Milch (Reflux) stattfinden kann. Allerdings kann auch keine Luft mehr entweichen, was nach dem erneuten Öffnen der Kehlkopfklappe zu Schluckauf führen kann.

Geben Sie Ihrem Baby bei Schluckauf nochmals etwas zu **trinken**. Dadurch kann dieser Reflexmechanismus unterbrochen werden. Eine **Bauchmassage mit Pflegeöl** (siehe Seite 95) kann ebenfalls zur Entspannung des Zwerchfells beitragen. Bei manchen funktioniert Folgendes: Nehmen Sie das Baby auf den Arm und **pusten** Sie ihm ins Gesicht. Dieser kleine Trick kann beim Kind eine Veränderung des Atemrhythmus auslösen und dadurch für Entspannung des Zwerchfells sorgen. Manchmal reagiert das Baby auch auf Kälte mit einem Schluckauf. Fühlen Sie im Nacken, ob dieser körperwarm ist. Ein warmes **Kirschkern-** oder **Dinkelkissen** auf dem Bauch sorgt dann für ein Verschwinden des Schluckaufs.

Soor

Im Mund- und Windelbereich nistet sich oft ein Hefepilz *(Candida albicans)* ein, Mediziner bezeichnen das als Soor. Das feuchte und warme Milieu bietet einen idealen Lebensraum für die Mikroorganismen.

▶ Der **Mundsoor** ist leicht an weißlichen Flecken im Mundraum zu erkennen. Entscheidend ist es dann, die Übertragungswege zu unterbrechen. Oberstes Gebot: Vor und nach dem Stillen die **Hände waschen**. Benutzen Sie Wegwerfstilleinlagen. Wer abpumpt, muss die Teile der Milchpumpe täglich auskochen. Die Schnuller einmal täglich 20 Minuten in kochendem Wasser **desinfizieren**. Alles, was Ihr Baby in den Mund nimmt, mit heißem Wasser (über 60 °C) und Spülmittel abwaschen. Am Ende der Behandlung alle **alten Schnuller wegwerfen**. Wird das Baby gestillt, müssen der Mundraum des Kindes und die Brust der Mutter mit Antipilzmitteln (nystatinhaltige Päparate) behandelt werden. Bei Flaschenkindern muss nur der Mund des Babys behandelt werden.

▶ Äußere Symptome eines **Windelsoors** sind Pusteln und Pickel, Wundsein und ein Geruch nach Ammoniak in der Windel. Ob der wunde Po vom Hefepilz oder Bakterien herrührt, kann nur der Arzt durch eine Labordiagnostik zweifelsfrei feststellen. Achten Sie darauf, dass Hautfalten gut abgetrocknet sind. Wechseln Sie nach jedem Stuhlgang die Windel, da die Pilze auch im Kot sind. **Reinigen** Sie den Windelbereich mit einem Baumwollwaschlappen oder noch besser unter fließendem Wasser (keine ölhaltigen Feuchttücher). Um den Pilzen den Lebensraum zu entziehen, sollte das Baby vor jedem Neuanlegen der Windel ein ausgiebiges **Luftbad** machen (mindestens 15 Minuten), damit die Haut vollständig trocknen kann. Verwenden Sie bei Pilzbefall keine fettenden Salben, sondern nur **zinkhaltige Babycremes**, die die Feuchtigkeit von der Haut abhalten. Ansonsten kommen nystatinhaltige Salben zur Anwendung.

Spucken

Wenn kleine Mengen Nahrung wieder herauskommen, ist das normal. Möglicherweise hat das Baby zu viel oder zu hastig getrunken. Ist die Brust so voll, dass die Milch herausspritzt, kann ein Abstreichen vor Stillbeginn hilfreich sein, damit sich das Baby nicht verschluckt und dann alles schwallartig wieder herausbringt. Schütteln Sie Babyfläschchen nicht zu sehr, damit sich keine Luftblasen bilden. Sie erleichtern Ihrem Kind die Verdauung, wenn Sie es nach oder auch während des Trinkens zwischendurch über **die Schulter legen**, damit es aufstoßen kann. Trinkt Ihr Baby hastig, sorgen Sie für eine **ruhige Atmosphäre** beim Saugen und Bäuerchenmachen. Vermeiden Sie heftige Bewegungen.

▶ **Wann Sie zum Arzt gehen sollten:** Wenn Neugeborene generell schlecht trinken, sehr viel spucken und nicht zunehmen, muss ein Arzt abklären, ob eine ernste Erkrankung, etwa ein Herzfehler, dahintersteckt. Trinkschwierigkeiten und schlechtes Gedeihen gehen häufig mit einer Herzerkrankung einher. Ungefähr acht bis zehn von 1000 Neugeborenen kommen mit einem Herzfehler zur Welt. Aber auch Stoffwechselprobleme können die Ursache sein.

Wenn Ihr Kind die Milch bei drei Mahlzeiten hintereinander immer wieder in großem Schwall herausspuckt, Fieber bekommt, weinerlich ist oder mehr als üblich schreit, müssen Sie einen Arzt aufsuchen oder in die Kinderklinik fahren. In manchen Fällen handelt es sich um einen sogenannten Magenpförtnerkrampf. Dabei krampft der Muskelring, der den Magen zum Darm abschließt. Von 1000 Neugeborenen erleiden drei einen solchen Krampf. Wenn Medikamente keine Besserung bringen, ist eine kleine Operation erforderlich.

Windeldermatitis

Im Kot und Urin enthaltene Bakterien verursachen eine Infektion der Haut. Der Po ist rot mit teilweise nässenden Stellen. Ähnlich wie beim Windelsoor bietet das feuchtwarme Milieu günstige Bedingungen für die Vermehrung der Bakterien (siehe Windelsoor). Hinzu kommt, dass Harnstoff in aggressiven Ammoniak umgebaut wird. Säuren und andere Bestandteile der Ausscheidungsprodukte greifen die Haut zusätzlich an. Um die Haut vor aggressiven Säuren zu schützen, sollte die stillende Mutter auf **säurehaltige Lebensmittel** (z. B. Zitrusfrüchte) **verzichten** oder sie nur in geringen Mengen zu sich nehmen. Es gelten die gleichen Pflegeregeln wie beim Windelsoor. Die Haut beruhigen kann außerdem ein **Bad mit Pflegeöl** (siehe Seite 125) oder mit **Haferstroh** (siehe Seite 125).

Säuglinge (3 bis 12 Monate)

Im Laufe des 1. Lebensjahrs wird aus dem Tragling ein kleiner Weltenbummler. Zunächst beginnt das Baby zwischen dem 3. und 4. Monat den Kopf in Bauchlage anzuheben. Dadurch eröffnen sich völlig neue Blickwinkel für das Kind. Machen Sie öfter am Tag eine kleine »Bauchlagen-Trainingseinheit«, legen Sie es also für ein paar Minuten auf den Bauch, um die Nackenmuskulatur zu stärken.

Ist der Nackenmuskel kräftig genug, kann das Baby zwischen dem 5. und 6. Monat seinen Kopf kontrolliert halten und drehen. Damit ist die Voraussetzung für das Sitzen und das Herumrollen geschaffen. Die Neugier lässt das Kind nun nach allem Möglichen greifen. Zunächst bieten der Wickelplatz, die Spielecke oder das elterliche Bett allerhand Entdeckenswertes. Dann erweitert sich der Raum der Eroberungen allmählich. Diese wunderbare kindliche Neugier gilt es, zu unterstützen. Loben Sie Ihr Kind für jeden Fortschritt. Es ist erstaunlich, mit welcher Hartnäckigkeit ein Baby einen Gegenstand erreichen will, obwohl es fast unmöglich scheint. Lassen Sie Ihr Baby ruhig sein Umfeld entdecken. Gleichzeitig gilt es, neue Gefahren zu erkennen und zu bannen. Die Steckdosen sollten abgedeckt sein, Tischdecken bleiben vorläufig in der Schublade, und gefährliche Gegenstände gehören außer Reichweite (siehe Seite 160). Wickelkommoden, Hochstühle, Kinderwagen und Betten gehören zu den häufigsten Sturzrisiken. Lassen Sie Ihr Kind nie unbeaufsichtigt oder unangeschnallt. Spätestens ab fünf bis sechs Monaten kann es blitzschnell seine Position verändern. Im Zweifelsfall legen Sie es auf den Fußboden. Benutzen Sie keine Gehhilfen – sie sind besonders sturzgefährdend. Versehen Sie Treppen mit Schutzgittern.

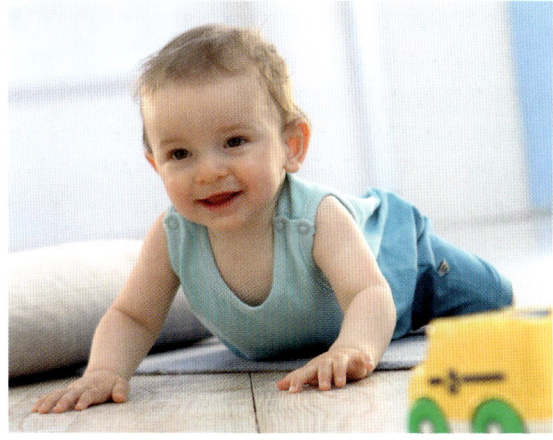

Das Heben des Kopfes in Bauchlage ist ein wichtiger Entwicklungsschritt ab dem 3. oder 4. Monat.

Was Sie beachten sollten

So, wie Sie allmählich das Mauzen, Wimmern oder durchdringende Schreien Ihres Säuglings besser deuten können, versteht auch Ihr Baby immer mehr, was Sie ihm mitteilen möchten. Trotzdem sind Konflikte vorprogrammiert. So wird der Entdeckergeist des Babys immer häufiger mit dem Wörtchen »Nein« konfrontiert. Sie patschen mit den Händen in Teller und Tasse oder werfen alles Mögliche herunter. Nicht nur, dass da so einiges zu Bruch geht, es kann auch gefährlich werden. Wissenschaftler haben herausgefunden, dass Babys bis zu 30.000-mal Gegenstände herunterwerfen, bevor diese Phase vorbei ist. Ältere Babys halten Eltern noch anders auf Trab. Sie mögen viele Situationen nicht, die aber notwendig sind: Windeln wechseln oder anziehen. Sie winden sich, schreien und sind kaum zu bändigen. Leider haben sie keine andere Möglichkeit, sich verständlich zu machen. Um Ihnen und dem Kind unnötigen Stress zu ersparen, helfen

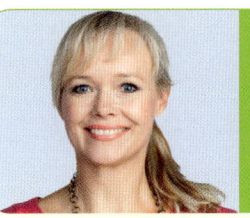

Mein Tipp für Eltern
Dr. med. Franziska Rubin

Weniger ist oft mehr

Achten Sie darauf, dass auf das Kind nicht zu viele Reize einströmen. Eine Reizüberflutung kann zu Unruhe oder Einschlafschwierigkeiten führen. Minimieren Sie Spielzeugangebote, indem Sie manche Sachen für eine Weile aus dem Blickfeld schaffen. Denn wenn man mal ehrlich ist, haben die Kinder in der Regel einfach zu viel davon.

einfache Ablenkungsmanöver. Geben Sie dem Baby einen Schlüsselbund, eine Zahnbürste oder eine Taschenlampe in die Hand, stimmen Sie einen Gesang an oder machen Sie das Kind auf eine Fliege aufmerksam, die gerade durch den Raum schwirrt. Kleinkinder sind sehr gut abzulenken. Lassen Sie Ihrer Fantasie freien Lauf. Werden Sie Meister im Ablenken. Denn gelebte Liebe heißt verstehen und verstanden werden.

Spielen und sprechen

Babys brauchen die menschliche Stimme genauso wie die körperliche Nähe, damit sie sich sicher fühlen. Reden Sie von Anfang an mit Ihrem Baby. Nur so kann der Grundstein für die Sprachentwicklung gelegt werden. Sehr schnell beobachtet Ihr Kleines die Bewegung Ihrer Lippen und Ihrer Zunge und ahmt diese nach. Beobachten Sie einmal genau, wie Ihr Baby plötzlich ganz bewusst die Zunge im Mund hin und her kreisen lässt und damit erste Schritte auf dem Weg zum

Sprechen macht. Mit »Erre, erre« oder ähnlich klingenden Lauten fangen Säuglinge an, ganz bewusst Sprache zu produzieren. Und am Ende des 1. Lebensjahrs werden die meisten Kinder in der Lage sein, »Mama« und »Papa« zu sagen. Nehmen Sie sich täglich Zeit, mit Ihrem Kind zu spielen. Das ist die beste Bildung, die Sie ihm angedeihen lassen können. Die Neugier der Kleinen ist so gewaltig, dass sie jeden Tag Fortschritte machen. Vom ersten Halten einer Rassel bis zum Stapeln einer Pyramide haben sie innerhalb weniger Monate enorme motorische und geistige Fortschritte gemacht. Einfache Gegenstände – vom Apfel bis zur Zahnbürste – sind für Babys oftmals interessanter als jedes Plüschtier. Die kindliche Neugier richtet sich auf alles, was ins Blickfeld gerät. Gehen Sie viel in die Natur und beobachten Sie gemeinsam, was dort wächst und herumläuft. Lassen Sie Blätter anfassen, Blüten riechen oder Tiere streicheln. Benennen Sie immer wieder Dinge.

Das Anschauen von babygerechten Bilderbüchern sollte zum täglichen Spielen spätestens ab etwa sechs Monaten dazugehören. Vor dem

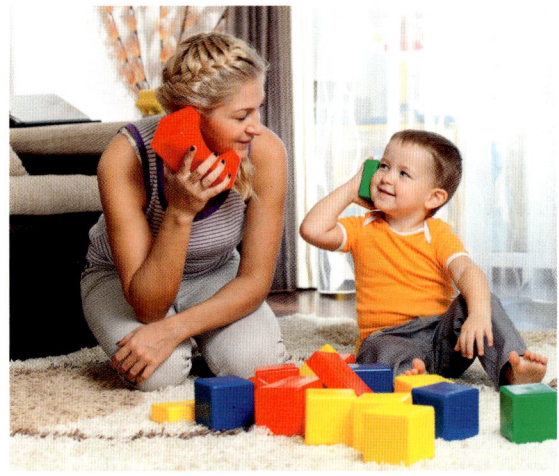

Beste Bildung für die Kleinen: Nutzen Sie jede Gelegenheit, um gemeinsam zu spielen.

Schlafengehen kann das Vorlesen ein schönes Ritual für Kinder und Eltern werden. Auch das Zusammensein mit anderen Kindern verschiedenen Alters ist für die soziale Entwicklung des Kindes sehr wichtig. Dabei üben sie Solidarität und Selbstbehauptung. Aber nicht nur das. Kinder lernen von Anfang an durch Beobachten und Nachahmen auch von älteren Kindern. Dieses universelle Prinzip des Lernens, so wissenschaftliche Erkenntnisse, ist in dieser Perfektion nur dem Menschen eigen.

Aufenthalt im Freien

Je nach Witterung sollten Sie auf die entsprechende Kleidung und Ausstattung des Kinderwagens achten. Ziehen Sie Ihren Säugling vor allem in den Übergangs-Jahreszeiten nach dem Zwiebelprinzip an, so können Sie regulierend eingreifen. Prüfen Sie am Nacken, ob das Baby friert oder ihm zu warm ist. Auch die Stelle zwischen den beiden Schulterblättern am oberen Rücken ist ein guter »Messfühler« für Eltern, um herauszufinden, ob die Körperwärme des Babys ausreichend ist. Hände und Füße geben wegen des noch nicht ausgereiften vegetativen Nervensystems, das auch die Temperaturregulation und das Temperaturempfinden steuert, in den ersten Monaten keine sichere Auskunft.

Bei Minusgraden unter 10 °C empfiehlt sich für das Gesicht eine **Kälteschutzcreme** aus der Apotheke. Verzichten Sie bei diesen Temperaturen auf wasserhaltige Cremes, da Wasser die Kälte sehr gut leitet. Kälte im Winter und Wärme im Sommer sind kräftige Reize, die das Baby braucht, um ein starkes Immunsystem und die eigene Temperaturregulation zu entwickeln. Lediglich bei extremem Wind, hoher Luftfeuchtigkeit oder Temperatur unter 10 °C kann man auch mal auf einen Spaziergang verzichten oder den Aufenthalt im Freien auf eine kurze Spanne beschränken (ansonsten immer mindestens 1 Stunde nach draußen gehen). Sonnenlicht ist für die Vitamin-D-Synthese wichtig. Nur durch das Auftreffen von UV-B-Strahlung auf die Haut kann diese in Gang kommen und somit das wichtige Knochenwachstum befördern (siehe auch Seite 55).

> ## Gut zu wissen
>
> Setzen Sie Babys in den ersten zwölf Monaten nicht direkt der Sonne aus. Die Haut verfügt noch nicht über Schutzstoffe (Pigmente) gegen die UV-Strahlung und ist zudem sehr dünn. Da die UV-Strahlung auch im Schatten wirkt, sollten Sie Ihr Kind in jedem Fall eine halbe Stunde vor dem Aufenthalt im Freien gut mit Sonnencremes eincremen, die sowohl UV-A- als auch UV-B-Strahlen abhalten. Wählen Sie je nach Alter und Hauttyp Lichtschutzfaktor 25 bis 40. Als Faustregel gilt dabei: Je jünger das Baby und je heller die Haut, desto höher sollte der Lichtschutzfaktor sein. Unbedingt den Kopf mit einem leichten Mützchen bedecken, das den noch fehlenden Schutz der Haare vor Hitze oder Kälte ersetzt. Erst im 2. Lebensjahr dürfen Kinder ab und zu in die Sonne, da sich nun bereits Pigmente gebildet haben und die Haut etwas robuster ist. Dennoch ist es auch dann noch wichtig, auf Sonnenschutz in Form einer Mütze und entsprechender Creme zu achten. Meiden sollten Sie aber unbedingt die Mittagssonne zwischen 11 und 15 Uhr, da die UV-Strahlung dann am stärksten ist. Jeder Sonnenbrand im Kindesalter erhöht das Risiko, später an Hautkrebs zu erkranken.

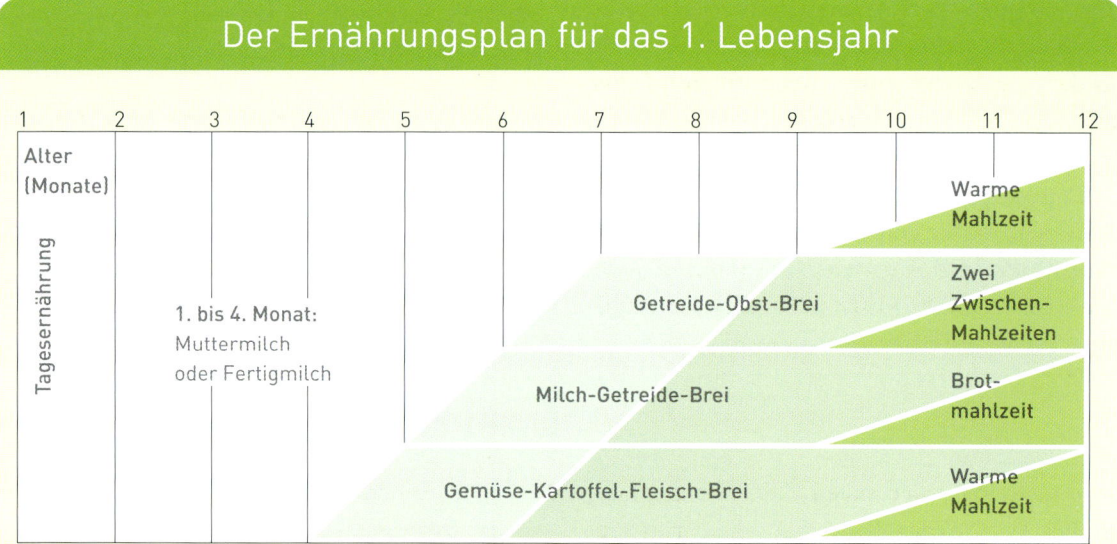

Der Ernährungsplan für das 1. Lebensjahr

Angelehnt an den »Ernährungsfahrplan für das 1. Lebensjahr«, Forschungsinstitut für Kinderernährung Dortmund (FKE)

Die Empfehlungen in dieser Grafik sind eine Orientierung für die Babyernährung. Auch hier gilt: Die Entwicklung von Kindern läuft in einem gewissen Zeitrahmen sehr individuell ab. Etwa ab dem Ende des 4. Monats können Sie eine Milchmahlzeit durch die erste Beikost in Form eines Gemüse-Kartoffel-Fleisch-Breis ersetzen. Darauf folgen bis zum 7. Monat zunächst ein Milch-Getreide-Brei und dann ein dritter Getreide-Obst-Brei. Die restlichen Mahlzeiten wie gewohnt: Muttermilch oder Säuglingsnahrung. Ab dem 10. Monat können Sie Ihr Baby allmählich an die Familienkost heranführen. Lassen Sie es mit am Tisch sitzen, damit es die Angebote des Familienessens sieht. Bieten Sie ihm verschiedene Sachen an. Frisch zubereitetes Essen sollte vorrangig auf den Tisch kommen. Die Ergänzung durch Fertignahrung (Gläschen mit Babymenüs oder Juniormenüs) ist für viele Familien eine gute Alternative, wenn die Zeit knapp ist oder man unterwegs ist. Bei Fertigkost werden entweder Baby- oder Juniormenüs (wegen der Nudeln und dem Reis erst ab dem 8. Monat) angeboten.

Kleines Einmaleins der Ernährung

Stillen Sie Ihr Kind im 1. Lebensjahr so lange wie möglich. Die Entscheidung, wann Sie abstillen, ist eine sehr individuelle. Ab Ende des 4. Monats wird der Speiseplan des Babys mit einem Gemüse-Kartoffel-Fleisch-Brei erweitert. Allmählich kommen dann Milch-Getreide-Breie dazu (siehe Abbildung oben). Beobachten Sie, ob bei Ihrem Baby noch der sogenannte Zungenstoßreflex funktioniert, der dafür sorgt, dass feste Nahrung gleich wieder nach draußen transportiert wird. Ist das nicht mehr der Fall und die ersten Zähne sind da, können Sie dem Säugling geeignete »Kostproben« fester Nahrung anbieten.

Entfernen Sie jedoch alles, was zu einem Verschlucken in den falschen Hals (Luftröhre bzw. Lunge) führen kann. Schneiden Sie beim Brot die Rinde, beim Würstchen die Pelle und beim Obst die Schale ab.

In unseren Breiten bekommen Babys vor allem in den Wintermonaten oft nicht genügend Licht, aus dem der Körper ausreichend Vitamin D herstellen kann. Deshalb erhalten Babys ab dem Ende der 1. Lebenswoche bis zum Ende des 1. Lebensjahrs zusätzlich zur Nahrung Vitamin-D-Tropfen oder Vitamin-D-Tabletten, die man vom Kinderarzt verordnet bekommt. So soll einer früher weitverbreiteten Knochenerkrankung, der Rachitis, vorgebeugt werden.

Lebenslang gesunde und schöne Zähne

Der Durchbruch der ersten Zähne ist ein langwieriger Prozess, der sich durch vermehrtes Speicheln und dem verstärkten Kauen auf allem, was das Baby zu fassen bekommt, ankündigt. Für manche Kinder ist der Durchbruch der Zähne sehr schmerzhaft. Auch jetzt gilt es wieder, die Unruhe des Kindes oder Schreien zu deuten und zu helfen (siehe Seite 55 und 59). Ist das erste Zähnchen da, beginnt die Zahnpflege. Zunächst können Sie ein angefeuchtetes Wattestäbchen benutzen, um den Zahn von allen Seiten zu reinigen. Wenn mehrere Zähne zu sehen sind, beginnen Sie die Mundhygiene mit einer weichen Zahnbürste. Denn ob Milch, Säfte oder Gemüsebrei – überall sind Zucker und Säuren enthalten, die die weiche Zahnschmelzoberfläche schnell angreifen und zu Karies führen können. Geben Sie zum Durstlöschen bevorzugt Wasser oder ungesüßten Tee und reichen Sie ab dem 1. Geburtstag die Getränke vorrangig aus der Tasse. Das ständige Nuckeln von Säften und von Milch aus Flaschen birgt die Gefahr einer Nuckelflaschenkaries, einer Zerstörung der Milchzähne, von der etwa 13 Prozent der Kleinkinder betroffen sind. Manche Kleinkinder werden sogar zu Prothesenträgern, weil die Milchzähne gezogen werden müssen. Ersparen Sie Ihrem Kind diese

Gut zu wissen

Lippen-Kiefer-Gaumen-Spalten zählen zu den häufigsten angeborenen Fehlbildungen. Diese nicht normal entwickelte Mundregion ist bereits im Mutterleib bei der Ultraschalluntersuchung erkennbar. Ursache können erbliche Faktoren, Röntgenstrahlen oder Durchblutungsstörungen in der Gebärmutter sein. Aber auch ein Folsäuremangel vor der Schwangerschaft kann der Auslöser sein. Es gibt Studien, die die Gabe von Vitamin-B-Komplex und Folsäure vor Eintritt der Schwangerschaft nahelegen, um das Spaltrisiko zu senken.

Familien, die mit der Diagnose Spaltkind konfrontiert werden, machen sich oft schwere Vorwürfe, zumal das Kind nicht nur psychisch darunter leidet, sondern auch körperliche Probleme damit hat (z.B. Saug- und Atembeschwerden). Doch die Vorwürfe sind nicht berechtigt. Die Bildung der Lippen und des vorderen Kieferabschnitts erfolgt schon in der 5. bis 8. Woche nach der Empfängnis. Zu dieser Zeit ist sich manche Frau noch gar nicht bewusst, schwanger zu sein.

Plastische Chirurgen, HNO-Ärzte, Kieferspezialisten, Logopäden und Kinderärzte arbeiten Hand in Hand, um dem kleinen Erdenbürger ein ganz normales Leben zu ermöglichen. Wenden Sie sich an ein sogenanntes Spaltzentrum, die es an verschiedenen großen Kliniken gibt. Bereits vor der Geburt kann man sich Rat und Hilfe holen und sich über die verschiedenen operativen Möglichkeiten informieren. Ebenfalls sehr hilfreich ist der Kontakt zu betroffenen Eltern in Selbsthilfegruppen.

unnötige Qual. Reichen Sie auch Säfte nur in Maßen. Die Säuren weichen den Zahnschmelz auf, worauf die Zahnhartsubstanz angegriffen wird. Diese Erosionen sind unterdessen fast so weit verbreitet wie Karies. Auch längere Trinkpausen sind wichtig, damit die Mineralstoffe aus der Nahrung in den Zahnschmelz eingebaut werden können. Ständiges Nuckeln (Trinken) stört diesen Prozess. Deshalb lieber vor oder nach dem Essen trinken lassen oder nach einer zweistündigen Pause zwischen den Mahlzeiten.

Der erste Zahnarztbesuch sollte zwischen dem 6. und 12. Lebensmonat erfolgen. Das Erlernen des richtigen Zähneputzens braucht Zeit. Etwa mit Beginn der Schule sind Kinder imstande, die Zähne vorschriftsmäßig zu putzen.

Gut zu wissen

Wann Sie zum Arzt gehen sollten

Sofort einen Arzt aufsuchen sollten Sie, wenn sich der Gesundheitszustand eines Babys schlagartig verändert: Plötzliches Erbrechen mit Fieber oder Ausschlag, Apathie des Kindes oder aber unstillbares Schreien sind immer Anzeichen für mögliche schwerwiegende gesundheitliche Probleme. Bei Erbrechen in Kombination mit Fieber, Apathie, Verweigerung der Nahrungsaufnahme, Durchfall und manchmal auch Berührungsempfindlichkeit besteht der Verdacht auf eine Hirnhautentzündung. Tritt das Erbrechen auf, weil das Baby vielleicht heruntergefallen ist, kann eine Verletzung des Gehirns dahinterstecken. Das sollten Sie unbedingt abklären lassen.

Häufige Beschwerden bei Säuglingen ab 3 Monaten

Erbrechen/Durchfall

Treten bei Säuglingen Erbrechen oder Durchfall (siehe auch Seite 96 ff.) einzeln oder in Kombination auf, besteht immer die Gefahr der Dehydrierung, also eines lebensbedrohlichen Flüssigkeitsverlusts. Dadurch verliert der kleine Körper auch lebensnotwendige Mineralstoffe, sogenannte Elektrolyte. Da Kinder geringere Flüssigkeitsreserven haben als Erwachsene, kann es schnell zum Austrocknen des Organismus kommen.

Anzeichen dafür sind tief liegende Augen, eine eingesunkene Fontanelle und Apathie. Geben Sie Ihrem Kind viel zu trinken, damit es nicht so weit kommt. Bei Erbrechen ist es manchmal erforderlich, die Flüssigkeit löffelweise zu verabreichen, da sie sonst gleich wieder herausbefördert wird. Lösen Sie zum Beispiel in 100 Milliliter **Fencheltee** 1 TL Traubenzucker und 1 Messerspitze Salz. Ein Säugling sollte in dieser Situation täglich 150 Milliliter pro Kilogramm Körpergewicht bekommen. Besonders empfehlenswert ist auch eine fertige **Elektrolytlösung** aus der Apotheke. Weitere naturheilkundliche Mittel finden Sie im Kapitel »Magen-Darm-Infekt« (siehe Seite 96). **Wichtig:** Halten Erbrechen oder Durchfall mehr als einen Tag an, ist ein Arztbesuch erforderlich.

Erkältung

Irgendwann einmal wird jedes Baby von Husten, Schnupfen oder Halsweh geplagt. Husten und Schnupfen äußern sich mit den bekannten Symptomen eindeutig, schwieriger ist bei Babys die Zuordnung von Halsschmerzen. Das kann nur der Arzt mit einem Blick in den Hals diagnostizieren. Kommt noch Fieber hinzu, sollten Sie vom Arzt abklären lassen, ob es ein harmloser Infekt ist oder möglicherweise eine Lungenentzündung dahintersteckt. Wenn das Baby Schwierigkeiten beim Atmen hat und partout nicht trinken will, sollte der Kinderarzt konsultiert werden. Bieten Sie Ihrem Kind zusätzliche **Flüssigkeit** an, damit die Schleimhäute ausreichend feucht sind. Trockene Schleimhäute erleichtern den Erregern das Leben und das weitere Vordringen in die tieferen Luftwege. Deshalb ist es auch wichtig, die Raumtemperatur bei etwa 20 °C zu halten, öfter zu lüften und für zusätzliche **Raumfeuchtigkeit** zu sorgen. Gehen Sie zudem viel an die frische Luft (täglich mindestens 1 Stunde).

Vorsicht mit ätherischen Ölen: Niemals im Gesichtsbereich des Babys anwenden oder in der Nähe aufstellen. Das kann zu schweren Hautreizungen und Verengungen der Bronchien mit Atemnot führen. Gänzlich ungeeignet sind Campher und Menthol für Babys in jeglicher Form, auch nicht als Einreibung oder Badezusatz. Ebenfalls Vorsicht ist beim Einsatz von Nasentropfen geboten. Es gibt eine Reihe von naturheilkundlichen und homöopathischen Mitteln, die sich speziell auch für Säuglinge eignen:

▶ Um die Nasenschleimhaut zu beruhigen und sie zum Abschwellen zu bringen, hilft **Kochsalzlösung**, die man in die Nase träufelt, oder eine **Majoransalbe** (siehe Seite 73). Bei stark behinderter Nasenatmung wird für Säuglinge das homöopathische Mittel **Sambucus nigra D6** empfohlen (siehe Seite 74).

▶ Gegen Husten können Sie es mit einem einfach anzuwendenden **Bienenwachswickel** versuchen (siehe Seite 81).

▶ Gegen Ohrenschmerzen leistet ein **Zwiebelpäckchen** oft gute Dienste (siehe Seite 85).

▶ Weitere Empfehlungen finden Sie auf den Seiten 71, 75 und 79.

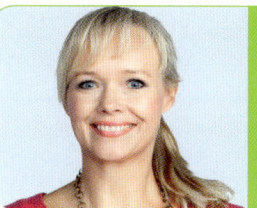

Mein Tipp für Eltern
Dr. med. Franziska Rubin

Loslassen und Hilfe annehmen lernen

Bei aller Liebe und bei allem Beschützerinstinkt: Gönnen Sie sich Auszeiten. Keinem Kind ist geholfen, wenn ein Elternteil ständig ausgepowert ist. Leben Sie in einer Beziehung, dann teilen Sie sich die Anstrengungen. Finden Sie Modelle, die es ermöglichen, mal etwas Schlaf zu bekommen oder in Ruhe ein Bad zu nehmen. Sind Sie alleinerziehend, gibt es viele kommunale Angebote, wo sich Mütter oder Väter Hilfe holen können. Schätzen und nutzen Sie die Bereitschaft von Großeltern, Verwandten oder engen Freunden, das Baby stundenweise oder später auch etwas länger zu betreuen. Die oftmals verbreitete Angst, sie könnten etwas falsch machen, ist völlig übertrieben.

Milchschorf

Milchschorf und Kopfgneis sind schwer voneinander zu unterscheiden. Milchschorf ist jedoch viel seltener als Kopfgneis (siehe Seite 49). Milchschorf kann sich am ganzen Kopf, im Gesicht und am Nacken ausbreiten, manchmal sogar an den Armen und Beinen. Diese Symptome könnten ein erstes Anzeichen für eine beginnende Neurodermitis sein (siehe Seite 123). Sind Eltern von Allergien betroffen, ist die Wahrscheinlichkeit höher, dass ein Kind an Neurodermitis

Gut zu wissen

Die sieben größten Irrtümer

Schreien kräftigt die Lungen.

Mit dieser Vorstellung sollten Mütter und Väter früherer Generationen davon abgehalten werden, ihrem natürlichen Instinkt zu folgen, das Kind an sich zu nehmen und zu beruhigen. Schreien ist aber immer die Botschaft des Babys: Ich habe ein Problem.

Babys sollten nur alle vier Stunden gestillt oder gefüttert werden.

So strenge Regeln sind ein weiteres Beispiel für die falsche Annahme, dass Babys wie Automaten funktionieren. Sie sind aber von Anfang ganz individuelle Persönlichkeiten. Für manche Eltern ist es hilfreich, zunächst ein Tagebuch zu führen, um den Rhythmus des Kindes zu erfassen und sich darauf einzustellen.

Wer sein Kind liebt, hat keine Probleme bei der Erziehung.

Kinder stellen uns jeden Tag vor Probleme. Und es dauert schon eine Weile, bis man sich ein gewisses Handwerkszeug als Eltern angeeignet hat und in der Regel ruhig und gelassen bleibt. Das Bild der vollkommenen Mutter oder des Supervaters ist eher kontraproduktiv.

Schreiende Babys wollen sich durchsetzen.

Das ist auch so ein althergebrachter Mythos, der sich hartnäckig hält. Dahinter steckt der Verdacht, das Baby ficht einen Machtkampf aus. Das sieht man heute anders: Es geht einzig und allein darum, menschliche Grundbedürfnisse kundzutun.

Babys gehören nicht ins Bett der Eltern.

Hier streiten sich die Experten. Schaut man aber einmal auf die Geschichte der Menschheit, dann war es für den Säugling (Tragling) überlebenswichtig, gerade in der Dunkelheit menschliche Nähe zu spüren. Denn wilde Tiere oder andere Gefahren bedrohten Jahrtausende das Überleben der Jüngsten. Nur der elterliche Schutz war eine Garantie. Dieses Urwissen ist bis heute instinktiv da. Ihr Baby hat keine Ahnung, dass im Kinderzimmer keine Tiger zu erwarten sind. Schaffen Sie also größtmögliche nächtliche Nähe. Es reicht schon, wenn das Kinderbettchen nah an Ihrem ist.

Kinder waren früher viel schneller sauber.

Um das Waschen von Windeln einzudämmen, wurden Kinder, sobald sie sitzen konnten, früher häufig auf den Topf gesetzt. Sogar in den Kinderstühlen waren teilweise Töpfchen integriert. Das Trockenwerden hatte also etwas damit zu tun, wie oft die Kinder auf den Topf gesetzt wurden. Heute weiß man, dass eine selbstständige Darm- und Blasenentleerungskontrolle mit der Hirnreifung zusammenhängt und bei manchen Kindern bis zum 5. Lebensjahr dauern kann.

Babys brauchen Abwechslung.

Bevor sie an etwas Gefallen finden, müssen sie sich erst daran gewöhnen. Kinder brauchen deshalb Eltern, die ihrem Leben Struktur geben und sie zugleich ermutigen, auch mal über den eigenen Schatten zu springen. Zum Beispiel, indem man sie beim Essen verführt, öfter mal etwas Ungewohntes zu kosten, und ihren Mut voller Anerkennung erwähnt.

erkrankt. Achten Sie deshalb auf eine besonders gute Hautpflege. Zum Schutz des empfindlichen Säuremantels der Haut nur wenig baden (1- bis 2-mal pro Woche) und anschließend eine **rückfettende Creme** auftragen (siehe auch Seite 121).

Die Schuppen bei Milchschorf sind hart, und die Haut juckt. Auf keinen Fall sollten Sie versuchen, den Schorf durch heftiges Rubbeln und Bürsten oder mit einem Kamm zu lösen. Das kann zu Verletzungen führen. Wunde Stellen wiederum sind Eintrittspforten für Keime. Die Pflege des Kopfes sieht ansonsten wie bei Kopfgneis aus (siehe Seite 49). In sehr ausgeprägten Fällen kann Ihr Kinderarzt ein spezielles Gel aus der Apotheke zum Lösen der Beläge verordnen.

Zahnungsschmerz

Es gibt Babys, die schon im 4. Monat den ersten Zahn bekommen, andere wiederum am Ende des 1. Lebensjahrs. Fast immer wird der Durchbruch von Schmerzen begleitet, weil der Kiefer zu spannen beginnt und das Zahnfleisch häufig anschwillt. Das tut weh und juckt. Manche Babys bekommen auch Fieber und stark gerötete Bäckchen. Geben Sie Ihrem Kind harte Gegenstände zum Kauen. Es gibt spezielle **Beißringe**, die man in der Apotheke, in der Drogerie und in jedem Babybedarfgeschäft kaufen kann. Legen Sie den Ring in den Kühlschrank (nicht ins Gefrierfach, das ist zu kalt), bevor Sie ihn dem Baby geben.

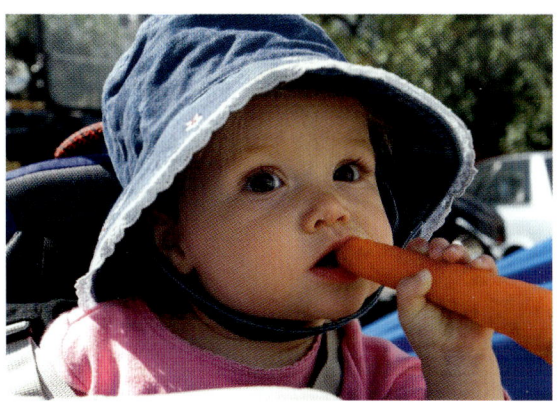

Das Herumbeißen auf einer Möhre kann die Beschwerden beim Zahnen lindern.

Die **Kälte** ist ein Gegenreiz zum Schmerz, sodass dieser weniger wahrgenommen wird. Auch eine **gekühlte Möhre** oder ein harter Brotkanten lindern die Beschwerden.

Mit einem sauberen Finger das **Zahnfleisch massieren** ist ebenso hilfreich.

Linderung verschaffen auch **Zahnungsgele mit Kamille**, die zusätzlich eine leicht örtlich betäubende Wirkung besitzen. Nach Bedarf einreiben. Bewährt hat sich auch das **homöopathische Komplexmittel Osanit Globuli**. Auch hier ist Kamille enthalten sowie vier weitere Wirkstoffe. Bei Zahnungsbeschwerden dem Baby davon halbstündlich 8 Globuli geben, bei starken Schmerzen auch viertelstündlich, maximal jedoch 6-mal am Tag einnehmen lassen. Bei Besserung können Sie die Häufigkeit reduzieren.

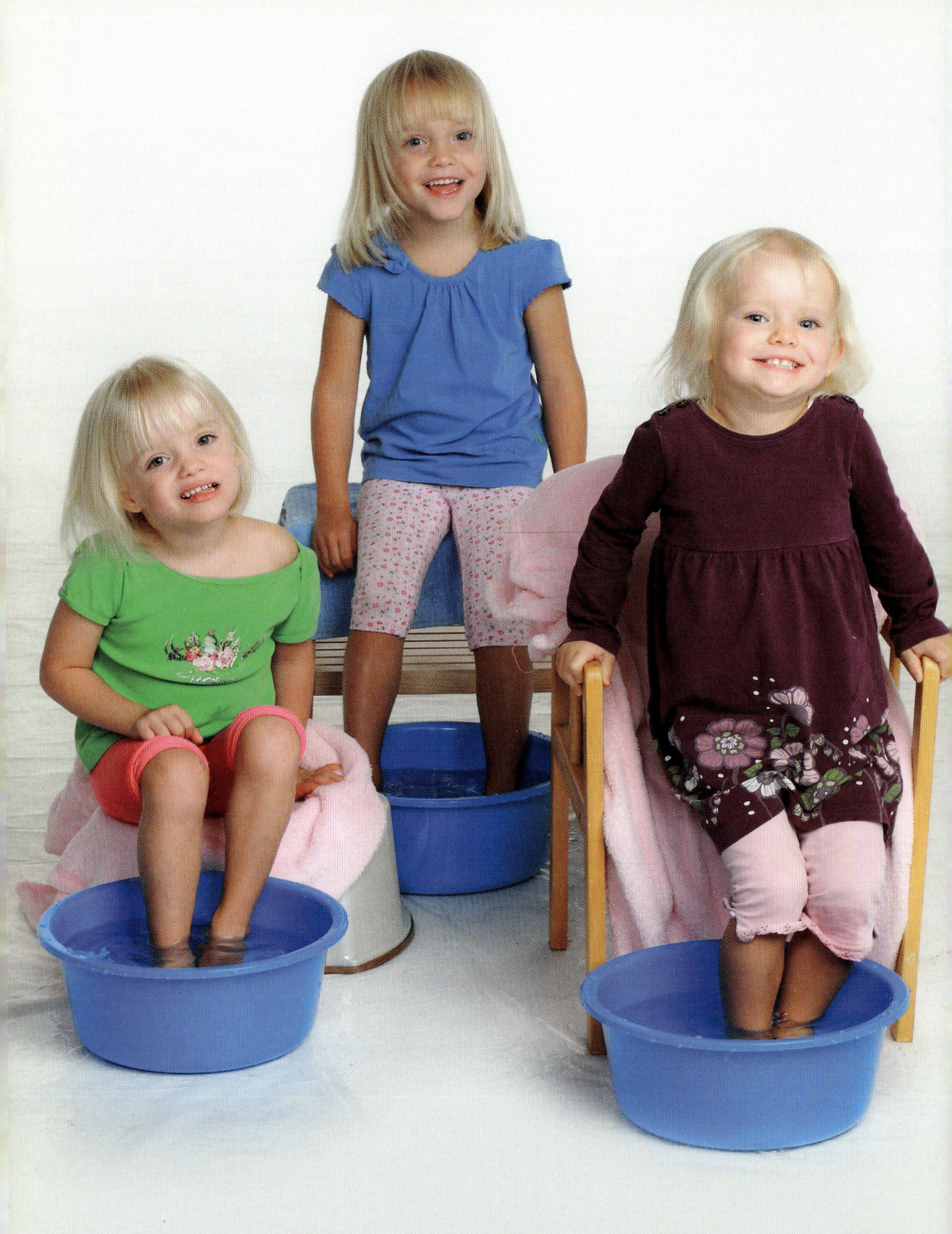

Häufige Krankheiten bei Kindern

Mit den Methoden der Naturheilkunde regen Sie die Selbstheilungskräfte Ihres Kindes an. So können Sie Krankheiten oft noch im Anfangsstadium aufhalten oder sie erfolgreich behandeln. In diesem Kapitel erhalten Sie konkrete Ratschläge, bei welchen Symptomen Sie Ihrem Kind helfen können.

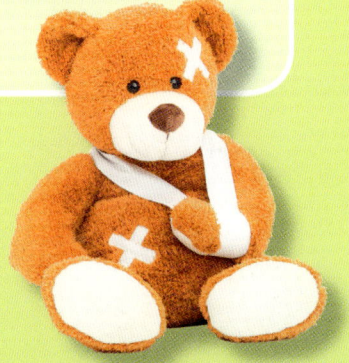

Die klassischen Kinderkrankheiten auf einen Blick

Kinderkrankheiten, das klingt nach lästigen, aber harmlosen Plagen, die man als Kind einfach durchmachen muss. Doch sie gehören nicht in die Kategorie »banale Infekte« wie eine Erkältung. Im Gegenteil: Es handelt sich um schwere Infektionen, die (wenn auch nur in seltenen Fällen) bleibende Schäden an Herz, Nieren, Gehirn oder Fortpflanzungsorganen hinterlassen können.

Glücklicherweise lässt sich heutzutage den meisten klassischen Kinderkrankheiten vorbeugen: Denn Impfungen gegen Masern, Mumps, Röteln, Diphtherie, Keuchhusten und Windpocken schon im Säuglingsalter sorgen für einen guten Schutz des Kindes vor diesen Erkrankungen. Gegen Scharlach allerdings ist eine Impfung bislang nicht möglich, da die Erkrankung durch unterschiedliche Erreger ausgelöst wird und ein Kind deshalb auch immer wieder erneut daran erkranken kann.

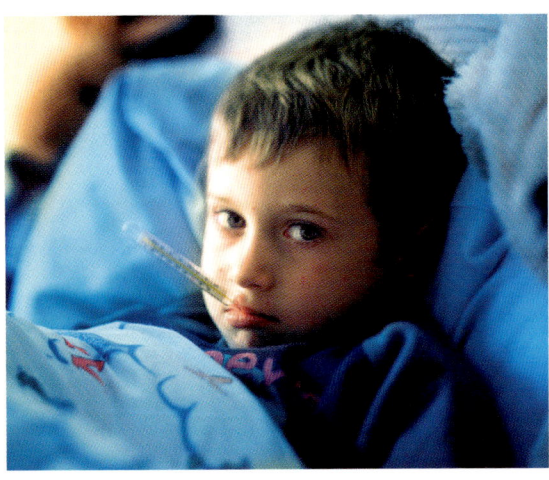

Masern, Mumps und Röteln fordern das Immunsystem ganz schön heraus. Bis das Kind wieder richtig fit ist, braucht es liebevolle Pflege und Schonung.

Während Scharlach und auch Keuchhusten mit Antibiotika behandelt werden, wodurch sich das Komplikationsrisiko verringern lässt, kann man bei den Virusinfektionen Masern, Mumps und Röteln hingegen nur die Beschwerden lindern und hoffen, dass keine schweren Folgeerkrankungen auftreten. Daher raten auch viele naturheilkundlich orientierte Kinderärzte zur vorbeugenden Impfung (siehe hierzu auch Seite 22).

Vor allem im 1. Lebensjahr wird das Immunsystem eines Kindes mit schweren Infektionskrankheiten oft schlecht fertig, da es noch nicht vollständig aufgebaut ist. Doch Säuglinge haben auch einen Vorteil: Da sie noch den Nestschutz durch die Abwehrstoffe der Mutter aus Schwangerschaft und Stillzeit besitzen, werden sie viel seltener angesteckt als Kleinkinder.

Achtung, ansteckend!

Nachdem die Kinder sich mit einem Krankheitserreger angesteckt haben, erfolgt zuerst die Inkubationszeit, während der sich der Erreger im Körper vermehrt, das Kind jedoch noch keine Krankheitszeichen aufweist. In dieser Zeit können die Kinder allerdings andere schon unbemerkt anstecken.

Viele Kinderkrankheiten beginnen mit den eher typischen Symptomen einer Erkältung: verschnupfte rote Nase, leichtes bis hohes Fieber, Abgeschlagenheit und Appetitmangel. Im weiteren Krankheitsverlauf kann ein charakteristischer Hautausschlag hinzukommen, den Laien jedoch nicht immer einzuordnen wissen. Deshalb sollten Eltern in jedem Fall einen Kinderarzt zurate ziehen, wenn sich bei ihrem Kind ein

Hautausschlag entwickelt. Das ist auch deshalb wichtig, damit der Kinderarzt dafür Sorge tragen kann, dass sich die Erkrankung nicht weiter ausbreitet (z. B. soll das Kind dann nicht in den Kindergarten oder die Schule gehen). Bei einigen sehr infektiösen Krankheiten wie den Masern kommt es zu regelrechten Epidemien bei ungeimpften Kindern. An anderen Infektionen, wie etwa Scharlach, erkrankt nicht jedes Kind – es muss eine gewisse Bereitschaft für die Ansteckung haben.

Wie Eltern helfen können

Ein Kind mit einer klassischen Kinderkrankheit sollte sich auf jeden Fall schonen und bei hohem Fieber das Bett hüten. Vor allem bei Scharlach ist Bettruhe eines der wichtigsten Heilmittel überhaupt. Bei hohem Fieber verliert das Kind während des Schwitzens Flüssigkeit und auch Salze über die Haut. Deshalb ist es wichtig, ihm viel zu trinken zu geben. Vor allem Kräutertees, verdünnte Säfte und Wasser sind empfehlenswert, um den Wasserhaushalt im Körper wieder auszugleichen. Den Salzverlust macht eine Fleisch- oder Gemüsebrühe wieder wett. Während der Körper sich mit der Krankheit auseinandersetzt, ist leichte Kost ratsam.

Da Fieber eine sinnvolle Reaktion des Körpers ist, sich Krankheitserregern zu widersetzen, sollten Eltern nicht grundsätzlich etwas dagegen unternehmen. Hohes Fieber kann man mit bewährten Hausmitteln um 0,5 bis 1 °C senken (siehe Seite 87).

Zudem ist es sinnvoll, die Selbstheilungskräfte des Kindes durch ganzheitliche Verfahren wie die Homöopathie zu fördern. Die Pflanzenheilkunde kann mit ihren antiviralen, entzündungs- und bakterienhemmenden Wirkstoffen zu einer rascheren Genesung beitragen.

Gut zu wissen

Die neuen Kinderkrankheiten

Masern, Mumps und Diphtherie sehen Kinderärzte heute wegen der schon im Säuglingsalter durchgeführten Impfungen nur noch selten. An die Stelle der klassischen Kinderkrankheiten sind andere Probleme getreten. Wenn man Kinderärzte fragt, womit sie sich heute beschäftigen, so spielen schon bei sehr kleinen Kindern zum Beispiel Essschwierigkeiten, Bewegungsprobleme oder Schlafstörungen eine Rolle. Die Erwartungen, die manche Eltern heute an Kinder haben, sind enorm hoch. Sie wollen durch viele Förderungsangebote und große Zuwendung möglichst perfekte Eltern sein. Das kann zu sogenannten Überstimulierungen führen – die nötige Balance zwischen Ruhe und Anregung wird nicht erreicht. So kann es schon sehr früh zu Entgleisungen im Eltern-Kind-Dialog kommen. Die Folge ist, dass Kinder ihre Leistungspotenziale nicht ausschöpfen. Schulschwierigkeiten entstehen vor allem vor dem Hintergrund, dass ein Kind mit sich und anderen nicht zurechtkommt.

Die Probleme haben sich somit teilweise vom Körperlichen zum Seelischen verlagert (siehe Seite 142 bis 147). Viele Kinder klagen über Kopfschmerzen (siehe Seite 136 bis 139), auch die Häufigkeit von Depressionen oder depressiven Verstimmungen (siehe Seite 149) wächst. Der Medikamentenkonsum bei Kindern ist beunruhigend hoch (siehe Seite 30), sogar schon im Grundschulalter.

Kinderkrankheiten auf einen Blick

Krankheit (Ursache)	Symptome	Inkubationszeit & Ansteckungsfähigkeit	Komplikationen
Masern (Viren)	Beginn mit Schnupfen, Husten, hohem Fieber, Bindehautentzündung Am 3. bis 7. Tag bildet sich ein Hautausschlag mit kleinen roten Flecken, der im Gesicht und hinter den Ohren beginnt und 4 bis 7 Tage bleibt. Am 5. bis 7. Tag sinkt das Fieber. Nach Abklingen der Symptome ist das Immunsystem noch etwa 6 Wochen geschwächt und sehr anfällig für bakterielle Infektionen.	Inkubationszeit: 9 bis 12 Tage Ansteckend: 5 Tage vor bis 4 Tage nach Auftreten des Hautausschlags	Mittelohr-, Lungen-, Kehlkopf-, Gehirnentzündung Als Spätkomplikation nach 6 bis 8 Jahren kann sehr selten eine entzündliche Erkrankung des Gehirns (SSPE) auftreten.
Mumps (Viren)	Halsschmerzen, Schluckbeschwerden, Kopfschmerzen, Fieber Weiche, teigige Schwellungen vor dem Ohr (»Hamsterbacken«) Symptome klingen in der Regel nach 3 bis 8 Tagen ab.	Inkubationszeit: In der Regel 16 bis 18 Tage (12 bis 25 Tage sind möglich) Ansteckend: 7 Tage vor bis 9 Tage nach Auftreten der Schwellung	Gehirn(haut)entzündung Hoden- bzw. Eierstockentzündung
Röteln (Viren)	Linsengroßer, hellroter Ausschlag, der im Gesicht beginnt, sich über Körper, Arme und Beine ausbreitet (v. a. auf Brust und Rücken) und nach 1 bis 3 Tagen verschwindet Schnupfen, Bindehautentzündung, vergrößerte Lymphknoten (Nacken), Kopfschmerzen, Schwindel, Fieber	Inkubationszeit: 14 bis 21 Tage Ansteckend: 7 Tage vor bis 7 Tage nach Auftreten des Hautausschlags	Gelenkschmerzen Schwere Organschäden beim Ungeborenen bei Infektion der Mutter in den ersten drei Schwangerschaftsmonaten

Hausmittel

Homöopathie

Fieber senken (siehe Seite 87 bis 89)

Bettruhe

Viel trinken lassen

Pulsatilla D12, wenn das Kind weinerlich, fiebrig und ganz anhänglich ist, 1-mal 5 Globuli

Aconitum D12 bei heftigem, plötzlichem Fieber, trockener Haut, Frostschauer, viel Durst und Unruhe, im Akutfall alle 1 bis 2 Stunden 5 Globuli (max. 3-mal), dann 1-mal täglich 5 Globuli

Belladonna D12 bei Fieber, heißem Kopf, kalten Füßen, glänzenden Augen und feuchter Haut, im Akutfall alle 15 bis 30 Minuten 5 Globuli (max. 4-mal), dann 3-mal täglich 5 Globuli

Bryonia D12, wenn das Kind brummig und abweisend ist, viel Durst hat und der Krankheitsverlauf schleppend ist, im Akutfall alle 15 bis 30 Minuten 5 Globuli (max. 4-mal), dann 3-mal täglich 5 Globuli

---

Schmerzen lindern durch Wärme, z. B. Wärmflasche (wenn Wärme dem Kind nicht guttut, weglassen!), oder durch eine Auflage mit Archangelika-Salbe (Fertigpräparat) bzw. mit Ringelblumenöl

Bettruhe

Belladonna D12, wenn die rechte Seite entzündet und geschwollen ist, der Hals berührungsempfindlich ist, die Krankheit heftig beginnt und das Kind hohes Fieber hat, im Akutfall alle 15 bis 30 Minuten 5 Globuli (max. 4-mal), dann 3-mal täglich 5 Globuli

Rhus toxicodendron D12, wenn die linke Seite entzündet und geschwollen ist, das Kind starke Gliederschmerzen und Fieberbläschen an den Lippen hat, im Akutfall alle 1 bis 2 Stunden 5 Globuli (max. 3-mal), dann 1-mal täglich 5 Globuli

---

Bettruhe bei Fieber

Wärmflasche bei Lymphknotenschmerzen

Aconitum D12 bei plötzlich einsetzendem heftigem Fieber, trockener Haut und wenn das Kind ängstlich und ruhelos ist sowie viel Durst hat, im Akutfall alle 1 bis 2 Stunden 5 Globuli (max. 3-mal), dann 1-mal täglich 3 Globuli

Ferrum phosphoricum D12 bei leichtem bis mittlerem Fieber und relativ gutem Allgemeinbefinden, im Akutfall alle 15 bis 30 Minuten 5 Globuli (max. 4-mal), dann 3-mal täglich 5 Globuli

Pulsatilla D12, wenn das Kind weinerlich und zuwendungsbedürftig ist, kaum Durst hat und sich der Zustand bei frischer Luft verbessert, im Akutfall alle 15 bis 30 Minuten 5 Globuli (max. 4-mal), dann 3-mal täglich 5 Globuli

Kinderkrankheiten auf einen Blick

Krankheit (Ursache)	Symptome	Inkubationszeit & Ansteckungsfähigkeit	Komplikationen
Scharlach (Bakterien)	Hohes Fieber, Halsschmerzen und Schluckbeschwerden Schüttelfrost, Bauchschmerzen und Erbrechen Feinfleckiger, rötlicher Hautausschlag, der am 1. oder 2. Krankheitstag am Oberkörper beginnt, sich dann auf den ganzen Körper ausbreitet und nach 6 bis 9 Tagen wieder verschwindet Zunge erst weiß belegt, dann himbeerrot	Inkubationszeit: 1 bis 3 Tage, selten länger Ansteckend: Unbehandelt bis zu 3 Wochen, Personen mit eitrigen Ausscheidungen auch länger; nach einer wirksamen antibiotischen Therapie 1 Tag	Nieren-, Herz- und Gelenkentzündungen
Windpocken (Viren)	Fieber Gliederschmerzen; rote Flecken, die zu Bläschen werden, verbunden mit starkem Juckreiz Symptome dauern zwischen 3 und 5 Tagen	Inkubationszeit: In der Regel 14 bis 16 Tage, möglich 8 bis 28 Tage Ansteckend: 1 Tag vor bis 7 Tage nach Auftreten des Hautausschlags	In seltenen Fällen Gehirnentzündung Gürtelrose (schmerzhafte Virusinfektion der Haut) Durch starkes Kratzen oder eine zusätzliche bakterielle Infektion können Narben zurückbleiben.
Keuchhusten (Bakterien)	Zunächst 1 bis 2 Wochen grippeähnliche Beschwerden, in den folgenden 4 bis 6 Wochen zusätzlich schwere Hustenanfälle mit Erbrechen und Erstickungsgefühl, dann allmähliches Abklingen der Hustenanfälle, das nochmals 6 bis 10 Wochen dauern kann	Inkubationszeit: 7 bis 20 Tage Ansteckend: Vom Ende der Inkubationszeit bis zu 3 Wochen nach Beginn der Hustenanfälle; bei Behandlung mit Antibiotika verkürzt sich die Ansteckungsfähigkeit auf etwa 5 Tage ab Beginn der Therapie.	Gehirnentzündung Bronchitis Lungenentzündung Bei Säuglingen Atemstillstand

Hausmittel

Homöopathie

Linderung der Halsschmerzen durch kalte Halswickel (Taschentuch mit leitungskaltem Wasser tränken, um den Hals legen und mit zusätzlichem Baumwolltuch abdecken; weitere Anwendungen siehe Seite 77)

Entzündungshemmende Maßnahmen (siehe Seite 76 bis 78), Bettruhe, viel Kaltes zu trinken anbieten

Belladonna D12 bei plötzlichem hohem Fieber, einem heißen roten Gesicht, Halsschmerzen und einer feuerroten Zunge, 2 bis 3-mal täglich 5 Globuli

Apis mellifica D12 bei stark geschwollenen Mandeln, einer feuerroten Zunge, Fieber, einem trockenen Mund und keinem Durst, im Akutfall alle 15 bis 30 Minuten 5 Globuli (max. 4-mal), dann 3-mal täglich 5 Globuli

Hepar sulfuris D12 bei ins Ohr ausstrahlenden Halsschmerzen, gelblichen Belägen auf der Zunge und Mundgeruch, im Akutfall alle 15 bis 30 Minuten 5 Globuli (max. 4-mal), dann 3-mal täglich 5 Globuli

Juckreizlindernde Maßnahmen (siehe Seite 121, 125 bis 126); austrocknende Salben nicht zu dick und nur 1-mal auf eine Stelle auftragen, da sonst der Juckreiz verstärkt wird und die Haut zu trocken wird.

Rhus toxicodendron D12 bei juckenden, brennenden Bläschen auf roter Haut, im Akutfall alle 1 bis 2 Stunden 5 Globuli (max. 3-mal), dann 1-mal täglich 5 Globuli

Antimonium crudum D12 bei pockenartigen Pusteln und dickem weißem Zungenbelag, im Akutfall alle 15 bis 30 Minuten 5 Globuli (max. 4-mal), dann 3-mal täglich 5 Globuli

Hustenreizlindernde Maßnahmen (siehe Seite 80 bis 82)

Drosera D12 bei heftigen, kurzen, bellenden und hohl klingenden Hustenattacken, im Akutfall alle 15 bis 30 Minuten 5 Globuli (max. 4-mal), dann 3-mal täglich 5 Globuli

Cuprum metallicum D12 bei krampfartigem, heftigem, trockenem Husten, bei Husten mit Würgereiz, im Akutfall alle 15 bis 30 Minuten 5 Globuli (max. 4-mal), dann 3-mal täglich 5 Globuli

Coccus cacti D12 bei krampfartigem, würgendem Husten, bei Rasseln in der Brust und zähem Schleim, im Akutfall alle 15 bis 30 Minuten 5 Globuli (max. 4-mal), dann 3-mal täglich 5 Globuli

Erkältungskrankheiten

Spätestens wenn ihr Kind in die Krippe oder den Kindergarten kommt, sollten Eltern den Taschentuchvorrat aufstocken. Denn ein Kindergartenkind hat durchschnittlich fünf- bis zehnmal im Jahr eine Erkältung. Doch es ist gut zu wissen: Je älter das Kind, desto seltener ist es betroffen. Denn zum einen lernt das Immunsystem mit jedem Infekt dazu, zum anderen haben ältere Kinder weniger Körperkontakt zu anderen Kindern oder Betreuern als kleinere.

Die Atemwege verstehen

Die Schleimhaut der **Nase** schützt die Atemwege vor dem Eindringen von Bakterien und Viren, befeuchtet und erwärmt die eingeatmete Luft. Zusätzlich fangen Nasenhaare und Flimmerhärchen Staub und Krankheitserreger ab. Die Atemluft erreicht über die Nase auch die Nasennebenhöhlen, die die Resonanzräume für die Stimme schaffen. Einen starken Schnupfen hören Sie deshalb Ihrem Kind aufgrund des verminderten Resonanzraums auch an. Von der Nase strömt die Luft in den **Rachen**, wo sie erneut gereinigt wird. Die Mandeln im Rachen sind eine weitere wichtige Schutzbarriere für Krankheitserreger. Über den **Kehlkopf**, der den Stimmapparat beherbergt, gelangt die Luft in die **Luftröhre**. Deren Schleimhaut ist ebenfalls mit Flimmerhärchen überzogen, die Staub und Fremdkörper nach draußen befördern. Die Luftröhre teilt sich in zwei Hauptbronchien auf, die sich wie bei einem Baum in immer feinere Äste verzweigen, die **Bronchien** und schließlich die Bronchiolen. Die Atemluft gelangt dann von den Bronchiolen in die **Lungenbläschen**. Von dort aus tritt der Sauerstoff ins Blut über und erreicht daraufhin den gesamten Organismus, während das Kohlendioxid an dieser Stelle aus dem Blut abgegeben und ausgeatmet wird.

Vom oberen Teil des Rachens münden Verbindungsröhren zu den **Ohren**, weswegen diese bei einer Erkältung oft mitbetroffen sind.

Ursachen und Symptome

Trotz der Abwehrmechanismen der Schleimhäute gelingt es Viren und Bakterien gerade bei Kindern immer wieder, die Barriere zu durchbrechen. Kälte ist nur eine der Ursachen für eine Erkältung, viel entscheidender ist die trockene Heizungsluft im Winter: Die Schleimhäute trocknen regelrecht aus, ihre Schutzfunktion gegen Erreger ist dadurch geschwächt. Daher treten Erkältungen gehäuft im Herbst, Winter und Frühjahr auf. Durch ein Enzym sind die Viren zudem in der Lage, den Schleim in Mund und Rachen aufzulösen. Nahezu ungehindert können sie dann weiter eindringen. Die Schleimhäute reagieren darauf mit Nies- und Hustenreiz, wodurch die Viren in die Luft geschleudert werden.

Vermehren sich die Erreger zu stark, äußert sich dies nach zwei bis acht Tagen durch Halsschmerz, Schnupfen, Heiserkeit, Husten, Müdigkeit und Ohrenschmerzen. Oft wird der Infekt von Fieber begleitet, oder das Kind fröstelt. Bei einer normalen Erkältung klingen die Symptome nach drei bis fünf Tagen ab. Durch die enge Verbindung aller Atemwegsorgane können die Erreger aber leicht von der »oberen« Etage auf tiefer gelegene Atemwegsregionen übergreifen. Breiten sie sich aus, oder kommt eine bakterielle Infektion hinzu, kann eine Nasennebenhöhlentzündung, eine Mittelohrentzündung oder eine Bronchitis die Folge sein.

Vorbeugen von Erkältungen

Von Erkältungsviren fernhalten können Sie Ihr Kind kaum. Es geht also eher darum, einer Ausbreitung der Krankheitserreger sowohl in der Umgebung als auch im Körper vorzubeugen:

▶ Bringen Sie Ihrem Kind von klein auf bei, sich zwischendurch die Hände gründlich zu waschen – so entfernte Keime kann es sich zum einen nicht mehr in die Nähe der Nasen- und Mundschleimhäute reiben, zum anderen kann es diese nicht weitergeben.

▶ Sorgen Sie dafür, dass Ihr Kind auch in der kalten Jahreszeit immer viel trinkt und regelmäßig an der frischen Luft ist.

▶ Lüften Sie häufig und sorgen Sie zugleich für eine hohe Luftfeuchtigkeit.

Genauso wichtig ist es, das Immunsystem Ihres Kindes gut zu unterstützen, damit der Körper einer Vermehrung und Ausbreitung selbst Paroli bieten kann. Neben einer gesunden Ernährung (siehe Seite 16), Bewegung (siehe Seite 20), ausreichend Schlaf und viel frischer Luft können dabei noch einige gezielte Maßnahmen helfen:

▶ Ein **Zitronentrunk** enthält viel Vitamin C und stärkt so die Abwehrkräfte. Die Inhaltsstoffe des Honigs wirken gegen Infektionen und sind schleimlösend. Dafür den Saft von 1 Zitrone mit ⅛ l lauwarmem Wasser und ½ TL Honig verrühren. 1- bis 2-mal täglich 1 Tasse trinken lassen, etwa zu den Mahlzeiten. **Wichtig:** Nicht für Kinder unter 1 Jahr geeignet, da Honig Bakterien enthalten kann, mit denen der kleine Körper noch nicht fertig wird. Um die volle Wirkung des Honigs zu erhalten, diesen nie in sehr heiße Getränke geben.

▶ **Hühnerbrühe** ist leicht verdaulich und liefert neben dem immunstärkenden Spurenelement Zink auch den Eiweißstoff Cystein, der Entzündungen hemmt und im Erkältungsfall die Schleimhäute abschwellen lässt. Die warme Flüssigkeit regt zudem die Schleimproduktion an. Dafür 1 küchenfertiges Huhn mit 1 Bund Suppengemüse (z. B. Möhre, Lauch, Petersilienwurzel, Sellerie), Zwiebel und einem Stück Ingwer mit Wasser bedecken und langsam etwa 1 Stunde köcheln lassen.

▶ Auch eine **Akupressur** kann hilfreich sein (siehe Seite 78).

Wann Sie zum Arzt gehen sollten

Umgehend zum Arzt gehen sollten Sie, wenn

▶ Ihr Kind hohes Fieber, starke Kopfschmerzen und einen steifen Nacken hat oder apathisch wirkt (Verdacht auf Hirnhautentzündung).

Ansonsten sollten Sie zum Arzt gehen, wenn

▶ die Beschwerden nach 5 bis 7 Tagen (bei Säuglingen unter 6 Monaten nach 2 Tagen) nicht abklingen oder sich verschlimmern.

▶ das Fieber länger als 2 bis 3 Tage über 39 °C ansteigt (siehe Seite 86 ff.).

▶ Ihr Kind starke Ohrenschmerzen hat.

▶ Ihr Kind Atemprobleme hat.

So können Sie Ihrem Kind helfen

Neben der elterlichen Fürsorge können vor allem Ruhe, Wärme und hohe Luftfeuchtigkeit Ihrem Kind dabei helfen, die unangenehmen Symptome abzumildern. Gleichzeitig kann so auch die Ausbreitung der Krankheitserreger eingedämmt werden. Beherzigen Sie deshalb diese Tipps:

▶ Achten Sie auf die Körpersignale Ihres Kindes und gönnen Sie ihm ausreichend Ruhe – wenn es sich zu müde zum Spielen oder für den Sportverein fühlt, sollten Sie dies auch bei einer banal erscheinenden Erkältung respektieren.

▶ Falls Ihr Kind fröstelt, reichen zum Aufwärmen eventuell dicke Socken und ein Pullover. Ansonsten können eine Decke und eine Wärmflasche an den Füßen helfen.

▶ Schützen Sie die Schleimhäute vor dem Austrocknen, indem Sie für hohe Luftfeuchtigkeit (nasse Tücher aufhängen!) und eine hohe Flüssigkeitszufuhr sorgen. Als Getränk bieten sich warme, ungesüßte Kräuter- oder Früchtetees an, die den Körper auch von innen erwärmen.

✳ Naturheilkunde

Das A und O zur Bekämpfung einer beginnenden Erkältung ist eine gute Durchblutung. Eine Ausbreitung der Erreger kann so oft im Keim erstickt werden. Bei Schnupfen, Husten, Halsschmerz und Fieber helfen zudem spezielle Anwendungen (siehe Seite 71 bis 89).

▶ Als Wasseranwendung hat sich ein **ansteigendes Fußbad** bewährt, das sich für Kinder ab 2 Jahren eignet. Dafür stellt das Kind seine Füße bis zu den Knöcheln in eine kleine Wanne mit 35 °C warmem Wasser. Durch Zugabe von heißem Wasser erhöhen Sie dann langsam die Temperatur auf 39 °C. Die Anwendung sollte etwa 10 Minuten dauern. Anschließend die Füße abtrocknen, das Kind in Wollsocken schlüpfen und etwa 30 Minuten ruhen lassen.

▶ Eine Anwendung mit **Essigstrümpfen** bringt Regulierungsvorgänge im Körper in Gang, die Erkältungssymptome lindern und gegen Hals-, Ohren- und Nackenschmerzen helfen. Geeignet ist sie für Kinder ab etwa 1 Jahr. Dazu Leinensocken (Kneipp-Strümpfe, aus der Apotheke) in leitungswarmes Essigwasser (3 EL Essig auf 1 l Wasser) tauchen und das Kind anziehen lassen. Darüber Wollstrümpfe ziehen und das Kind 30 Minuten ruhen lassen. **Wichtig:** Nicht durchführen, wenn das Kind kalte Füße hat.

▶ Ein Extrakt aus dem **Indianischen Wasserdost** wirkt entzündungshemmend und leicht fiebersenkend (z. B. als Contramutan®-Saft). Der Saft ist geeignet für Säuglinge ab 6 Monaten. Die Anwendung erfolgt gemäß Beipackzettel. **Wichtig:** Den Extrakt sollten Sie nicht bei Autoimmunerkrankungen und Allergien auf Korbblütler anwenden.

✿ Homöopathie

Geben Sie Ihrem Kind bei Ausbruch einer Erkältung bis maximal 5 Tage 3-mal täglich 5 Globuli des Mittels Ferrum phosphoricum D12, bei Kindern von 0 bis 2 Jahren in der Potenz D6. Ferrum phosphoricum ist auch als Schüßler-Salz Nr. 3 empfehlenswert, dann 3-mal täglich 2 Tabletten im Mund zergehen lassen.

✳ Heilkunde aus aller Welt

Für Kinder ab 7 Jahren eignet sich eine **ayurvedische Nasenbehandlung**, die sie alleine oder mithilfe der Eltern durchführen können. Sie wirkt vor allem schleimlösend, pflegt aber zugleich die Schleimhaut und hemmt Entzündungen. Dafür legt das Kind den Kopf in den Nacken und träufelt sich 1 bis 2 Tropfen Öl (z. B. Sesamöl) oder flüssiges Ghee in jedes Nasenloch und zieht dies mit der Nase hoch. Zum Verflüssigen des Ghees dieses in einem kleinen Glas über einem warmen Wasserbad 3 bis 5 Minuten erwärmen.

❖ Medikamente aus der Apotheke

Bei Erkältungen haben sich Aerosolvernebler/ Inhalationsgeräte auch schon für das Kleinkindalter bewährt. Damit gelangt eine Kochsalzlösung oder eine **Inhalationslösung mit Emser Salz®** sehr gut an den Ort des Geschehens.

Schnupfen

Wer Schnupfen hat, muss meist auch niesen. Mit rund 160 Stundenkilometern werden dabei die Erkältungsviren durch die Luft geschleudert und verteilen sich im Umkreis von etwa vier Metern – den Viren entkommt so kaum jemand, schon gar nicht Kinder in Gemeinschaftseinrichtungen. Falls dann noch mehrere Kinder in der Familie leben, ist Schnupfen ein ungern gesehener – wenn auch meist harmloser – Dauergast.

Ursachen und Symptome

Die Nase ist meist die erste Barriere, die Erkältungsviren überwinden müssen. Haben diese sich erst einmal in der Nasenschleimhaut festgesetzt, reagiert der Körper darauf mit einer Entzündung, und schon bald machen sich die ersten Symptome bemerkbar: Das Kind ist lustlos und schlapp, fröstelt, muss niesen und klagt über Kitzeln, Brennen und Jucken in der Nase sowie eventuell »Druck im Kopf«. Der Körper verwendet seine Energie nun darauf, die Eindringlinge rasch loszuwerden. Durch das Niesen wird ein Teil der Viren direkt aus dem Körper befördert. Zudem sorgt eine stärkere Durchblutung dafür, dass vermehrt Abwehrstoffe in die Nasenschleimhaut gelangen. Dafür wird viel Flüssigkeit ins Gewebe abgegeben, die Schleimhäute schwellen an und produzieren mehr Schleim, um die Erreger wegzuspülen. Unangenehme Folge: Aus der »laufenden« wird meist eine »verstopfte« Nase (die Atmung ist beeinträchtigt). Das gesamte Befinden und insbesondere auch der erholsame Schlaf werden stark beeinträchtigt.

Bei einem »normalen« Schnupfen bessern sich die Beschwerden nach drei bis fünf Tagen. Breiten sich die Viren jedoch aus oder kommt eine bakterielle Infektion hinzu, kann es zu einer Nasennebenhöhlen- oder Mittelohrentzündung (siehe Seite 72 und 83) kommen.

Bei Kindern, die nicht gegen Masern geimpft sind, kann Schnupfen auch eines der ersten Symptome für diese Krankheit sein (siehe Seite 64).

Eine ständig laufende Nase, heftige Niesattacken und Juckreiz in der Nase sowie Müdigkeit und ein verschwollenes Gesicht können auf einen allergischen Schnupfen, den Heuschnupfen, hinweisen. Das Immunsystem des Kindes reagiert dann unangemessen auf an sich harmlose Substanzen wie Pollen, Hausstaub oder Tierhaare.

Vorbeugung

Zur Vorbeugung eines Schnupfens gelten die allgemeinen Empfehlungen bei einer Erkältung (siehe Seite 69 und 70). Speziell zur Stärkung der Abwehrfunktion von Nasenschleimhaut und Flimmerhärchen ist die Befeuchtung wichtig. Denn auf einer gut befeuchteten Schleimhaut bleiben die Erreger haften und werden von den Härchen wieder nach außen transportiert.

Zur Vermeidung von Komplikationen wie einer Nebenhöhlen- oder Mittelohrentzündung ist es zudem wichtig, dem Kind frühzeitig die richtige Nasenputztechnik beizubringen. Denn: Wird zu heftig geschnäuzt, besteht die Gefahr, dass der Schleim und damit die Erreger in die Nebenhöhlen oder ins Mittelohr wandern. Leiten Sie Ihr Kind deshalb dazu an, sanft ins Taschentuch zu schnäuzen. Um dabei den Druck gering zu halten, sollte es immer abwechselnd ein Nasenloch zuhalten. Bringen Sie Ihrem Kind auch bei, dass es sich nach dem Naseputzen die Hände wäscht – so hilft es, andere vor einer Ansteckung zu schützen.

Wann Sie zum Arzt gehen sollten

Einen Arzt aufsuchen sollten Sie, wenn
- der Schnupfen länger als 10 Tage anhält.
- das Sekret gelb-grünlich wird oder riecht, da dann eventuell eine bakterielle Infektion mit im Spiel ist.
- Ihr Kind ständig eine verstopfte Nase hat und durch den Mund atmet.

Gut zu wissen

Hat mein Kind eine Nasennebenhöhlenentzündung?

Bei einer Entzündung der Nebenhöhlen hat das Kind ständig das Gefühl, die Nase ist verstopft – Schnäuzen schafft dann keine Erleichterung, da fast kein Sekret abfließt. Weitere Hinweise sind Kopf- und Zahnschmerzen, ein Druckgefühl über den Wangenknochen sowie der Verlust des Geruchs- bzw. Geschmackssinns. Nicht selten ist die Infektion von Fieber begleitet. Falls Sie den Verdacht auf eine Nasennebenhöhlenentzündung haben, ist ein Arztbesuch unerlässlich. Denn nur der Arzt kann entscheiden, ob eine naturheilkundliche Behandlung ausreicht oder ob Medikamente nötig sind. Hat Ihr Kind ständig Probleme mit den Nebenhöhlen (chronische Nasennebenhöhlenentzündung), sollte abgeklärt werden, ob die Schleimhäute aufgrund einer Allergie oder eines schwachen Immunsystems anfällig sind. Bei einer chronischen Nasennebenhöhlenentzündung ist eine osteopathische Behandlung häufig erfolgreich.

- Ihr Kind über Kopfschmerzen und/oder Zahnschmerzen klagt.
- Sie den Verdacht auf Masern haben.
- Sie Verdacht auf Heuschnupfen haben.

So können Sie Ihrem Kind helfen

Helfen können Sie Ihrem Kind vor allem, indem Sie ihm das Atmen durch die Nase erleichtern. Lagern Sie Ihr Kind mit leicht erhöhtem Oberkörper, um den Sekretabfluss zu fördern. An erster Stelle steht dann die Befeuchtung der Schleimhäute durch viel Trinken und eine hohe Luftfeuchtigkeit in den Wohnräumen. Auch Wärme hilft, die Viren loszuwerden. Zudem soll die Infektion rasch eingedämmt und eine Ausbreitung in Nebenhöhlen, ins Mittelohr oder auf Bronchien und Lunge verhindert werden.

✳ Naturheilkunde

Tees, Inhalationen und Spülungen aus der Naturheilkunde fördern das Abschwellen der Schleimhaut und Ablaufen des Sekrets. Zudem sollen die Abwehrkräfte gestärkt werden.
- Zum Befeuchten der Schleimhaut und dem Lösen des Schleims ist eine **Dampfinhalation mit Kamille** Mittel der Wahl. Gleichzeitig hemmen die Wirkstoffe der Kamille die Entzündung. Dafür 2 EL Kamillenblüten in eine große Schüssel geben, mit 2 l kochendem Wasser übergießen, 5 bis 10 Minuten zugedeckt ziehen lassen, nicht abseihen. Das Kind unter einem Handtuch 10 Minuten inhalieren lassen. Um die Wirkstoffe gut aufzunehmen, soll das Kind tief durch die Nase ein- und durch den Mund ausatmen. 2-mal täglich anwenden. **Wichtig:** Das Kind nie alleine inhalieren lassen, weil es sich verbrühen könnte.

► Rasch für Erleichterung sorgt eine **Kochsalzlösung**, die ein Abschwellen der Schleimhaut fördert (für jedes Alter geeignet). Dafür 1 g Salz in 100 ml kochendem Wasser auflösen und abkühlen lassen (oder Fertiglösung aus der Apotheke verwenden). Mit einer Pipette mehrmals täglich 1 bis 2 Tropfen in jedes Nasenloch träufeln. Setzen Sie die Lösung täglich neu an.

► Milde **Majoransalbe** ist besonders für Säuglinge und Kleinkinder geeignet. Sie beruhigt die Nasenschleimhaut und wirkt abschwellend. 2 TL Majorankraut im Mörser zerreiben, 2 TL Ethanol dazugeben und einige Stunden ziehen lassen. 2 TL Butter dazugeben und dann so lange im Wasserbad erwärmen, bis die Butter geschmolzen ist. Durch ein Tuch abseihen, in ein sauberes Döschen oder Glas füllen, abkühlen lassen und verschließen. Die Salbe 1- bis 2-mal täglich auf dem Nasenrücken und unter der Nase auftragen. Sie hält sich gut verschlossen im Kühlschrank aufbewahrt etwa 1 Woche.

► Geht der Schnupfen mit leichtem Fieber einher, empfiehlt sich (ab dem 1. Lebensjahr) ein **Erkältungstee**, der nicht nur schweißtreibend wirkt, sondern auch Fieber senken kann und zugleich dabei hilft, das Immunsystem des Kindes zu stärken. Hier hat sich die Kombination von Lindenblüten, Mädesüßblüten, Pfefferminzblättern und Pomeranzenschalen bewährt. Für die Teemischung 70 g Lindenblüten, 10 g Mädesüßblüten, 10 g Pfefferminzblätter und 5 g Pomeranzenschalen mischen. 1 TL der Mischung mit 1 großen Tasse kochendem Wasser übergießen, 10 Minuten zugedeckt ziehen lassen und abseihen. 2-mal täglich 1 Tasse trinken und danach ruhen lassen.

► Zur Stärkung der Abwehrkräfte ist ein **Ingwersud** ideal, der wärmt und das Kind ins Schwitzen bringt. Dafür 10 g Ingwerwurzel unter fließendem Wasser abbürsten und anschließend

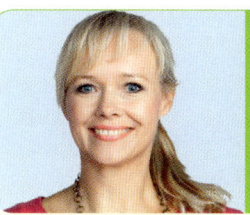

Mein Tipp für Eltern
Dr. med. Franziska Rubin

Inhalation für die Kleinsten

Wenn meine Kinder erkältet sind, hänge ich feuchte Tücher über die Bettseiten und stelle zudem den Wäscheständer mit der noch nassen Wäsche im Zimmer auf. Durch die höhere Luftfeuchtigkeit im Raum trocknen die Nasenschleimhäute nicht so aus. Sitzen der Husten und Schnupfen besonders fest, mache ich zusätzlich einen Aufguss: Dazu schütte ich eine Erkältungsteemischung, z. B. aus Rosmarin, Anis, Thymian und Kamille, in eine große Schüssel auf der Fensterbank und übergieße sie mit einem Liter heißem Wasser. Sollte ich nachts unterwegs sein, gieße ich noch einmal einen Liter kochendes Wasser drauf. Türen zu, und die Schleimhäute sind vor Austrocknung sicher, Husten und Schnupfen lösen sich.

mit Schale in Scheiben schneiden. Den Ingwer mit 10 g braunem Zucker und 1 großen Tasse Wasser 5 Minuten köcheln lassen und abseihen. Das Kind abends 1 Tasse trinken lassen und warm eingepackt ins Bett stecken.

❖ Homöopathie

Geben Sie Ihrem Kind je nach Symptom von einem dieser Mittel 3-mal täglich 5 Globuli, bei Säuglingen 3 Globuli:

► bei klassischem Fließschnupfen und wunder Nase: Allium cepa D12;

▶ bei verstopfter, trockener Nase mit schorfigen Nasenwänden: Luffa D12;

▶ bei gelbem, mildem Nasensekret (typischer Kleinkinderschnupfen, bei dem oft auch die Ohren beteiligt sind); Pulsatilla D12.

Sind auch die Nasennebenhöhlen betroffen, geben Sie 2-mal täglich 5 Globuli Kalium bichromicum D12, bei Säuglingen je 3 Globuli.

Für Säuglinge, bei denen die Nasenatmung behindert ist, eignet sich die Gabe von 2-mal täglich 3 Globuli Sambucus nigra D6.

❋ Heilkunde aus aller Welt

▶ Eine **Nasenmassage** aus der Traditionellen Chinesischen Medizin löst Energieblockaden und fördert die Heilung. Der sanfte Druck auf die Nasenflügel regt die Durchblutung der Schleimhaut an, die so einen besseren Abwehrschutz vor Keimen bietet. Durch die Massage kann auch das Sekret besser abfließen und das

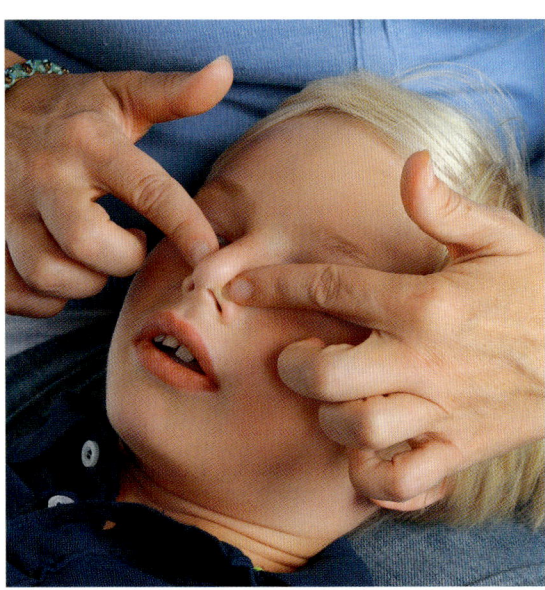

Eine sanfte Nasenmassage sorgt für eine bessere Durchblutung der Nase. So fließt das Sekret aus der verstopften Nase wieder leichter ab.

Atmen wird erleichtert. Außerdem werden durch die Massage die Nasenhärchen verstärkt aktiviert und so der Abtransport von Keimen gefördert. Sie kann 1-mal täglich durchgeführt werden. Für die Massage sollte Ihr Kind bequem sitzen oder liegen. Legen Sie nun Ihre Mittelfinger jeweils rechts und links an die Nasenflügel des Kindes und fahren Sie mit leichtem Druck 18-mal an den Nasenflügeln auf und ab. Bewegen Sie die Finger dabei parallel oder gegenläufig auf und ab – je eine Aufwärts- und Abwärtsbewegung zählt als Einheit (siehe Abbildung unten).

▶ Die ayurvedische Medizin empfiehlt bei einer verstopften Nase das Inhalieren mit den **Ajwan-Samen** (Königskümmel, erhältlich im Gewürzhandel oder im asiatischen Lebensmittelgeschäft). Die Samen wirken keimhemmend und entkrampfend. Dafür 1 EL Königskümmel mit 1 l heißem Wasser übergießen, kurz aufkochen lassen und vom Herd nehmen. Das Kind unter einem Handtuch 3- bis 4-mal täglich 10 Minuten inhalieren lassen.

Wichtig: Das Kind keinesfalls unbeaufsichtigt lassen, um Verbrühungen zu vermeiden!

❖ Medikamente aus der Apotheke

Wenn bei Säuglingen das Trinken beeinträchtigt ist und die Ohren mit betroffen sind, dann können ab dem Alter von 3 Monaten **abschwellende Nasentropfen** mit dem Wirkstoff Xylometazolinhydrochlorid Erleichterung schaffen. Diese Tropfen sollten jedoch maximal 5 Tage angewendet werden. Wenn man sie länger verwendet, können sie einen »medikamentösen Schnupfen« verursachen: Nach Absetzen des Mittels schwillt die Schleimhaut verstärkt an. Es kann außerdem zu einer trockenen Entzündung der Nasenschleimhaut kommen.

Hals- und Rachenentzündung

Das Lieblingsessen schmeckt nicht mehr, es kratzt im Hals, oder das Schlucken »tut weh«. Wenn Ihr Kind über solche Beschwerden klagt, steckt vermutlich eine Hals- und Rachenentzündung dahinter. Das Risiko für Kinder, daran zu erkranken, ist im Vergleich zu dem Erwachsener relativ hoch. Denn der oft enge und häufige Kontakt mit anderen Kindern in Gruppen sorgt für die rasche Ausbreitung von Viren und Bakterien.

Ursachen und Symptome

Ursache einer Hals- und Rachenentzündung sind in den meisten Fällen Erkältungsviren, die sich auf den Schleimhäuten eingenistet haben. Durch die Entzündung rötet sich die Schleimhaut und schwillt an. Kratzen oder Brennen im Hals, das manchmal bis in die Ohren ausstrahlen kann, sowie Schluckbeschwerden sind die ersten Hinweise auf eine Erkrankung. Vor allem bei Kindern reagiert der Körper zur Virenabwehr oft auch noch mit leichtem Fieber.

Die geschwächte Schleimhaut bietet Bakterien zusätzlich eine ideale Angriffsfläche, und so gesellt sich zu einer Vireninfektion häufig noch eine bakterielle Infektion. Von dieser sind dann meist die Gaumenmandeln betroffen. Zu einer bakteriellen Entzündung der Mandeln kommt es im Kindesalter oft jedoch auch, ohne dass zuvor Viren die Schleimhäute geschwächt haben. Dies ist zum Beispiel der Fall bei Scharlach oder dem Pfeifferschen Drüsenfieber. Im Gegensatz zur viral bedingten Entzündung äußert sich eine bakterielle Infektion in der Regel mit sehr viel stärkeren Krankheitssymptomen: Weiß-gelbliche Eiterstippchen auf den Mandeln, geschwollene und schmerzende Lymphknoten hinter den Ohren und am Hals sowie hohes Fieber deuten darauf hin. Die Symptome einer Hals- und Rachenentzündung können auch andere Infektionskrankheiten, etwa Mumps oder Diphtherie, begleiten – davon sind aber nur Kinder ohne den entsprechenden Impfschutz betroffen.

Vorbeugung

Durch die vielfältigen und engen Kontakte mit anderen Kindern und Erwachsenen ist es unvermeidbar, dass Ihr Kind häufig mit den unterschiedlichsten Krankheitserregern in Berührung kommt. Das ist eigentlich auch gut so, denn ein Kind trainiert durch Infektionen sein Immunsystem. Der Körper lernt sozusagen, Eindringlinge einzuordnen und erfolgreich abzuwehren. Ausnahme sind die nicht ganz so harmlosen Vireninfektionen, gegen die es einen Impfschutz gibt. Ansonsten können Sie lediglich dafür sorgen, dass das Immunsystem Ihres Kindes gut gegen Keime gewappnet ist und eine Erkrankung möglichst rasch und unbeschadet übersteht. Die Grundlagen dafür sind:

▶ eine gesunde Ernährung (siehe Seite 16),
▶ ausreichend Bewegung möglichst an der frischen Luft (siehe Seite 20),
▶ wenig Stress, feste Tagesabläufe,
▶ eine der Witterung angemessene Kleidung.

Daneben ist es vor allem während der Heizperiode wichtig, für hohe Luftfeuchtigkeit zu sorgen, damit die Schleimhäute nicht austrocknen, sowie die Räume regelmäßig zu lüften, um die Zahl der Viren zu verringern. Bringen Sie Ihrem Kind auch frühzeitig bei, sich häufig die Hände zu waschen – bis Kinder das verinnerlicht haben, müssen sie immer wieder daran erinnert werden.

Wann Sie zum Arzt gehen sollten

Einen Arzt aufsuchen sollten Sie, wenn

▸ Ihr Kind hohes Fieber hat (siehe Seite 86 ff.).

▸ Ihr Kind unter starken Schluckbeschwerden leidet.

▸ Ihr Kind sich sehr abgeschlagen fühlt.

▸ Ihr Kind zusätzlich Ausschlag hat.

▸ die Beschwerden länger als zwei Tage anhalten.

Nur er kann abklären, ob es sich um eine virale oder bakterielle Infektion handelt und ob eventuell eine Behandlung mit Antibiotika nötig ist. Eine unbehandelte bakteriell bedingte Mandelentzündung birgt die Gefahr von Spätkomplikationen. Der Arzt kann auch eine Viruserkrankung wie Diphtherie oder Mumps ausschließen. **Wichtig:** Weisen Sie Ihren Arzt unbedingt bei der Anmeldung auf die Symptome hin, die das Kind hat. Besteht der Verdacht auf eine Streptokokken-Infektion (z. B. Scharlach), werden Sie in den meisten Arztpraxen nicht ins Wartezimmer gesetzt, sondern separat betreut.

So können Sie Ihrem Kind helfen

Ist der Rachen entzündet, tut jedes Schlucken weh. Deshalb steht an erster Stelle der Behandlung, die Schluckbeschwerden des Kindes rasch zu lindern. Entzündungshemmende Gurgellösungen helfen, die Infektion zu bekämpfen und eine weitere Ausbreitung der Keime einzudämmen. Wickel wirken ebenfalls entzündungshemmend und schmerzlindernd. Viel Flüssigkeit ist wichtig, damit die Schleimhäute ihre Abwehrfunktionen erfüllen können. Mit homöopatischen Mitteln lassen sich die Selbstheilungskräfte anregen, und auch Akupressur kann den Heilungsprozess unterstützen.

✳ Naturheilkunde

Das Lutschen von Honig, Gurgeln oder Trinken von Tee kann lokal schnell Erleichterung verschaffen und die Entzündung eindämmen. Auch Wickel wirken direkt am Entzündungsort.

▸ **Honig** enthält Inhibine, antibakterielle Substanzen, die für die heilsame Wirkung bei Infektionen verantwortlich sind. Bei Halsentzündungen 1 TL Honig langsam im Mund zergehen lassen und dann schlucken lassen. **Wichtig:** Honig ist nicht für Kinder unter 1 Jahr geeignet, da er Bakterien enthalten kann, mit denen der kleine Körper noch nicht fertigwird.

▸ Zum Gurgeln eignet sich **Salbeitee**, der entzündungshemmend und heilungsfördernd ist. 2 TL Salbeiblätter mit 1 großen Tasse kochendem Wasser übergießen, 15 Minuten zugedeckt ziehen lassen und abseihen. 3-mal täglich frisch zubereiteten Tee gurgeln lassen.

▸ Vielen Kindern kommt eher der Geschmack des milden **Rosenblütentees** entgegen. Rosenblüten enthalten ätherisches Öl und Gerbstoffe, die entzündungshemmend wirken. 1 EL Rosenblüten mit 100 ml Wasser übergießen, 10 Minuten zugedeckt ziehen lassen und abseihen. Mehrmals täglich frisch zubereiteten Tee gurgeln lassen.

▸ Gute Erfahrung gibt es auch mit **Isländisch-Moos-Tee**, der entzündungs- und keimhemmende Eigenschaften hat. Dafür 2 gehäufte TL Isländisch Moos mit 1 großen Tasse kaltem Wasser übergießen, zum Kochen bringen und abseihen. 3-mal täglich mit dem lauwarmen Tee gurgeln lassen.

▸ Bewährt hat sich für größere Kinder eine Gurgellösung mit **Emser Salz®**, das es als Fertigpräparat gibt. Die Lösung befeuchtet die Schleimhäute, sie wirkt abschwellend und heilungsfördernd. Dafür 1 gestrichenen TL Emser

Salz® in ½ l lauwarmem Wasser auflösen und 3-mal täglich damit gurgeln lassen.

▶ Kaum bekannt ist der **Butterhalswickel**, der aufgrund des kühlenden Fettes eine Wohltat für die gereizte Schleimhaut ist (siehe auch Kasten auf Seite 78).

▶ Auch der **Zitronenhalswickel** kühlt, lässt zudem die Schleimhaut abschwellen und dämmt die Entzündung ein. Je nach Halsumfang 2 bis 3 Zitronenscheiben in ein Baumwolltuch wickeln und wie beim Butterhalswickel (siehe Kasten auf Seite 78) beschrieben, auf den Hals legen und fixieren. Etwa 2 Stunden liegen lassen, z. B. über den Mittagsschlaf.

▶ Bei mittlerer Symptomatik (und auch zur Vorbeugung!) kann der **Kneipp-Oberguss** helfen, von dem Sie vor allem ältere Kinder überzeugen können. Er verbessert die Durchblutung des Oberkörpers, kräftigt die Stimme und erleichtert das Abhusten. Sie benötigen dafür ein Gießrohr oder einen Duschschlauch ohne Brausekopf. Bei jüngeren Kindern sollte ein Erwachsener helfen: Das Kind stellt sich mit leicht nach vorn gebeugtem Oberkörper in die Dusche oder Wanne. Führen Sie den Wasserstrahl – beginnend am rechten Handrücken – am rechten Arm außen hoch bis zur Schulter. Beschreiben Sie dort einige Kreise, dann begießen Sie die Arminnenseite. Wechseln Sie zum linken Arm und führen Sie den Guss dort ebenso durch. Wiederholen Sie den Guss beidseitig je 1-mal. Der Guss dauert etwa 2 Minuten. Streifen Sie das Wasser nur mit der Hand ab (nicht abtrocknen!). Ziehen Sie das Kind an und lassen Sie es zugedeckt 30 Minuten nachruhen. Während der Akutphase 1-mal täglich anwenden. **Wichtig:** Bei Kindern, die unter einer Erkrankung des Herzes oder Asthma bronchiale leiden, dürfen Sie den Guss nur nach Absprache mit dem Arzt durchführen.

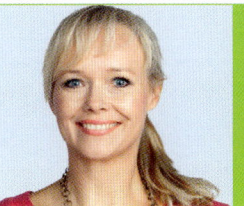

Mein Tipp für Eltern
Dr. med. Franziska Rubin

Hals bei Kindern befeuchten

Bei den ganz Kleinen hilft bei Halsschmerzen nur: den Hals anfeuchten mit viel Flüssigkeit oder Schnuller! Ab dem 2. Lebensjahr habe ich meine Kinder Honig lutschen lassen. Sehr gut ist der neuseeländische Manukahonig. Ich achte auf einen hohen Gehalt an Methylglyoxal, der bakterientötend ist. Der Honig ist nicht sehr süß, aber die Kinder mögen ihn, und er hilft sofort.

▶ Ähnlich wie der Oberguss wirkt bei Säuglingen eine **Ganzkörperabreibung**. Dafür den Körper von Kopf bis Fuß mit einem in handwarmes Wasser getauchten Waschlappen abreiben. Trocken tupfen und anziehen.

♣ Homöopathie

Bei Heiserkeit, plötzlichen, von Fieber begleiteten Halsschmerzen mit hellroten, vergrößerten Mandeln und rotem Rachen ohne Beläge 4-mal täglich 3 Globuli Apis-Belladonna geben.

Geben Sie Ihrem Kind je nach Symptom von einem dieser Mittel 3-mal täglich 5 Globuli:

▶ bei Halsschmerzen, die bis zum Ohr ausstrahlen, und wenn das Schlucken sehr schmerzhaft ist: Phytolacca D12;

▶ bei stechenden Schmerzen und geschwollener Schleimhaut: Apis mellifica D12;

▶ bei hohem Fieber, starken Halsschmerzen und Schwitzen: Belladonna D12.

✳ Heilkunde aus aller Welt

▸ Die **Akupressur** verschiedener Punkte kann Linderung verschaffen (Anwendung siehe Seite 176 ff.). Der Punkt **Lieque** liegt auf dem Lungenmeridian und wirkt im Anfangsstadium einer Erkältung, indem er Wind und Kälte zerstreut und das Schwitzen fördert. Der Punkt **Zhaohai** auf dem Nierenmeridian befeuchtet den Hals. **Tiantu**, ein Punkt des Konzeptionsgefäß-Meridians, wirkt stärkend und regulierend auf die Brust und Stimme.

▸ Die ayurvedische Medizin empfiehlt das Trinken von **Süßholztee**, der entzündungshemmend und schleimhautberuhigend wirkt: ½ TL zerkleinerte Süßholzwurzel mit 200 ml kochendem Wasser übergießen, 10 Minuten ziehen lassen und abseihen. 2-mal täglich 1 Tasse lauwarm trinken lassen. **Wichtig:** Maximal 3 Wochen und nicht bei Bluthochdruck anwenden.

❖ Medikamente aus der Apotheke

Für größere Kinder geeignet sind **desinfizierende Lösungen** oder Tabletten mit Salbei oder mit den Wirkstoffen Cetrimoniumbromid oder Hexetidin (z. B. als Lemocin® oder Hexoral® Gurgellösung).

Anwendung Schritt für Schritt

So legen Sie einen Butterhalswickel an

Kindern ab 6 Monaten kann ein Butterhalswickel Erleichterung verschaffen. Er wirkt kühlend und entzündungshemmend und kann Schluckbeschwerden lindern. Lassen Sie den Wickel einige Stunden, am besten über Nacht, einwirken. **Wichtig:** Bei jedem Halswickel sollte die Halswirbelsäule vom feuchten Innentuch freigehalten werden, und man sollte die Wickel nicht bei Schüttelfrost anwenden. Der Wickel sollte zudem nur angewendet werden, wenn das Kind ihn als angenehm empfindet – unter Umständen werden Sie Ihr Kind jedoch zum Ausprobieren überreden und ihm die Angst vor einer unbekannten Behandlung nehmen müssen.

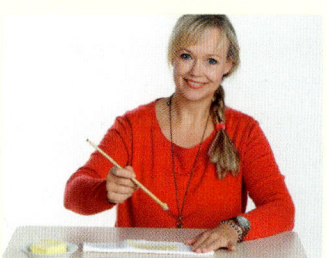

1. Falten Sie ein Baumwolltuch (ca. 40 x 40 cm) in Halsbreite. Bestreichen Sie es mit kalter Butter.

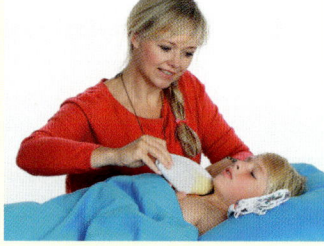

2. Legen Sie das Tuch mit der Butterseite nach unten (d. h., die Butter ist auf der Haut) Ihrem Kind auf den Hals.

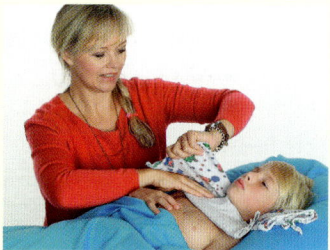

3. Fixieren Sie den Wickel mit einem gefalteten Baumwolltuch (ca. 80 x 80 cm). Er sollte, ohne einzuengen, gut anliegen.

Husten

Schnupfen, Husten, Heiserkeit – aus gutem Grund wird dieses Dreiergespann oft in einem Atemzug genannt, denn zum Schnupfen und dem Kratzen im Hals kommt bei einer Erkältung meist auch ein lästiger Hustenreiz hinzu. Bei Kindern ist Husten der häufigste Grund für einen Arztbesuch.

Ursachen und Symptome

Husten ist ein normaler Reflex, mit dem der Körper versucht, die Atemwege zu reinigen. Bei einer Erkältung soll hauptsächlich der Schleim entfernt werden, der aus dem Nasen- und Rachenraum in die tiefer gelegenen Atemwege gelangt. Die durch die Erkältungsviren gereizten Atemwege reagieren zudem sehr viel schneller auf Reize, sodass schon ein kalter Luftzug einen Hustenreiz auszulösen vermag. Dieser Reizhusten kann auch nach Abklingen aller anderen Symptome noch eine Zeit lang bestehen bleiben.

Bei einem Infekt der oberen Atemwege kann auch die Bronchialschleimhaut mit entzündet sein. Ärzte sprechen dann von einer Bronchitis. Anfangs besteht ein trockener Reizhusten. Wenn im Laufe der Entzündung mehr Schleim produziert wird, wird der Husten locker und rasselnder. Mitunter treten bei einer Bronchitis Schmerzen im Brustkorb auf. Bis zum Abklingen eines akuten Hustens können bis zu drei Wochen vergehen. Bei längerer Dauer spricht man von einem chronischen Husten.

Wesentlich seltener sind andere Erkrankungen der Grund für einen Husten: Grippe und Lungenentzündung, aber auch Kinderkrankheiten wie beispielsweise Masern können von Husten begleitet sein.

Vorbeugung

Sobald Sie merken, dass eine Erkältung ins Haus steht, können Sie dafür sorgen, dass sich die Infektion nicht ausbreitet und aus einem leichten Husten eine Bronchitis oder ein chronischer Husten wird. Dafür eignen sich die vorbeugenden Maßnahmen bei Erkältungskrankheiten (siehe Seite 69). Falls im Haushalt jemand raucht, sollte dies im Interesse des Kindes ins Freie verlegt werden – vor allem für anfällige Kinder stellt Rauch eine immense Zusatzbelastung dar.

Wann Sie zum Arzt gehen sollten

Suchen Sie einen Arzt auf, wenn

▶ Ihr Kind unter starken Hustenanfällen mit Fieber und Mattigkeit leidet.
▶ Ihr Kind auffällige Geräusche (Rasseln) beim Ein- und Ausatmen macht oder es sehr flach atmet (Verdacht auf Lungenentzündung).
▶ der Husten länger als 3 Tage anhält.
▶ Ihr Kind einen Pseudokrupp-Anfall hatte (siehe Kasten auf Seite 80).
▶ ein harmlos scheinender Husten nach zwei Wochen plötzlich in krampfartige Hustenanfälle mit keuchenden Atemgeräuschen übergeht und das Kind anschließend sehr erschöpft ist. Dahinter könnte Keuchhusten stecken.

Der Arzt wird zunächst abklären, ob eine Erkältung hinter dem Husten steckt oder eine andere Erkrankung als Ursache in Betracht kommt. Er kann auch feststellen, ob zu einem viralen Infekt eventuell eine bakterielle Infektion dazugekommen ist und ob eine Einnahme von Antibiotika notwendig ist.

Gut zu wissen

Pseudokrupp

Plötzlich auftretender bellender Husten, Atemnot und ein zischendes Geräusch beim Einatmen sind Symptome eines Pseudo-krupp-Anfalls, der meist abends oder nachts auftritt. Im Gegensatz zum durch Diphtherieerreger ausgelösten »echten Krupp« sind für Pseudokrupp meist Virusinfektionen (z. B. Erkältung) verantwortlich. Dadurch schwellen die Schleimhäute an Kehlkopf und Luftröhre stark an und behindern das Atmen. Auch Luftschadstoffe, etwa Rauch, können Pseudokrupp auslösen. Betroffen sind vor allem Kinder bis 6 Jahre. Die Angst, zu ersticken, kann die Symptome verschlimmern. Dann heißt es für Eltern: Selbst Ruhe bewahren und das Kind beruhigen! Um das Atmen zu erleichtern, sollten Sie Ihr Kind

► hochnehmen oder aufrecht hinsetzen.
► feuchtwarme Luft einatmen lassen (z. B. im Bad heißes Wasser aufdrehen und den Dampf einatmen lassen). Alternativ vor die geöffnete Kühlschranktür setzen – auch die feuchtkühle Kühlschrankluft kann helfen.
► am offenen Fenster frische Luft atmen lassen und ihm homöopathische Mittel geben (siehe Seite 82).

Haben Sie den Verdacht, dass Ihr Kind einen Pseudokrupp-Anfall hatte, sollten Sie es untersuchen lassen. Denn ein solcher Anfall kann jederzeit wieder auftreten.

Wichtig: Zögern Sie bei schwerer Atemnot auf keinen Fall, den Notarzt zu rufen! Ein schwerer Pseudokrupp-Anfall ist lebensgefährlich für Ihr Kind.

So können Sie Ihrem Kind helfen

Frische Luft durch täglich mehrmaliges Stoßlüften sowie eine hohe Luftfeuchtigkeit von etwa 60 Prozent schaffen vor allem auch nachts Erleichterung. Die Luftfeuchtigkeit können Sie mit feuchten, im Zimmer aufgehängten Tüchern erhöhen. Wenn Ihr Kind im Bett liegt, fällt ihm das Abhusten bei erhöhtem Oberkörper eventuell leichter. Ein dickes Kissen reicht hierfür meist.

Lassen Sie Ihr Kind zudem viel trinken, um die Schleimhäute zu befeuchten und das Abhusten von Schleim zu fördern (viele mögen leicht gesüßte Tees, verdünnten Fruchtsaft oder klare Brühe).

✳ Naturheilkunde

Leidet Ihr Kind unter trockenem Reizhusten, ist es wichtig, die Schleimhäute zu beruhigen und so den Hustenreiz zu dämpfen. Dafür eignen sich schleimstoffhaltige Pflanzen, wie der Spitzwegerich, deren Inhaltsstoffe sich schützend auf die Schleimhäute legen. Vor allem in der Phase des Schleimhustens sollten Sie Ihrem Kind mit schleimlösenden Inhaltsstoffen das Abhusten des Sekrets erleichtern. Keimhemmende Maßnahmen können die Entzündung eindämmen und eine Ausbreitung des Infekts verhindern.

Wichtig: Mit ätherischen Ölen sollten Sie vorsichtig sein, da sie die Schleimhäute austrocknen. Bei Kindern unter 3 Jahren sind menthol- und kampferhaltige ätherische Öle (z. B. Pfefferminze) tabu, da sie einen Atemstillstand verursachen können.

► Ein **Beruhigungstee** mit Fenchel, Spitzwegerich, Süßholz und Thymian kann ab dem 2. Lebensjahr gegeben werden. Er wirkt krampf- sowie schleimlösend und schleimhautbefeuchtend. Je 25 g Fenchelsamen, Spitzwegerichkraut, fein geschnittene Süßholzwurzel und Thymiankraut mischen. 1 bis 2 TL mit 1 Tasse kochendem Wasser übergießen, 10 Minuten zugedeckt ziehen lassen und abseihen. 2-mal täglich 1 Tasse trinken lassen. **Wichtig:** Wegen der wassereinlagernden Wirkung von Süßholz nicht länger als 3 Wochen geben.

▸ Zur Linderung des lästigen Hustenreizes bei Kindern ab 3 Jahren hat sich **Rettichsirup** bewährt. Er wirkt schleim- und krampflösend und fördert das Abhusten. 1 Rettich waschen, abtrocknen und in eine Schüssel raspeln. 3 bis 4 EL Honig hinzufügen, zugedeckt über Nacht stehen lassen und durch ein Baumwolltuch pressen. In einem Schraubdeckelglas im Kühlschrank hält sich der Sirup 2 bis 3 Tage. 3- bis 4-mal täglich je 1 bis 2 TL einnehmen lassen.

▸ Bei festsitzendem Husten hilft **Spitzwegerichsirup**, den Schleim zu lösen und den Hustenreiz zu lindern. Die Einnahme empfiehlt sich vorwiegend abends und nachts. 2 EL getrockneten Spitzwegerich im Mörser zerreiben oder frischen Spitzwegerich mit der Schere zerkleinern. Anschließend 2 EL heißes Wasser hinzufügen und kurz aufkochen. Abkühlen lassen und cremigen Honig im Verhältnis 1:1 einrühren. 3-mal täglich 1 TL einnehmen lassen. **Wichtig:** Da die Zubereitung schnell verdirbt, immer nur eine Menge für etwa 3 Tage herstellen und im Kühlschrank aufbewahren.

▸ Vor dem Schlafengehen eingenommen, hilft bei Hustenattacken und nächtlichem Reizhusten **Zwiebelsirup**, der zugleich keim- und entzündungshemmend ist. Dafür 1 bis 2 klein gehackte mittelgroße Zwiebeln mit 2 TL Honig oder Zucker mischen und stehen lassen, bis sich Saft gebildet hat. Davon 3-mal täglich 1 TL geben.

▸ Seit einigen Jahren gibt es ein pflanzliches Präparat namens **Umckaloabo**, das aus der Wurzel einer aus aus Südafrika stammenden Pelargonienart gewonnen wird und oft eine gute Alternative zu Antibiotika ist. Wirksame Inhaltsstoffe sind unter anderem Gerbstoffe und Flavonoide. Der Saft eignet sich für Kinder ab 3 Jahren im akuten Krankheitsstadium. Die Anwendung erfolgt gemäß Beipackzettel.

▸ Für kleinere Kinder (ab dem 1. Lebensjahr) empfehlen sich Hustensäfte auf Basis von **Efeu** und **Thymian** (z. B. als Bronchipret®). Die Anwendung erfolgt gemäß Beipackzettel.

▸ Das Warmhalten der Brust ist sowohl bei trockenem Husten als auch bei Schleimhusten wohltuend. Bewährt hat sich dafür der **Bienenwachswickel**, der durch seine lang anhaltende Wärme hustenstillend und schleimlösend wirkt. Er ist ganz einfach anzulegen und auch schon für Säuglinge geeignet (siehe Kasten Seite 82). **Wichtig:** Nicht bei hohem Fieber anwenden, um keine zusätzliche Wärme zuzuführen.

▸ Vor allem bei akuter Bronchitis wirkt ein **Thymianbrustwickel** beruhigend. Er ist krampf- und schleimlösend, lindert den Hustenreiz und wirkt durch die ätherischen Öle des Thymians keimhemmend. 1 EL Thymiankraut mit ⅛ l kochendem Wasser übergießen, 10 Minuten zugedeckt ziehen lassen und abseihen. Ein Baumwolltuch in den Sud tauchen, auswringen, auf die Brust des Kindes legen und mit etwas Watte oder Heilwolle bedecken. Ein eng anliegendes T-Shirt oder Unterhemd und einen Wollpullover darüberziehen. Das Kind zudecken und den Wickel 30 bis 60 Minuten einwirken lassen. 2-mal täglich anwenden.

▸ In allen Stadien des Hustens kann die Behandlung durch eine **Inhalation mit Holunderblüten** unterstützt werden, die schweißtreibende, keim- und entzündungshemmende Eigenschaften hat. Dafür 1 EL Holunderblüten mit 1 l kochendem Wasser übergießen, 10 Minuten zugedeckt ziehen lassen, nicht abseihen. Unter einem Handtuch etwa 10 Minuten den Dampf inhalieren lassen, das Kind soll dabei tief durch die Nase einatmen und durch den Mund ausatmen. **Wichtig:** Wenden Sie eine Inhalation erst bei Kindern ab 6 Jahren an – bei kleineren Kindern ist die Verbrühungsgefahr zu hoch. Lassen Sie aber auch schon ältere Kind nie alleine inhalieren, um Verbrühungen vorzubeugen.

❀ Homöopathie

Geben Sie Ihrem Kind je nach Symptom von einem dieser Mittel 3-mal täglich 5 Globuli:

▶ bei trockenem Husten durch kalten Wind und plötzlichem Beginn (nachts): Aconitum D12;

▶ bei plötzlichem Hustenbeginn, bellendem Husten in der Anfangsphase und bei hartnäckigem Husten: Belladonna D12;

▶ bei schmerzhaftem Husten und viel Durst: Bryonia D12;

▶ bei trockenem, krampfartigem Reizhusten nach dem Hinlegen: Drosera D12.

Bei Pseudokrupp geben Sie zunächst 3 bis 5 Globuli Aconitum D12, dann stündlich 5 Globuli Spongia D12.

Anwendung Schritt für Schritt

So machen Sie einen Wärmewickel mit Bienenwachs

Ein Bienenwachswickel besteht aus einer einseitig mit Bienenwachs präparierten Papierauflage und einem dazugehörigen Baumwollwickel zum Fixieren. Sie erhalten den bis zu 12-mal wiederverwendbaren Wickel in der Apotheke oder übers Internet. Mit einem Balsam aus Thymian und Myrrhe auf der Brust kann die Wirkung des Wickels unterstützt werden.

Wichtig: Bei Babys und Kleinkindern dürfen keine mentholhaltigen ätherischen Öle verwendet werden, da diese zu einem lebensgefährlichen Atemstillstand führen können, dem sogenannten Kratschmer Reflex. Für Asthmatiker sind zudem auch Fichtennadel- oder Kiefernöl tabu.

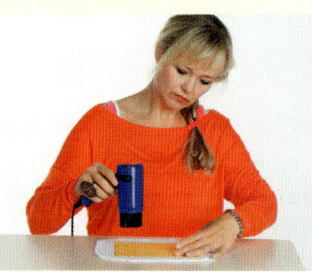

1. Legen Sie das Tuch mit der Wachsseite nach oben auf den Tisch und erhitzen Sie das Wachs mit einem Fön oder einer Wärmelampe auf Körperwärme.

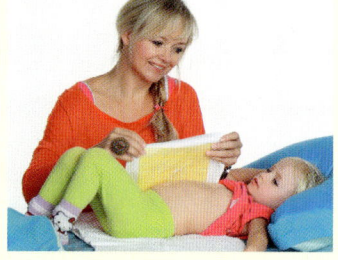

2. Testen Sie mit dem Unterarm die Temperatur des Wickels, evtl. etwas abkühlen lassen. Legen Sie den Wickel mit der Wachsseite nach unten auf die Brust des Kindes.

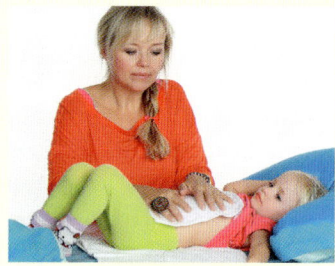

3. Fixieren Sie den Wickel evtl. mit einem Tuch. Decken Sie Ihr Kind zu und lassen Sie den Wickel 1 bis 3 Stunden oder über Nacht auf der Brust einwirken.

Ohrenschmerzen

Mit dem Thema Ohrenschmerzen werden fast alle Eltern früher oder später konfrontiert, denn sie treten oft dann auf, wenn das Kind von einem Infekt der oberen Atemwege betroffen ist. In den meisten Fällen heilt die Entzündung innerhalb weniger Tage folgenlos ab.

Ursachen und Symptome

Eine akute Mittelohrentzündung aufgrund einer Erkältung, Grippe oder Nasennebenhöhlenentzündung ist im Kindesalter die häufigste Ursache für Ohrenschmerzen. Kinder haben im Vergleich zu Jugendlichen und Erwachsenen noch eine kürzere Verbindungsröhre vom Nasen-Rachen-Raum zum Mittelohr, sodass Krankheitserreger leichter übergreifen können. Durch die angeschwollenen Schleimhäute im Nasen-Rachen-Raum ist die Belüftung des Mittelohrs behindert – so bieten dann auch die Schleimhäute des Mittelohrs den idealen Nährboden für Keime und bilden verstärkt Sekret. Dieses Sekret kann nicht ablaufen und staut sich hinter dem Trommelfell an. Der dadurch entstandene Druck macht sich je nach Schweregrad der Infektion durch leichten Druck bis hin zu starken Schmerzen bemerkbar. Oft wird die Infektion von Fieber begleitet, und die Kinder sind reizbar.

Vor allem bei kleineren Kindern mit einem Atemwegsinfekt kann das häufige Hinfassen zum Ohr ein Zeichen dafür sein, dass auch das Mittelohr betroffen ist.

Infolge des Drucks auf das Trommelfell reißt dieses ein, das Sekret läuft aus dem Ohr ab, und die Schmerzen lassen rasch nach. Der Riss im Trommelfell heilt meist innerhalb weniger Tage wieder ab, in der Regel ohne Komplikationen.

Häufige akute Mittelohrentzündungen können zu einer chronischen Mittelohrentzündung führen, die sich jedoch weniger durch Schmerzen als durch ständigen Ausfluss aus dem Ohr bemerkbar macht.

Neben Erkältungskrankheiten und Mittelohrentzündungen gehen auch Rachenmandelentzündungen und klassische Kinderkrankheiten wie Mumps und Masern mit Ohrenschmerzen einher. Bei plötzlichen Ohrenschmerzen ohne weitere Symptome ist unbedingt auch an eine Verletzung oder einen Fremdkörper im Ohr zu denken, vor allem bei einem noch kleinen Kind.

Vorbeugung

Sobald Sie merken, dass bei Ihrem Kind eine Erkältung im Anmarsch ist, sollten Sie versuchen, diese im Keim zu ersticken (siehe Seite 69). Um eine Ausweitung der Entzündung auf die Ohren zu unterbinden, ist es wichtig, die Nase zu behandeln. So wird den Keimen kein Nährboden geboten, und die Belüftung der Verbindungsgänge zum Ohr bleibt gewährleistet.

Außerdem sollten Sie Ihrem Kind einschärfen, dass bei kühler oder windiger Witterung im Freien eine Mütze wichtig ist, damit der Stirn- und Ohrenbereich immer gut warm gehalten wird. »Mützenmuffel« lassen sich vielleicht zu einem Stirnband oder Ohrenschützern überreden.

Auch Sie als Eltern können einen Beitrag zur Vorbeugung von Mittelohrentzündungen leisten: Verzichten Sie Ihrem Kind zuliebe auf das Rauchen, denn es provoziert die Entstehung von Atemwegserkrankungen und erwiesenermaßen auch Mittelohrentzündungen – das gilt insbesondere, wenn Ihr Kind sehr anfällig für diese

Erkrankung und immer wieder davon betroffen ist. Mütter von Säuglingen können übrigens durchs Stillen vorbeugen. Es hat sich gezeigt, dass Babys, die Muttermilch erhalten, nur halb so oft an einer Mittelohrentzündung erkranken wie Säuglingsmilch-Kinder.

Wann Sie zum Arzt gehen sollten

Suchen Sie mit Ihrem Kind auf jeden Fall sofort einen Arzt auf, wenn

▶ ein **Druckschmerz** und eine **Schwellung** hinter dem Ohr mit **abstehender Ohrmuschel** und **Schwerhörigkeit** hinzukommen. In seltenen Fällen kann es aufgrund einer Mittelohrentzündung zu einer Entzündung der angrenzenden Knochen kommen, die unbedingt einer ärztlichen Behandlung bedarf.

▶ zu starken Ohrenschmerzen noch Fieber, ein steifer Nacken und starke Müdigkeit hinzu-

Ein Zwiebelpäckchen verschafft Kindern meist rasch Erleichterung bei Ohrenschmerzen und wird deshalb gerne von ihnen akzeptiert.

kommen, da hier die Gefahr einer Ausweitung der Entzündung auf das Gehirn und den Schädelknochen besteht. Hier ist eine rasche fachliche Behandlung unbedingt erforderlich.

▶ keine weiteren Erkältungssymptome erkennbar sind und Sie eine Verletzung oder einen Fremdkörper als Ursache für die Schmerzen vermuten.

Auch wenn die Ohrenschmerzen nur leicht sind: Lassen Sie Ihr Kind vorsichtshalber spätestens nach einem Tag von einem Arzt untersuchen, vor allem, wenn zugleich das Allgemeinbefinden stark beeinträchtigt ist. Da mittlerweile nachgewiesen ist, dass 80 Prozent der akuten Mittelohrentzündungen spontan ausheilen, wird der Arzt in der Regel genau abwägen, ob eine Behandlung mit Antibiotika sinnvoll ist. Unter Umständen wird er Ihnen auch – vor allem, wenn das Wochenende bevorsteht – nach vorheriger genauer Aufklärung vorsorglich ein Rezept für Antibiotika verschreiben, die Sie Ihrem Kind bei einer Verschlimmerung geben können.

So können Sie Ihrem Kind helfen

Ohrenschmerzen können für Kinder sehr quälend sein. Deshalb ist es wichtig, die Schmerzen rasch zu lindern. Bei leichten Ohrenschmerzen kann schon eine warme Mütze, eine Wärmflasche oder ein erwärmtes Kirschkernsäckchen gute Dienste leisten. Wird der Kopf mit einer Mütze geschützt, steht einem Aufenthalt im Freien nichts entgegen – nur bei starkem Wind sollte Ihr Kind darauf verzichten.

✳ **Naturheilkunde**

Mit naturheilkundlichen Methoden können Sie zum einen dafür sorgen, dass die Nase wieder frei wird, zum anderen lässt sich durch bestimmte Pflanzenbestandteile die Entzündung eindämmen und der Heilungsprozess fördern.

▶ Ein **Zwiebelpäckchen** wärmt nicht nur wohltuend, sondern wirkt durch die Inhaltsstoffe der Zwiebel auch schleimlösend und keimhemmend. Dafür 1 klein gehackte Zwiebel in ein Stoffsäckchen geben und etwa 2 Minuten in kochendes Wasser tauchen, damit sich die ätherischen Öle besser entfalten können. Die Packung auf eine für den kleinen Patienten erträgliche Temperatur abkühlen lassen, auf das Ohr legen und mit einer Mütze oder einem Stirnband befestigen. Die Zwiebelauflage dann 1 bis 2 Stunden einwirken lassen. 2- bis 3-mal täglich anwenden.

▶ Eine **Ohrkompresse mit Johanniskraut-Lavendelöl** beruhigt und lindert den Schmerz. Das Johanniskraut wirkt entzündungshemmend und erwärmend, das Lavendelöl hat beruhigende Eigenschaften. Dafür auf eine kleine Mullkompresse 5 Tropfen der Ölmischung (Fertigmischung) geben und mit einem Stirnband oder einer Mütze am Kopf des Kindes fixieren.

▶ Die anthroposophische Medizin empfiehlt bei Entzündungen des Ohres **Tropfen** (z. B. Aconit Ohrentropfen) mit dem potenzierten Extrakt des **Blauen Enzians** (Aconitum napellus). Sie sind empfehlenswert für Kinder ab 3 Jahren. Die Anwendung erfolgt gemäß Beipackzettel.

❀ Homöopathie

Geben Sie Ihrem Kind je nach Symptom von einem dieser Mittel 3-mal täglich 5 Globuli:

▶ bei Ohrenschmerzen infolge kalten Windes: Aconitum D12;

▶ bei immer wiederkehrenden Ohrenschmerzen im Laufe des Tages im Zusammenhang mit anderen Erkältungssymptomen: Ferrum phosphoricum D12;

▶ bei plötzlichem Beginn nachts mit pulsierendem Schmerz: Belladonna D12;

▶ bei Ohrenschmerzen in Verbindung mit Schnupfen: Pulsatilla D12.

❋ Heilkunde aus aller Welt

Der **Akupressurpunkt** **Waiguan** auf der Oberseite des Unterarms liegt auf dem Meridian »Dreifacher Erwärmer«, der hinter dem Ohr vorbeiführt. Die Aktivierung des Punktes lindert Schmerzen. Auch der Punkt **Yifeng** hinter dem Ohrläppchen liegt auf diesem Meridian. Er wirkt öffnend und verbessert die Hörfähigkeit (Anwendung der Punkte siehe Seite 179).

❖ Medikamente aus der Apotheke

Bei stärkeren Schmerzen können schmerzlindernde und entzündungshemmende **Ohrentropfen** (z. B. Otalgan®) zum Einsatz kommen.

Bei sehr starken Schmerzen oder bei Ohrenschmerzen in Verbindung mit Fieber ab 38,5 °C ist eventuell die Gabe eines Schmerzmittels als Zäpfchen oder Saft erforderlich, etwa mit den Wirkstoffen **Ibuprofen** oder **Paracetamol**.

Wichtig: Beachten Sie bei der Gabe von Schmerzmitteln unbedingt die vom Hersteller angegebene Dosierung, die vom Körpergewicht und Alter des Kindes abhängt.

Fieber

Das Kind fühlt sich matt und unwohl – nach einem ersten Wärmetest an der Stirn ist dann für die meisten Eltern das Fiebermessen selbstverständlich. Bestätigt sich der Verdacht, sind Eltern oft unsicher, ob und wie sie das Fieber senken sollen. Nicht immer ist das nötig, denn gerade bei Kindern ist Fieber meist ein Zeichen, dass der Körper einen Erkältungsinfekt bekämpft – im Vergleich zu Erwachsenen fiebern Kinder häufiger, da ihr Immunsystem Erreger und Abwehrmechanismen erst kennenlernen muss.

Ursachen und Symptome

Die normale Körpertemperatur liegt zwischen 36,9 und 37,5 °C, bei einer Temperatur zwischen 37,5 und 38 °C spricht man von erhöhter Temperatur, erst ab 38 °C von Fieber. Dabei handelt es sich um eine Abwehrreaktion des Körpers, mit der er versucht, Viren und Bakterien loszuwerden – die meisten von ihnen sterben bei einer Temperatur um 39 °C ab. Während manch ein Kind schon mit 38 °C matt in den Kissen liegt, spielen andere zu diesem Zeitpunkt noch vergnügt. Genauso verschieden können die weiteren Symptome sein, die mit Fieber einhergehen:

▶ Das Kind hat keinen Appetit.
▶ Das Kind reagiert besonders schmerzempfindlich auf Berührung.
▶ Das Kind ist quengelig oder weinerlich.
▶ Das Kind friert, hat Schüttelfrost, kalte Hände und Füße, einen heißen Kopf, gerötete Haut oder es schwitzt.
▶ Puls- und Atemfrequenz sind erhöht.
▶ Großer Durst, ein trockener Mund und stark konzentrierter Urin – durch die erhöhte Temperatur trocknet der Körper schneller aus.

Neben Erkältungen sind viele andere Infektionskrankheiten von Fieber begleitet, etwa ein Großteil der Kinderkrankheiten (siehe Seite 62 ff.). Bei plötzlichem hohem Fieber ohne sonstige Krankheitssymptome ist auch an das Dreitagefieber zu denken, eine relativ häufig auftretende Virusinfektion, die mit plötzlichem Fieberanstieg, oft gefolgt von leichtem Hautausschlag und Durchfall, einhergeht. Sehr viel seltener ist eine organische Erkrankung der Grund für Fieber.

Bei Säuglingen und Kleinkindern, bei denen Zähne durchbrechen, kann leichtes Fieber als Begleitsymptom auftreten. Längeres und höheres Fieber steht mit dem Zahnen aber nicht im Zusammenhang, wie Studien gezeigt haben.

Vorbeugung

Fieber selbst lässt sich nicht vorbeugen, da die Ursache dafür immer eine andere Erkrankung ist. Sie können lediglich dazu beitragen, dass Ihr Kind generell ein starkes Immunsystem aufbaut und so weniger anfällig für Infekte ist (siehe Seite 69) beziehungsweise der Körper diese möglichst schon im Keim ersticken kann.

Wann Sie zum Arzt gehen sollten

Suchen Sie einen Arzt auf, wenn
▶ der Allgemeinzustand des Kindes auch ohne hohes Fieber ziemlich schlecht ist. Zeichen dafür sind sehr kalte Hände und Füße sowie eine marmorierte Haut.
▶ das Fieber innerhalb von 2 bis 3 Stunden auf über 39 °C ansteigt.
▶ das Kind zusätzlich einen Ausschlag aufweist.

- das Fieber (auch leichtes!) nach 3 Tagen noch nicht sinkt.
- Ihr Kind noch unter 1 Jahr alt ist und die Körpertemperatur über 38,5 °C ansteigt.
- das Kind zu Fieberkrämpfen neigt.

So können Sie Ihrem Kind helfen

Da Fieber eine sinnvolle Reaktion des Körpers ist, sollten Sie es nicht grundsätzlich senken. Gönnen Sie Ihrem Kind bei Fieber Ruhe, bei Schüttelfrost am besten Bettruhe, und achten Sie darauf, dass Ihr Kind warme Füße hat. Ansonsten sollte es eher leichte Kleidung tragen, um einen Hitzestau zu vermeiden. Ein Baumwollschlafanzug und eine dünne Decke oder ein Bettlaken reichen aus. Bei Babys hilft es manchmal schon, die Windel wegzulassen, da sich darin die Wärme ebenso staut.

Wichtig: Falls Sie zugleich Maßnahmen gegen Husten ergreifen möchten, sind bei Fieber Einreibungen der Brust oder Brustwickel ungeeignet, da sich dadurch zusätzlich Hitze staut.

Wichtig ist es auch, das Kind viel trinken zu lassen, um einer Austrocknung vorzubeugen (siehe auch Erkältung allgemein Seite 69).

✳ Naturheilkunde

Da leichtes Fieber eine gesunde Abwehrreaktion des Körpers ist, können Sie es durch schweißtreibende Maßnahmen noch unterstützen und so die Erreger rechtzeitig in ihre Schranken weisen. Steigt das Fieber über 38,5 °C, kann es den Organismus stark belasten und sollte gesenkt werden. Die Naturheilkunde hält hierfür einige wirkungsvolle Maßnahmen bereit, manchmal muss man aber ein wenig probieren, welches Mittel am besten hilft, denn nicht jedes Kind reagiert auf die

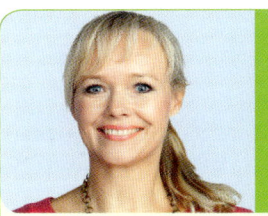

Mein Tipp für Eltern
Dr. med. Franziska Rubin

Fieber messen

Da der Körper durch Fieber die Erreger abtötet, lasse ich meine Kinder erst mal auch bis 39,5 °C fiebern. Wenn es ihnen dabei schlecht geht – jedes Kind verkraftet Fieber anders und fiebert unterschiedlich hoch –, lege ich Wickel an und gebe Homöopathika. Allerdings muss das Fieber, bevor wir alle ins Bett gehen, unter 39 °C sein, da ich jetzt nicht mehr jede Stunde kontrollieren kann und auf keinen Fall einen Fieberkrampf riskieren möchte. Dafür benutze ich wenn nötig auch Fieberzäpfchen. Sehr hilfreich ist ein Ohrmessgerät. Nach dem 1. Lebensjahr ist es genau genug und stört die Kinder gar nicht. Eine tolle Erfindung!

gleiche Weise. Sollte das Fieber nach 2 bis 3 Tagen naturheilkundlicher Behandlung nicht sinken, empfiehlt sich ein Arztbesuch.

- Bei beginnendem Fieber eignet sich für Kinder ab 9 Monaten schweißtreibender **Lindenblütentee**. 1 TL Lindenblüten mit 1 großen Tasse kochendem Wasser übergießen, 10 Minuten zugedeckt ziehen lassen und abseihen. 3- bis 4-mal täglich 1 Tasse so heiß wie möglich trinken lassen. Anschließend 1 Stunde im Bett ruhen lassen.
- Wenn das Fieber über 39 °C gestiegen ist, sollten Sie es senken. Dabei hilft ein kühlender **Wadenwickel**, der von Kindern ab 1 Jahr meist gut akzeptiert wird (siehe Kasten auf Seite 88).

▶ Alternativ können Sie bei Kindern ab 1 Jahr eine **Ganzkörperwaschung** 1-mal täglich durchführen. Einen Waschlappen in lauwarmes Essigwasser (20 ml Essig auf ½ l Wasser) tauchen, leicht auswringen und den Körper in dieser Reihenfolge rasch abwaschen: Hände, Füße, Arme, Beine, Brust, Bauch, Rücken – immer in Richtung zum Herzen. Das Kind, ohne es abzutrocknen, ins Bett legen und zudecken. **Wichtig:** Nicht anwenden, wenn das Kind friert.

 Homöopathie & Schüßler

Geben Sie Ihrem Kind je nach Symptom von einem der folgenden Mittel 3-mal täglich 5 Globuli. Die Globuli können auch in einem Glas Wasser aufgelöst und dem Kind schluckweise zu trinken gegeben werden:
▶ bei trockener blasser Haut: Aconitum D12;
▶ bei heißer, roter Haut und plötzlichem Fieberbeginn: Belladonna D12;

Anwendung Schritt für Schritt

So legen Sie Ihrem Kind einen Wadenwickel an

Mit einem Wadenwickel lässt sich auch hohes Fieber sanft senken. Dazu wird jedes Bein extra gewickelt und das Kind gut zugedeckt. Sobald der Wickel warm ist (nach 10 bis 15 Minuten), wird er gewechselt. Sollte nach 2- bis 3-mal wickeln keine Besserung eintreten oder das Fieber weiter steigen, empfiehlt sich die Gabe eines fiebersenkenden Medikaments.

Wichtig: Für Kinder unter 1 Jahr sind Wadenwickel ungeeignet, da bei ihnen Arme und Beine zu schnell auskühlen und der Kreislauf kollabieren kann! Besser ist dann ein Leisten- oder Brustwickel. Außerdem nicht anwenden, wenn das Kind kalte Füße hat oder fröstelt. Auch wenn Ihrem Kind der Wickel unangenehm ist, sollten Sie abbrechen.

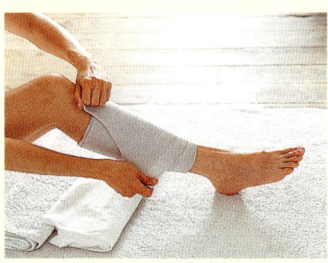

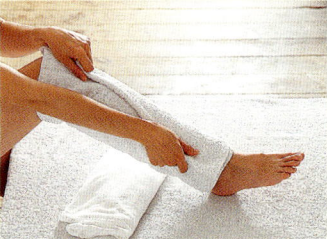

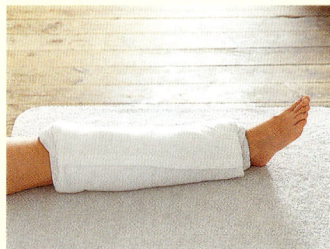

1. Tauchen Sie ein dünnes Leinen- oder Baumwolltuch in handwarmes Wasser und wringen Sie es aus. Legen Sie das Tuch faltenfrei, aber nicht zu straff um den Unterschenkel des Kindes.

2. Für die zweite Lage wickeln Sie Ihrem Kind ein trockenes Baumwolltuch (z. B. ein Handtuch) ebenfalls um den Unterschenkel.

3. Darüber geben Sie ein Wolltuch und befestigen es, etwa mit einer Sicherheitsnadel. Lassen Sie Ihr Kind die Beine ausstrecken und decken Sie es gut zu. Den Wickel 10 bis 15 Minuten wirken lassen.

▸ bei Fieber im Zusammenhang mit Zahnungsbeschwerden, einer roten und einer blassen
Gesichtshälfte gleichzeitig: Chamomilla D12;

▸ bei leichtem Fieber: Ferrum phosphoricum D12 (auch als Schüßler-Salz Nr. 3, 3-mal
2 Tabletten in Wasser aufgelöst);

▸ bei Grippesymptomen mit Schwäche und
Frösteln: Gelsemium D12;

▸ bei Neigung zu Fieberkrämpfen ab einer Körpertemperatur von 38 °C: Belladonna C30;

▸ bei Säuglingen und Kleinkindern können auch
homöopathische Fieberzäpfchen (Weleda Fie-
ber- und Zahnungszäpfchen, Viburcol®) helfen, in denen verschiedene Wirkstoffe wie Chamomilla, Belladonna und Pulsatilla kombiniert
sind. Davon 3-mal täglich 1 Zäpfchen in den
After des Kindes einführen.

✳ Heilkunde aus aller Welt

Bei leichtem Fieber können Sie es mit der **Akupressur** (Anwendung siehe Seite 176 ff.) des
Punktes **Zusanli** probieren. Der Punkt liegt auf
dem Magenmeridian.

Zur Stärkung der Abwehrkraft des Kindes eignet sich die Akupressur verschiedener Punkte:

▸ Der Punkt **Hegu** auf dem Dickdarmmeridian
wirkt insgesamt kräftigend und schmerzlindernd bei Erkältungskrankheiten mit Fieber.

▸ Der Punkt **Lieque** auf dem Lungenmeridian
harmonisiert und stärkt die Abwehrkräfte.

▸ Der Punkt **Neiting** auf dem Magenmeridian
hilft ebenfalls bei Erkältungskrankheiten.

Die **ayurvedische Medizin** empfiehlt bei Fieber
für Kinder ab 1 Jahr Kraftbrühe mit Gewürzen.
Sie wirkt schweißtreibend, verdauungfördernd,
appetitanregend und allgemein kräftigend. Hühnerbrühe (Rezept siehe Seite 69) kochen, je 1 Prise
Koriander, Kardamom und Kreuzkümmel dazugeben und täglich 1 bis 2 Tassen trinken lassen.

Gut zu wissen

Fieberkrampf

Bei Kindern besteht ab einer Körpertemperatur von 40 °C die Gefahr eines Fieber-
krampfs, den Sie unbedingt vermeiden müssen. Fantasieren und Zittrigkeit kündigen
einen solchen Krampfanfall typischerweise
an. Das Kind verkrampft, wirft den Kopf
nach hinten, zuckt am ganzen Körper und
verdreht die Augen. Die Lippen färben sich
blau. Sollte Ihr Kind von solch einem Anfall
betroffen sein, müssen Sie umgehend handeln: Rufen Sie einen Notarzt, und geben
Sie als Erste-Hilfe-Maßnahme ein fieber-
senkendes Zäpfchen. Sollte Ihnen bekannt
sein, dass Ihr Kind zu Fieberkrämpfen neigt,
empfehlen sich fiebersenkende Maßnahmen
schon ab einer Körpertemperatur ab 38 °C.
So können Sie einem Fieberkrampf unter
Umständen vorbeugen.

❖ Medikamente aus der Apotheke

Falls Sie das Fieber mit den naturheilkundlichen
Maßnahmen bei Ihrem Kind nicht senken konnten, eignen sich die Wirkstoffe **Ibuprofen** und
Paracetamol. Mittel mit diesen Wirkstoffen sind
als Saft oder Zäpfchen in entsprechenden Dosierungen für alle Altersgruppen erhältlich. Geben
Sie Ihrem Kind das Präparat bei Fieber über
39 °C, bei Kindern mit einer Neigung zu Fieberkrämpfen ab 38 °C.

Wichtig: Beachten Sie unbedingt die alters-
beziehungsweise gewichtsbezogene Maximal-
dosierung des jeweiligen Medikaments, um eine
Überdosierung zu vermeiden.

Magen-Darm-Beschwerden

Eine reibungslose Verdauung ist bei Kindern leider keinesfalls selbstverständlich, Magen-Darm-Erkrankungen treten sogar recht häufig auf: Plötzlich einsetzender Durchfall ist nach Erkältungskrankheiten bei ihnen das zweithäufigste Beschwerdebild. Fast immer ist solch eine Magen-Darm-Infektion aber so harmlos wie ein Schnupfen und hört nach wenigen Tagen von selbst auf.

So funktioniert die Verdauung

Allein der Gedanke an ein gutes Essen – und erst recht der Anblick – lässt uns das Wasser im Mund zusammenlaufen. Die Speicheldrüsen beginnen zu arbeiten. Der Mund ist die erste Station der Verdauung: Hier wird die Nahrung mithilfe der Zähne zerkleinert und dabei eingespeichelt. Der Speichel hilft mit seinen wirksamen Substanzen (Enzymen) beim Verdauen. Über Rachen und Speiseröhre wandert der zerkleinerte Speisebrei in den Magen. Salzsäure, Verdauungsstoffe (wie das eiweißspaltende Enzym Pepsin) und Schleim sind die wichtigsten Bestandteile des Magensafts. Sobald die Magenwand von der ankommenden Nahrung berührt wird, beginnen sich ihre Muskeln rhythmisch zu bewegen – wir bemerken davon nichts. Durch diese Bewegungen wird der Mageninhalt durchgeknetet und mit Magensaft vermischt. Die Muskelbewegungen sorgen dafür, dass der Mageninhalt schließlich zum Pförtner transportiert wird, einem Schließmuskel, der sich zum Zwölffingerdarm öffnet. In diesen ersten Abschnitt des Dünndarms fließen Gallensaft und das Sekret der Bauchspeicheldrüse (Pankreas). Der Pankreassaft liefert weitere Verdauungsenzyme, um Eiweißstoffe (Proteine) und Kohlen-hydrate zu spalten. Diese lebenswichtigen Stoffe treten dann in den Blutkreislauf über. Durch die hohe Dichte an Lymphgewebe ist der Dünndarm außerdem eines der wichtigsten Organe des Immunsystems.

Im Dickdarm warten Millionen von nützlichen Keimen, vor allem Bakterien, um noch brauchbares Material zu verwerten. Endstation des nun als Stuhl bezeichneten Darminhalts ist der Mastdarm. Wird die Wand des Mastdarms gedehnt, äußert sich dies als Stuhldrang.

Vorbeugen von Verdauungsbeschwerden

Feste Essenszeiten fördern die Verdauungsarbeit. Sorgen Sie auch dafür, dass Sie und Ihre Kinder in Ruhe und ohne Hektik essen. Dann wird automatisch ausreichend gekaut – und die Verdauung entlastet. Die Arbeit der Bakterien im Darm können Sie durch Milchsäurebakterien aus naturbelassenem Joghurt, Kefir oder milchsauer vergorenen Säften oder Gemüse (z. B. Sauerkraut) unterstützen. Ansonsten ist eine ausgewogene, ballaststoffreiche Kost mit viel Gemüse und Obst sowie Vollkornprodukten zu empfehlen.

So können Sie Ihrem Kind helfen

Empfehlenswert bei Verdauungsbeschwerden ist in erster Linie Schonkost. Das kann eine Gemüsebrühe mit Reis oder Nudeln sein oder eine Reis- oder Haferschleimsuppe, die Sie mit etwas Traubenzucker oder Honig versehen. Schonend sind auch gekochte Möhren und ein Kartoffelbrei, der mit Wasser zubereitet wird. Fett (Butter oder in Öl gekochte Speisen) sollten Sie hingegen meiden, da es die Verdauung belastet. Das gilt auch für Milch.

✳ Naturheilkunde

▶ **Fencheltee**, der erste Tee im Leben vieler Menschen, wirkt durch seine ätherischen Öle beruhigend und krampflösend. Dafür 1 TL zerstoßene Fenchelsamen mit 1 großen Tasse kochendem Wasser übergießen, 5 Minuten zugedeckt ziehen lassen und abseihen. Gestillten Babys vor dem Anlegen 2 TL einflößen, Flaschenkindern 5 TL ins Fläschchen geben.

▶ Eine ähnliche beruhigende, krampflösende und zugleich entzündungslindernde Wirkung hat **Kamillentee**. Dafür 1 EL Kamillenblüten mit 1 großen Tasse kochendem Wasser übergießen, 10 Minuten zugedeckt ziehen lassen und abseihen. 3-mal täglich 1 Tasse trinken lassen. **Wichtig:** Wegen möglicher allergischer Reaktionen ist Kamillentee erst für Kleinkinder ab 1 Jahr geeignet.

▶ Besonders für ältere Schulkinder mit nervösen Magenbeschwerden eignet sich ein **Melissen-Pfefferminz-Tee**. Die ätherischen Öle wirken magenberuhigend und nervenstärkend. Dafür je 10 g Kamillenblüten, Melissen- und Pfefferminzblätter mischen. 2 TL dieser Mischung mit 1 großen Tasse kochendem Wasser übergießen, 5 bis 10 Minuten zugedeckt ziehen lassen und abseihen. Kurweise 4 bis 6 Wochen morgens und abends 1 Tasse Tee trinken lassen.

▶ Entspannende Wärme (z. B. Wärmflasche) verschafft dem Kind ebenfalls Erleichterung. Die **Wärmflasche** mit heißem Wasser füllen, dabei darauf achten, dass sie nicht zu schwer wird. Die Wärmflasche in ein Frotteetuch hüllen und auf die Magenregion des Kindes legen. Dann 30 Minuten im Bett ruhen lassen.

♣ Homöopathie

Geben Sie Ihrem Kind je nach Symptom von einem dieser Mittel 3-mal täglich 5 Globuli:
▶ bei Übelkeit: Nux vomica D12;
▶ bei Unwohlsein durch Aufregung, Prüfungs- oder Schulangst: Argentum nitricum D12;
▶ bei Umstellungen des Magens durch eine Reise: Okoubaka D6.

Gut zu wissen

Blinddarmentzündung

Bei akuten und länger als 2 Stunden anhaltenden Bauchschmerzen sollten Sie immer auch an eine Blinddarmentzündung denken. Das ist eine bakterielle Entzündung des Wurmfortsatzes am Blinddarm, einem kleinen Teil des Dickdarms. Sie tritt vor allem zwischen dem 10. und 15. Lebensjahr auf. Die Symptome sind nicht ganz einfach zuzuordnen. Fast immer beginnen sie mit Schmerzen und Druckempfindlichkeit im Bauch, die sich eher auf der rechten Seite äußern und beim Gehen und Hüpfen auf dem rechten Bein noch stärker werden. Manchmal können auch Durchfall, Brechreiz und leichtes Fieber hinzukommen. Gefährlich wird es, wenn es zum Blinddarmdurchbruch kommt. Dann gelangen Kot und Bakterien in den Bauchraum, und das Bauchfell kann sich lebensgefährlich entzünden. Lassen Sie anhaltende Bauchschmerzen unklarer Ursache daher immer von einem Arzt abklären. Vor allem, wenn sich Ihr Kind mit angewinkelten Knien auf die rechte Seite legt, sollten Sie unverzüglich eine Klinik aufsuchen.

Blähungen und Bauchkrämpfe

Das Verdauungssystem eines Kindes reift erst nach und nach, wenn es mit Nahrungsbestandteilen »konfrontiert« wird. Doch selten laufen diese Reifungsvorgänge ganz problemlos ab. Viele Babys sind daher in ihren ersten Lebensmonaten von Blähungen betroffen, die ihnen starke Schmerzen bereiten und die sie manchmal stundenlang schreien lassen. Auch größere Kinder haben Blähungen, doch sie leiden meist nicht so darunter wie Säuglinge.

Ursachen und Symptome

Blähungen im Kindesalter sind nur selten ein Hinweis auf eine Darmerkrankung. Die Gase stammen entweder aus verschluckter Luft, die beim Sprechen, Essen oder Trinken im Magen-Darm-System bleibt, oder sie werden von Bakterien im Dickdarm gebildet. Die Gasansammlungen in Magen und Darm tun weh, weil sie gegen die sensiblen Wände der Verdauungsorgane drücken und schmerzhafte Gewebedehnungen verursachen. Besonders unangenehm sind Blähungen, wenn sich die Luft nicht durch Aufstoßen oder durch das Abgehen von Winden lösen kann. Babys leiden offenbar besonders häufig an Blähungen. Man nimmt an, dass beim Saugen verschluckte Luft trotz »Bäuerchen« teilweise in den Darm gelangt.

Typisch für die sogenannten »Dreimonatskoliken« ist, dass die Beschwerden meist in der zweiten Lebenswoche beginnen, sich vor allem zwischen 17 und 23 Uhr zeigen und oft nach dem dritten Lebensmonat schlagartig vorüber sind. Die betroffenen Babys – es sind öfter Jungen als Mädchen – schreien heftig und sind schwer zu beruhigen. Sie ziehen ihre Beinchen an und treten dann fast verzweifelt nach unten. Der Bauch ist hart und gespannt, ein Zeichen für Bauchschmerzen und Blähungen. Noch immer ist nicht ganz klar, wie es zu Dreimonatskoliken kommt. Möglicherweise stecken hin und wieder als Ursache auch Milchunverträglichkeiten, ein Säurereflux (Sodbrennen) oder Stressreaktionen hinter den starken Beschwerden. Neuere Untersuchungen lassen Zweifel aufkommen beim Zusammenhang zwischen Kohl, Zwiebeln und Hülsenfrüchten in Mutters Speiseplan und Verdauungsproblemen beim gestillten Säugling.

Vorbeugung

Wenn Sie Ihr Kind stillen, kann sich dennoch ein Versuch lohnen, auf blähende Speisen wie Kaffee, Hülsenfrüchte oder Lauchgewächse zu verzichten, auch wenn ein Zusammenhang hier nicht unmittelbar erwiesen ist. Wichtiger noch ist es, beim Stillen oder beim Füttern mit der Flasche eine kurze Pause einzulegen, damit Ihr Baby die geschluckte Luft loswird. Nehmen Sie Ihr Baby öfter auch in die Fliegerstellung (siehe Seite 46) und klopfen Sie ihm vorsichtig auf den Rücken. So kann sich der Bauch durch die Wärme Ihres Körpers und Ihrer Hände entspannen, und die Luft kann leichter nach außen entweichen. Neigt Ihr Baby zu Blähungen, kann es bei Flaschenfütterung sinnvoll sein, in Absprache mit dem Kinderarzt die Ernährung umzustellen.

Wann Sie zum Arzt gehen sollten

Nur sehr selten muss ein Kind, das unter Blähungen leidet, unbedingt zum Arzt. Treten die Blähungen mit einem veränderten Stuhl auf, oder haben die abgehenden Winde einen auffallend unangenehmen Geruch, ist es ratsam, dieses Problem einem Kinderarzt zu schildern.

So können Sie Ihrem Kind helfen

Wärme und Entspannung sind oft die besten Mittel, mit denen man Blähungen lindern kann. Manchmal hilft bereits ein feuchtwarmer Waschlappen, den man dem Baby auf den Bauch legt, damit sich die Beschwerden bessern. Einige Kräuter wirken beruhigend und karminativ (= Blähungen lösend). Auch entspannende Massagetechniken tragen zur Linderung der Symptome bei. Homöopathische Mittel stimulieren die Selbstheilungskräfte. Die Akupressur sorgt dafür, dass der Energiefluss in der Verdauungsregion angeregt wird.

✳ Naturheilkunde

▶ Wegen seiner mild wirkenden Inhaltsstoffe hat sich insbesondere auch für Säuglinge ein **Verdauungstee** aus **Fenchel, Anis** und **Kümmel** bewährt. Die ätherischen Öle dieser Heilpflanzen sind beruhigend und krampflösend, regen die Verdauung an und haben auch eine nicht zu unterschätzende keimhemmende Wirkung. Für einen Tee je 30 g Fenchel-, Anis- und Kümmelsamen mischen. 1 TL dieser Mischung im Mörser zerstoßen und mit 1 Tasse kochendem Wasser übergießen, 10 Minuten zugedeckt ziehen lassen und abseihen. Gestillten Babys vor dem Anlegen 2 TL einflößen, Flaschenkindern 5 TL ins Fläschchen geben. Kinder ab 2 Jahren mehrmals täglich 1 Tasse trinken lassen.

▶ Entspannend und zudem verdauungsanregend wirkt eine **Kümmelölmassage**. Diese Massage

Gut zu wissen

Wurmerkrankungen

Wenn Sie bemerken, dass sich Ihr Kind oft am After kratzt, liegt das möglicherweise an einer Infektion mit Madenwürmern. Vor allem nachts ist der Juckreiz dann besonders hoch. Im Kot sieht man kleine weiße, sich bewegende »Bindfadenstücke«. Seltener werden Wurmerkrankungen auch durch Spul- oder Bandwürmer ausgelöst und können sich u. a. durch Blähungen bemerkbar machen. In der Regel sind solche Wurmerkrankungen harmlos. Die Würmer kann sich ein Kind über verseuchte Lebensmittel, Wasser, verunreinigte Gegenstände, durch Spielen im Sandkasten oder durch Tiere holen. Meist infiziert sich das Kind dabei mit Wurmeiern oder -larven. Über den Mund gelangen sie anschließend in den Magen und Darm, wo sie sich zu ausgewachsenen Würmern weiterentwickeln. Madenwurmweibchen wandern nachts zum After und legen dort ihre Eier. Das juckt, und wenn sich das Kind dann kratzt, bleiben die Eier unter den Fingernägeln hängen. Hygienische Maßnahmen wie häufiges Händewaschen und kurze Fingernägel sind daher besonders wichtig. Ansonsten gehören Wurmerkrankungen immer in ärztliche Behandlung. Der Arzt wird Ihrem Kind und oft auch weiteren Familienmitgliedern ein Wurmmittel verordnen. Darüber hinaus sollten Sie Spielsachen, Kleidungsstücke und Lebensmittel gründlich reinigen. Empfehlenswert sind weiterhin enge Schlüpfer für das Kind, damit es sich nicht am After kratzen kann.

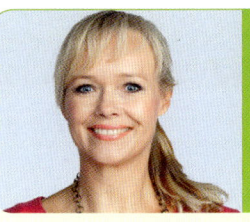

Mein Tipp für Eltern
Dr. med. Franziska Rubin

Entlastung des Bauches

Da unsere Zwillinge Frühchen waren, hatten sie das ganze erste halbe Jahr mit fürchterlichen Blähungen und Krämpfen nach jedem Essen zu kämpfen. Denn ihr Darm war zum Zeitpunkt der Geburt noch nicht genügend ausgereift. Ava trugen wir stundenlang im Fliegergriff umher, zwischen ihr und dem Arm noch eine kleine Wärmflasche. Livia schlief hingegen nur in der Hängematte ein, mit einer Wärmflasche obendrauf. Babyhängematten sind für Kind mit Bauchschmerzen oder Nabelbruch ein Segen, da der Bauch gekrümmt und damit entlastet ist. Solche Hängematten gibt es von vielen Anbietern im Internet.

ist auch für Säuglinge gut geeignet. Dafür einige Tropfen Kümmel-Massageöl (z. B. aus der Apotheke) auf die warmen Hände geben und in sanften, kreisenden Bewegungen im Uhrzeigersinn um den Nabel herum in die Haut einmassieren. 2- bis 3-mal täglich anwenden.

▶ Um die Wirkung einer Kümmelölmassage zu verstärken, können Sie Ihrem Kind danach einen **feuchtwarmen Leibwickel** anlegen, der entspannend und krampflösend wirkt. Der Wickel ist für alle Altersstufen geeignet. Dafür ein Baumwolltuch (Größe: etwa 24 x 12 cm) in warmes (nicht heißes!) Wasser tauchen, das Tuch gut auswringen und auf den Bauch legen. Mit einem zweiten, etwas größeren Tuch oder

einem Wollschal (Größe: etwa 14 x 70 cm) fixieren und 20 Minuten wirken lassen. Täglich 1- bis 2-mal anwenden. Um die Wirkung zu verstärken, kann man bei Kindern ab 2 Jahren zusätzlich eine nicht zu schwere Wärmflasche auf den Wickel legen.

▶ Traditionell bei Blähungen angewendet wird außerdem eine Massage mit **Majoransalbe**, die sich einfach selbst herstellen lässt (siehe Kasten auf Seite 95). Sie soll entspannend und krampflösend wirken.

❀ Homöopathie

Geben Sie Ihrem Kind je nach Symptom von einem dieser Mittel 3-mal täglich 5 Globuli:

▶ bei Säuglingen mit Dreimonatskoliken: Colocythis D6, einfach in die Wangentasche geben;
▶ wenn Colocythis bei Säuglingen mit Dreimonatskoliken nicht hilft, besonders bei Jungen: Lycopodium D6;
▶ besonders bei unruhigen Babys geeignet, die sich nur auf dem Arm beruhigen lassen: Chamomilla D6;
▶ bei krampfartigen Bauchschmerzen: Magnesium phosphoricum D6.

✳ Heilkunde aus aller Welt

▶ Bei manchen Kindern bessern sich die Beschwerden relativ rasch durch **Akupressur**. Besonders bei zwei Punkten hat sie sich bewährt: Das Drücken des Punktes **Zusanli** auf dem Magenmeridian, der die Energie vom Kopf in den Bauch befördert, hat eine entkrampfende und schmerzlindernde Wirkung auf den Magen-Darm-Trakt. Die Stimulation des Punktes **Neiguan** regt die Darmbewegungen an und wirkt krampflösend und entspannend (Anwendung siehe Seite 176 ff.).

Anwendung Schritt für Schritt

Massage mit Majoransalbe

Die Massage mit Majoransalbe ist eine altbewährte Methode, die sich besonders für Babys eignet. Da Butter die Salbengrundlage ist, sollten wegen ihrer geringen Haltbarkeit immer nur kleine Mengen hergestellt werden und Reste im Kühlschrank aufbewahrt werden. Die Massage mit der Majoransalbe können Sie bei Bedarf 1- bis 2-mal täglich anwenden.

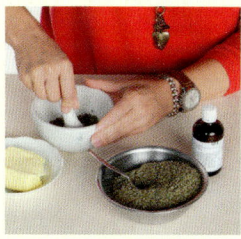 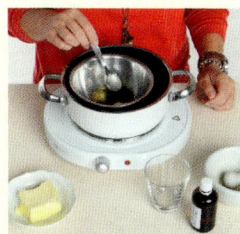 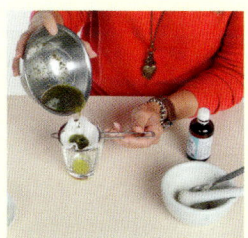 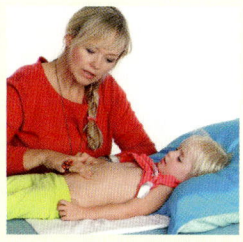

1. Zerreiben Sie 2 TL Majorankraut im Mörser und geben Sie 2 TL Ethanol (aus der Apotheke) dazu. Das Ganze lassen Sie einige Stunden ziehen.

2. Geben Sie 2 TL Butter in den Majoranwein und erwärmen Sie die Mischung so lange im Wasserbad, bis die Butter geschmolzen ist.

3. Legen Sie ein Sieb mit einem Tuch (z. B. ein Stück Kompresse) aus. Seihen Sie die Flüssigkeit durch das Tuch ab und lassen Sie sie abkühlen.

4. Massieren Sie mit sanften, kreisenden Bewegungen eine erbsengroße Buttermenge (warme Hände!) im Uhrzeigersinn rund um den Nabel ein.

▶ Aus der ayurvedischen Medizin überliefert ist eine **warme Ölmassage** bei Blähungen. Nach dem Verständnis der traditionellen indischen Medizin ist man gesund, wenn die drei Lebensenergien im Gleichgewicht sind; ist eine Lebensenergie gestört, oder überwiegt einer der drei Lebensenergien, kommt es zu Krankheit. Blähungen werden als eine Störung der Lebensenergie Vata (Vata = Wind) verstanden. Vata steht für Bewegung, Trockenheit und Kälte. Um diese aus dem Lot geratene Lebensenergie wieder auszugleichen, empfehlen sich gerade auch bei Säuglingen feuchtwarme Anwendungen, etwa eine Ölmassage mit Kümmel-, Sesam-, Lavendel- oder Mandelöl. Erwärmen Sie dafür das Öl bis auf Körpertemperatur. Führen Sie die linke Hand unter die Wirbelsäule des Säuglings, die rechte Hand legen Sie auf den Nabel. Massieren Sie dann mit der rechten Hand sehr sanft mit kreisender Bewegung im Uhrzeigersinn. Nicht geeignet ist die Massage bei Fieber und Autoimmunerkrankungen.

Magen-Darm-Infekt

Magen-Darm-Infektionen gehören zu den häufigsten Erkrankungen bei Kindern. Das damit verbundene Erbrechen ist für die Kleinen meist besonders unangenehm, sie weinen oft dabei. Auch Bauchzwicken und die Krämpfe während einer Durchfallerkrankung machen Kindern sehr zu schaffen. Je jünger ein Kind ist, desto gefährlicher sind Flüssigkeits- und Salzverlust für den Kreislauf und den Wasserhaushalt. Innerhalb weniger Stunden können Säuglinge und Kleinkinder dadurch austrocknen und wichtige Mineralstoffe verlieren. Holen Sie sich bei Durchfall und Erbrechen Ihres Säuglings also rechtzeitig ärztlichen Rat.

Ursachen und Symptome

Auslöser eines Magen-Darm-Infekts sind meist Viren oder Bakterien. Vor allem Rota- und Noroviren führen zu Magen-Darm-Infektionen. Beide sind hoch ansteckend. Weil Kinder erst im Laufe der Jahre durch Kontakt mit den Viren eine gewisse Immunität dagegen entwickeln, sind sie anfällig für die Erreger. Die Keime verbreiten sich über Schmierinfektionen, etwa beim Berühren von Türklinken, Spielzeug oder Wasserhähnen, und gelangen durch den Kontakt mit den Händen in den Mund. Auch über Lebensmittel, auf denen sich die Bakterien (z. B. EHEC-Erreger) oder Viren vermehren, werden die Erreger übertragen.

Die Symptome können sehr plötzlich auftreten. Je nach Erreger setzen dann Brechdurchfall oder kolikartige Bauchschmerzen verbunden mit schleimig-blutigem Durchfall ein. Oft gehen die Symptome mit leichtem bis hohem Fieber einher. Mit dem wässrigen Stuhl verliert der Körper in kurzer Zeit viel Flüssigkeit und verschiedene Salze (Elektrolyte). Besonders bei Säuglingen und Kleinkindern kann der Körper so innerhalb weniger Stunden austrocknen, was schnell gefährlich werden kann.

Vorbeugung

Achten Sie darauf, dass Ihr Kind keine verdorbenen Lebensmittel bekommt: Waschen Sie Obst und Salate gut, bevor sie gegessen werden. Fleisch, insbesondere Geflügel, und Eier sollten gut durchgebraten oder -gekocht sein. Flaschenmilch sollten Sie immer frisch zubereiten. Als Schutz vor EHEC-Erregern (s. o.) geben Sie Ihrem Kind möglichst keine Milch direkt vom Bauern, keine Rohmilch und keinen Rohmilchkäse.

Gegen die hoch ansteckenden Rotaviren gibt es für Säuglinge und Kleinkinder inzwischen auch eine Schluckimpfung, die sehr gut verträglich ist. Da Brechdurchfälle meist zwischen dem 6. und 24. Lebensmonat auftreten und dann sehr gefährlich sind, sollten Sie Ihr Kind so früh wie möglich, etwa ab der 6. Lebenswoche, impfen lassen.

Schicken Sie Ihr Kind erst dann wieder in den Kindergarten, die Kindertageseinrichtung oder die Schule, wenn alle Symptome abgeklungen sind. So beugen Sie am besten einer Ausbreitung der Erkrankung vor.

Ist ein Familienmitglied bereits an einer hoch ansteckenden Magen-Darm-Grippe erkrankt, sollten Kleinkinder möglichst keinen Kontakt zum Kranken haben. Reinigen Sie regelmäßig alle Kontaktflächen wie Türklinken, Lichtschalter, Waschbecken oder Toilette, am besten verwenden Sie dabei Einmallappen und Gummihandschuhe. Ausnahmsweise macht es dann auch Sinn, den Toilettenbereich mit einem viruziden Mittel (also einem, das gegen Viren wirkt) zu desinfizieren. Der Kranke scheidet noch 14 Tage nach Abklingen der akuten Symptome Viren beim Toilettengang aus. Ganz entscheidend ist auch häufiges Händewaschen.

Wann Sie zum Arzt gehen sollten

Unbedingt zum Arzt muss ein Baby oder Kleinkind mit Brechdurchfall. Das gilt auch, wenn bei Säuglingen Durchfall ohne Erbrechen länger als sechs Stunden anhält. In diesem Alter trocknen Kinder sehr rasch aus und können dadurch in einen lebensbedrohlichen Zustand geraten. Gehen Sie auch zum Arzt, wenn Ihr Kind sich weigert zu trinken.

Dauert eine Durchfallerkrankung bei einem Kindergartenkind länger als 12 oder bei einem Schulkind länger als 18 Stunden, ist ein Besuch beim Kinderarzt angeraten. Auch bei hohem Fieber (höher als 39 °C) sollten Sie mit Ihrem Kind bei einem Arzt vorstellig werden.

So können Sie Ihrem Kind helfen

Messen Sie bei Ihrem Kind zunächst Fieber. Wenn erhöhte Temperatur zusammen mit Erbrechen auftritt, ist das ein Hinweis auf eine mögliche Infektion.

Um den Verlust an Flüssigkeit und Elektrolyten auszugleichen, ist es ganz wichtig, dass Ihr Kind viel trinkt. Stillen Sie Ihren Säuglinge auf jeden Fall weiter. Flaschenkindern geben Sie statt Milch 6 bis 8 Stunden lang lieber in kleinen Mengen dünnen Tee (z. B. Fenchel- oder Kamillentee) mit etwas Salz und 1 TL Traubenzucker. Ältere Kinder sollten etwa 6 Stunden keine feste Nahrung zu sich nehmen und stattdessen viel trin-

ken. Am besten trinken sie alle paar Minuten 5 TL Kamillen- oder Fencheltee oder Wasser (auf 1 Glas Wasser oder Tee 1 TL Traubenzucker und 1 Prise Salz geben).

Sobald Ihr Kind ausreichend mit Flüssigkeit versorgt ist, können Sie ihm leicht verdauliche Speisen, wie gesalzene Schleimsuppen (aus Reis mit Karotten oder aus Haferflocken), Zwieback oder geriebenen Apfel, geben.

Gut zu wissen

Was noch hinter Durchfall und Erbrechen stecken kann

Nicht immer ist Durchfall oder Erbrechen durch einen Infekt bedingt. Hinter Durchfall und Bauchkrämpfen kann auch eine Blinddarmentzündung stecken (siehe Seite 91). Das Entleeren von dünnem Stuhl kann aber ebenso psychische Ursachen haben, z. B. Stress oder Prüfungsangst. Zudem können Medikamente wie Antibiotika Durchfall verursachen. Erbrechen ist manchmal ein Begleitsymptom von Erkältungskrankheiten, kann aber auch bei seelischen Belastungen oder aus Aversion gegen eine bestimmte Speise auftreten. Häufigem schwallartigem Erbrechen bei Säuglingen kann eine Magenpförtnerverengung zugrunde liegen, die bei der ärztlichen Untersuchung festgestellt werden kann. Der Magenpförtner ist der Übergang vom Magen in den Zwölffingerdarm. Ist diese Region zu eng, kann der Mageninhalt nicht weitertransportiert werden. Durch Erbrechen befreit sich der Magen von seiner Last. Meist ist hier eine Operation unumgänglich.

✳ Naturheilkunde

▸ Gegen den Durchfall mild wirksam ist ein **Heidelbeertee**, der mit seinen Gerbstoffen schwach stopfend wirkt. Dafür 1 EL getrocknete Heidelbeeren mit 1 Tasse kaltem Wasser übergießen, 10 Minuten zugedeckt köcheln lassen und abseihen. 2- bis 3-mal täglich 1 Tasse trinken lassen.
Wichtig: Da Heidelbeeren sehr gerbstoffhaltig sind, sollten Säuglinge und Kleinkinder täglich nur 1 Tasse, Kinder unter 4 Jahren 2 Tassen bekommen. Keinesfalls sollten Sie frische Beeren verwenden – sie wirken abführend.

▸ Den Verdauungstrakt beruhigen können Sie mit einem Tee aus **Kümmel**, **Fenchel**, **Pfefferminz** und **Sanikelkraut**. Er wirkt außerdem zusammenziehend und entzündungshemmend. Für den Tee 20 g Kümmel- und 10 g Fenchelsamen im Mörser zerstoßen und dann mit je 20 g Pfefferminzblättern und Sanikelkraut mischen. 1 TL dieser Mischung mit 1 Tasse kochendem Wasser übergießen, 10 Minuten zugedeckt ziehen lassen und abseihen. 2-mal täglich 1 Tasse trinken lassen.

▸ Ist eine entblähende, krampflösende und entzündungshemmende Wirkung gewünscht, ist ein **Fencheltee** geeignet. Dafür 1 TL Fenchelsamen im Mörser zerstoßen, mit 1 großen Tasse kochendem Wasser übergießen, 5 Minuten zugedeckt ziehen lassen und abseihen. 3-mal täglich zu den Mahlzeiten trinken lassen.

▸ Für Kinder ab 3 Jahren zur Anregung der Verdauung geeignet sind **Magentropfen mit Bitterstoffen** wie Schleifenblume und Enzian (z. B. als Iberogast®). Die Anwendung erfolgt gemäß Beipackzettel.

▸ Lohnenswert bei Erbrechen und Durchfall ist ein Behandlungsversuch mit dem anthroposophischen Mittel **Bolus alba comp. Pulver**, das unter anderem aus Tonerde, Birkenkohle, Kümmel und Sternanisöl besteht. Es soll Giftstoffe binden und den Stoffwechsel harmonisieren. Die Anwendung erfolgt gemäß Beipackzettel.

▸ Wohltuend und entspannend bei einem verspannten und aufgetriebenen Bauch wirkt ein **Leinsamenwickel** (siehe Kasten auf Seite 99).

▸ Um die verlorenen Elektrolyte durch Brechen oder Durchfall zu ersetzen, empfiehlt sich eine **Gemüsebrühe**. Von der gekochten Brühe geben Sie Ihrem Kind alle 5 Minuten 10 TL (geeignet für Kinder ab 1 Jahr). Zusätzlich sollte Ihr Kind gesüßte Getränke bekommen.

▸ Mild stopfend und sehr bekömmlich ist ein **Karotten-Reis-Schleim**. Dazu 80 g geschälten Reis mit 3 Tassen kaltem Wasser übergießen, aufkochen und 35 bis 40 Minuten köcheln lassen. Dann pürieren und durch ein Sieb passieren. 1 Gläschen pürierte Frühkarotten und 1 Prise Salz hinzufügen. 3- bis 5-mal täglich 3 bis 5 EL davon zu essen geben.

▸ Bewährt hat es sich auch, einen **geriebenen Apfel** zu essen. Die enthaltenen Pektine binden Giftstoffe und überschüssige Flüssigkeit im Darm. Durch das Reiben und Stehenlassen an der Luft werden Enzyme freigesetzt, die die Säure im Apfel oxidieren, damit der Apfel nicht so aggressiv auf die Magen-Darm-Schleimhaut wirkt. Dazu 1 kleinen gewaschenen, ungeschälten Apfel fein reiben. Dann etwa 20 Minuten stehen lassen, bis er sich leicht braun verfärbt hat. 2- bis 3-mal täglich 1 Apfel essen lassen.

❧ Homöopathie

Geben Sie Ihrem Kind je nach Symptom von einem dieser Mittel 3-mal täglich 5 Globuli:

▸ bei Übelkeit und Erbrechen: Nux vomica D12, im akuten Stadium (in den ersten 2 Stunden) viertel- bis halbstündlich;

▸ bei Brechreiz: Ipecacuanha D12, anfangs (in den ersten 2 Stunden) halbstündlich;

▸ bei Bauchschmerz durch verdorbene Speisen, verbunden mit starkem Durstgefühl: Arsenicum album D12;

▸ für Kleinkinder unter 3 Jahren mit Übelkeit, Erbrechen und Blähungen empfehlenswert ist Gentiana-Komplexmittel (z. B. von WALA). Neben dem Gelben Enzian (Gentiana) enthält es Wermut zur Stärkung der Verdauung, Brechnuss gegen Übelkeit und Löwenzahn zur Stärkung der Leber. 3-mal täglich 5 bis 10 Globuli etwa 30 Minuten vor den Mahlzeiten geben.

 Medikamente aus der Apotheke

▸ **Antibrechmittel** mit dem Wirkstoff Dimenhydrinat dämpfen das Brechzentrum im Gehirn. Es gibt sie als Zäpfchen oder Sirup. Die Anwendung (geeignet für Kinder ab 6 Monaten bzw. ab 8 Kilo) erfolgt gemäß Beipackzettel.

▸ Um langfristig das Zusammenspiel der Darmbakterien (Symbiose) zu unterstützen, kann nach der Abheilung der akuten Symptome die Einnahme von **Probiotika** hilfreich sein (z. B. Omniflora®, Perenterol®). Die Anwendung erfolgt gemäß Beipackzettel.

Anwendung Schritt für Schritt

So legen Sie Ihrem Kind einen Leinsamenwickel an

Leinsamenwickel kennen Sie vielleicht als Mittel bei Nebenhöhlenentzündung oder Husten. Die Wärme dieses Wickels wirkt aber auch bei Bauchkrämpfen angenehm wohltuend und entspannend. Testen Sie aber die Temperatur des Wickels, bevor Sie ihn anlegen, damit es nicht zu Verbrennungen kommt. Das Kind liegt während der Anwendung am besten im Bett.

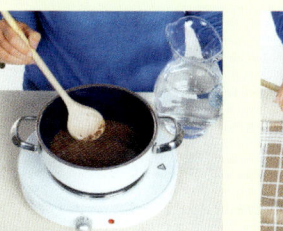
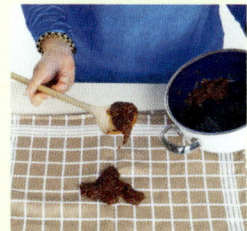
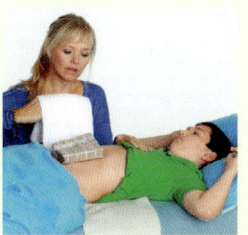
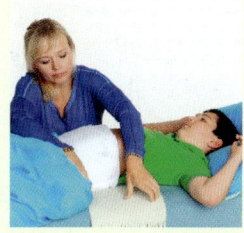

1. Geben Sie 1 Tasse Leinsamen in einen Topf und gießen Sie so viel Wasser dazu, bis der Leinsamen bedeckt ist. Kochen Sie das Ganze gut auf, bis ein Brei entsteht.

2. Geben Sie den Brei mittig auf ein Baumwolltuch (z. B. ein Küchenhandtuch) und schlagen Sie die Tuchseiten so darüber, dass ein kleines Päckchen entsteht.

3. Legen Sie das Leinsamenpäckchen so warm wie möglich auf den Bauch des Kindes und decken Sie es anschließend mit einem trockenen Baumwolltuch ab.

4. Fixieren Sie das Ganze nun mit einem Wollschal und lassen Sie den Wickel 30 Minuten einwirken. Bei Bedarf kann der Wickel nach 1 Stunde wiederholt werden.

Verstopfung

Schätzungsweise 5 bis 10 Prozent aller Kinder haben phasenweise Verstopfung. Ärzte sprechen dann von einer Verstopfung, wenn der Stuhl zu selten entleert wird. Doch was »zu selten« ist, hängt individuell von den Ernährungsgewohnheiten und vom Alter ab. Bei größeren Kindern gilt auch eine Stuhlentleerung alle zwei Tage noch als gesund, und bei gestillten Säuglingen kann die Häufigkeit des Stuhlgangs zwischen 4- bis 5-mal täglich und 1-mal pro Woche ganz regulär schwanken. Auch ein zu harter Stuhl, der nur unter Schmerzen ausgeschieden werden kann, kann ein Zeichen einer Verstopfung sein.

Ursachen und Symptome

Der häufigste Grund für Verstopfungen sind zu viele Weißmehlprodukte, Kuchen und Süßigkeiten. Isst das Kind zu wenig Ballaststoffe (s. u.), hat es noch dazu wenig Bewegung und trinkt nicht genug, kann dies ebenfalls zu Verstopfung führen. Einige Kinder reagieren auf ein einschneidendes Erlebnis wie einen Umzug oder die Ankunft eines Geschwisterchens damit, dass sie ihren Stuhl bei sich behalten. Auch eine längere Reise oder ungewohntes Essen zu ungewohnten Zeiten kann zu einer Verstopfung führen. Bei Säuglingen kann die Umstellung auf eine Breifütterung Verstopfung mit sich bringen. Zwei- bis Vierjährige unterdrücken ihre Darmsignale manchmal mehr oder weniger bewusst, weil andere Dinge wie Spielen wichtiger sind. Dadurch kann sich im Laufe der Zeit leicht eine Verstopfung entwickeln. Je länger der Stuhl im Darm bleibt, desto härter wird er. Die Entleerung beginnt nun, Schmerzen zu bereiten. Schmerzen gelten unter Experten mittlerweile als der häufigste Vorläufer von Verstopfung. Und schon stellt sich ein Teufelskreis ein: Wenn die Entleerung Schmerzen bereitet, wird der Stuhl zurückgehalten – und immer härter. Typische Symptome für Stuhlverstopfung sind:

▶ Bauchschmerzen,
▶ Appetitlosigkeit, Übelkeit, sogar Erbrechen
▶ und allgemeine Unlust.

Vorbeugung

Nehmen Sie sich zusammen mit Ihren Kindern mehr Zeit zum Essen, dann kauen sie die Speisen auch ausgiebiger und unterstützen so die Verdauung. Hilfreich ist es außerdem, wenn Sie Ihrem Kind nahebringen, immer zur gleichen festgelegten Zeit auf die Toilette zu gehen. Noch wichtiger ist eine ballaststoffreiche Kost aus Vollkornprodukten und möglichst viel Obst (insbesondere Trockenobst) und Gemüse sowie viel Flüssigkeit. Wer zu Verstopfung neigt, sollte hingegen möglichst wenig Schokolade und Mehlspeisen essen. Bestärken Sie Ihr Kind, dass es draußen spielt, anstatt fernzusehen oder Computerspiele zu machen. Durch die Bewegung wird auch die Beweglichkeit des Darmes angeregt.

Wann Sie zum Arzt gehen sollten

Zu einer »inneren Vergiftung« kommt es bei Verstopfung nicht, wie manche Eltern glauben; eine Verstopfung ist daher an sich ungefährlich. Zum Arzt muss ein Kind mit Verstopfung, das über starke Bauchschmerzen klagt. Presst ein Kind ergebnislos auf der Toilette, oder ist der Stuhl blutig, sollte es ebenfalls zum Arzt. Auch bei einer chronischen Verstopfung, die länger als 2 Monate anhält, sollten Sie einen Arzt aufsuchen, um die Ursachen dafür abzuklären.

So können Sie Ihrem Kind helfen

Klassische Abführmittel sind für Kinder tabu, es sei denn, der Kinderarzt verschreibt ein spezielles Präparat. Ballaststoffreiche Kost, reichlich Flüssigkeit (1 bis 1,5 Liter pro Tag) und viel Bewegung – mit diesen Eckpfeilern lässt sich eine Verstopfung oft erfolgreich behandeln (siehe vorbeugende Maßnahmen). Bewährt hat es sich auch, dem Kind vor dem Frühstück ein halbes Glas Wasser zu trinken (Zimmertemperatur) zu geben. Besonders erfolgversprechend ist ansonsten ein Einlauf, der von Kindern nach anfänglichem Widerstand überraschend gut aufgenommen wird. Die Naturheilkunde und auch die Akupressur bieten weitere die Darmtätigkeit anregende Methoden, die Homöopathie unterstützt die Selbstregulation der Verdauung.

✳ Naturheilkunde

▸ Ein **Einlauf**, also eine Spülung des Darmes, zählt zu den ältesten Methoden der Naturheilkunde und hat sich bis heute für Kinder ab 1 Jahr bewährt. Die Flüssigkeit weicht den Stuhl im Enddarm auf und führt ihn ab. Daneben wirkt diese ausleitende Methode darmanregend. Dafür 3 Msp. Kochsalz in 1 Tasse abgekochtes, lauwarmes Wasser rühren und ein Miniklistier (aus der Apotheke) damit füllen. Die Spitze des Klistiers mit Fettcreme einreiben und behutsam in den After des Kindes einführen, während es mit angezogenen Beinen auf der Seite liegt. Das Klistier zügig entleeren. Danach sollte eine prompte Wirkung eintreten.

▸ Darmanregend wirkt auch eine **morgendliche Bauchmassage**. Dazu streichen Sie mit den Händen in kreisenden Bewegungen vorsichtig im Uhrzeigersinn um den Bauchnabel des Kindes herum. Die Massage können Sie 3 bis 5 Minuten lang ausführen.

▸ **Leinsamen** quellen im Darm auf und vergrößern so den Darminhalt. Der dadurch verstärkte Druck auf die Darminnenwand fördert die Magen-Darm-Bewegung, sodass der Inhalt leichter transportiert werden kann. Kinder ab 1 Jahr jeden Morgen 1 EL Leinsamen mit 1 Glas Wasser einnehmen lassen oder besser ins Müsli oder den Brei geben. **Wichtig:** Unbedingt ausreichend nachtrinken lassen, da sich die Verstopfung sonst verschlimmern kann!

▸ Hilfreich ist auch das Essen von **Trockenobst**, wie Backpflaumen oder Aprikosen, da es die Darmtätigkeit unterstützt und sanft abführt. Dafür 2 Backpflaumen oder Trockenaprikosen über Nacht zugedeckt in kaltem Wasser einweichen und diese das Kind zum Frühstück langsam kauend essen lassen.

♣ Homöopathie

Wenn Ihr Kind den Stuhlgang unterdrückt, weil er Schmerzen bereitet, kann Opium D12 helfen. Geben Sie Ihrem Kind täglich 2-mal 5 Globuli.

✳ Heilkunde aus aller Welt

Das Stimulieren des **Akupressurpunkts** Feihu (auch **Zhigou** genannt) regt die Körpersäfte an. Er liegt auf dem Dreifachen Erwärmer, der den Dünndarmmeridian unterstützt. Der Punkt **Tianshu** liegt auf dem Magenmeridian, seine Aktivierung fördert ebenfalls den Fluss der Körpersäfte und befeuchtet nach chinesischem Verständnis die Eingeweide (siehe Seite 176 ff.).

Beschwerden der Harnwege und Geschlechtsorgane

Ausscheidungs- und Geschlechtsorgane liegen in unserem Körper in unmittelbarer Nachbarschaft. Obwohl sie getrennte Aufgaben haben, sprechen Fachleute zusammenfassend vom Urogenitalsystem. Beschwerden im Unterleib können einander bedingen, und oft ist nicht sofort klar, welches Organ erkrankt ist. So könnte das Ziehen im Unterbauch bei einem Mädchen in der Pubertät auf Krämpfe der Gebärmuttermuskulatur, aber auch auf eine Entzündung im Unterleib hindeuten. Bei Kindern sind Blasenerkrankungen und Nierenleiden häufig die Folge verengter Harnwege. Dann kann eine Operation nötig werden.

So funktionieren Harnwege und Geschlechtsorgane

Die **Nieren** sind ein als Paar angeordnetes Organ, das aussieht wie (kinder-)handgroße Kidneybohnen. Sie liegen auf Höhe der Taille beidseits der Wirbelsäule. Als »Klärwerk« des Organismus filtern sie das Blut, fangen lösliche Schadstoffe ab und entgiften somit den Körper. Von den Nieren hängt ab, welche Salze (Elektrolyte) im Körper gelöst sind und wie es um den Säure-Base-Haushalt des Körpers steht. Vor allem aber bilden die Nieren den Harn, der über den Harnleiter zur Blase geleitet und dort gesammelt wird.

Bei Kindern beträgt das Fassungsvermögen der Blase zwischen 200 und 500 Milliliter, ab dieser Menge macht sich ein gewisser Füllungsdruck beziehungsweise Harndrang bemerkbar. Über die Harnröhre kann die Blase entleert werden, sobald der ringförmige Schließmuskel zwischen Blase und Harnröhre bewusst geöffnet wird. Kindern gelingt die bewusste Steuerung dieses Muskels frühestens ab dem 2. Lebensjahr.

Beim gesunden Menschen sind die Harnwege keimfrei. Da sie jedoch nach außen hin offen sind, können Bakterien, Viren oder Pilze in die Harnröhre gelangen und von dort in die Blase und sogar bis in die Nieren aufsteigen.

Die **Geschlechtsorgane** sind schon lange vor der Geburt angelegt und reifen bis zur Pubertät aus. Der »kleine Unterschied« wird im Alter von zwei bis drei Jahren entdeckt und dann meist auch unbefangen erforscht. Die sichtbaren Geschlechtsorgane beim Jungen sind das Glied mit Eichel und Vorhaut sowie der Hodensack, in dem sich (nicht sichtbar) die Hoden befinden.

Wann sich die Geschlechtsorgane mit dem Einsetzen der Pubertät verändern, ist genetisch festgelegt. Dann setzt bei Jungen die Spermienbildung ein, bei Mädchen findet die erste Menstruation (Menarche) statt, und die ersten befruchtungsfähigen Eizellen entwickeln sich.

Die **Blase** und auch die **Gebärmutter** bei Mädchen sind Hohlorgane, deren Wände aus Muskulatur bestehen und die innen mit Schleimhaut ausgekleidet sind. Da sich während einer Schwangerschaft die Gebärmutter bis auf das 1500-Fache vergrößert, sind ihre Muskelwände besonders stark. Die Schleimhaut bildet sich ab der ersten Menstruation in einem Rhythmus von durchschnittlich 28 Tagen immer wieder neu, um einer befruchteten Eizelle als Nährboden zu dienen. Der Eingang der Scheide ist im Kindesalter durch eine dünne, elastische Membran – das sogenannte Jungfernhäutchen – verengt, aber nicht gänzlich verschlossen. Die Scheidenschleimhaut ist von nützlichen Keimen wie Milchsäurebakterien besiedelt, die für ein leicht saures Milieu sorgen und dadurch vor dem Eindringen von Krankheitserregern schützen. Eireifung, Eisprung und Menstruation werden von einem komplexen und fein aufeinander abgestimmten Zusammenspiel von Hormonen gesteuert.

Vorbeugen von Harnwegserkrankungen

Viel zu trinken und dabei schleimhautreizende Stoffe wie kohlensäurehaltige Getränke zu vermeiden ist die beste vorbeugende Maßnahme, die Sie treffen können. Ein Kleinkind sollte ca. 1 Liter, ein Schulkind 1,5 Liter am Tag trinken. Bei Neigung zu Harnwegsinfekten kann die Flüssigkeitsmenge, die durch die Harnwege fließt, mit harntreibenden Tees noch erhöht werden, sodass Keime leichter nach außen transportiert werden. Viele dieser Tees haben auch keimhemmende Eigenschaften. Geeignet ab dem Schulkindalter ist zum Beispiel eine Teemischung mit Goldrute (siehe Seite 106). Damit sich der Körper nicht so schnell an die Tees gewöhnt und die Nieren nicht überlastet werden, sollte man solche Tees im Vier-Wochen-Rhythmus abwechseln.

Weisen Sie größere Kinder darauf hin, dass sie beim Wasserlassen die Harnblase vollständig entleeren, damit sich im Restharn keine Keime entwickeln können. Wichtig ist auch die richtige Hygiene (siehe Seite 104).

Warme Hände und Füße und ein warmer Beckenbereich sorgen für eine gute Durchblutung und wirken so ebenfalls Harnwegsinfekten entgegen. Bei Kindern, die zu Harnwegsinfekten neigen, empfiehlt sich beispielsweise warme Unterwäsche. Nach dem Schwimmen sollten Sie dafür sorgen, dass Ihr Kind den nassen Badeanzug gegen einen trockenen wechselt.

Bewährt hat es sich auch, den Urin leicht anzusäuern, denn das hemmt das Wachstum der Keime. Dazu können Sie Ihrem Kind täglich ½ Glas Preiselbeersaft zu trinken geben.

Um einer erneuten Infektion entgegenzuwirken, empfiehlt es sich, das Immunsystem des Kindes zu stärken. Da der Großteil des menschlichen Immunsystems im Darm sitzt, ist es sinnvoll, die Bakterienflora im Darm zu unterstützen (z. B. mit Präparaten wie Symbioflor®, 2-mal täglich 10 Tropfen, oder Mutaflor®, 1-mal täglich 1 ml).

Gut zu wissen

Bettnässen: viele Ursachen

Das nächtliche unbewusste Einnässen nach dem 3. Lebensjahr kommt sehr häufig vor: 10 Prozent der Siebenjährigen machen nachts immer mal wieder ins Bett, und von den Vierjährigen sind es 25 Prozent. Das Bettnässen belastet Eltern und auch Kinder sehr, die sich schämen und verunsichert werden. Einige Formen des Bettnässens können jedoch gezielt ärztlich behandelt werden, etwa wenn Fehlbildungen, Entwicklungsverzögerungen oder chronische Erkrankungen der Harnwege oder Nieren dahinterstecken. Hinweise dafür können sein, wenn das Kind auch tagsüber häufig zur Toilette muss, Schmerzen beim Wasserlassen hat oder die Fußgelenke oft dick werden. Vermutlich sind an der Entwicklung des nächtlichen Einnässens auch eine Veranlagung und ein sehr tiefer Schlaf in der Nacht beteiligt, selten auch eine Verstopfung. Manchmal ist diese Störung jedoch psychisch bedingt (siehe Seite 148).

Harnwegsentzündung

Harnwegsinfektionen zählen bei Kindern zu den häufigsten bakteriellen Infektionen. Entzündet sein können die Harnröhre, der Harnleiter oder die Blase, die Erreger können schließlich bis in die Nieren aufsteigen. Wegen ihrer deutlich kürzeren Harnröhre leiden Mädchen häufiger unter Blasenentzündungen als Jungen – die Erreger gelangen leichter und schneller in die Blase: Bis zu 7 Prozent der Mädchen und rund 2 Prozent der Jungen haben eine solche Entzündung, bevor sie in die Schule kommen. Bei den Säuglingen sind hingegen Jungen häufiger betroffen.

Ursachen und Symptome

Die aufgestiegenen Keime – meist Bakterien, seltener Pilze oder Viren – verursachen in der Blase eine Entzündung der Schleimhaut. Weil die Schleimhaut gereizt ist, stellt sich der Harndrang schon bei einem geringen Füllungsgrad der Blase ein. Die Ursachen für Harnwegsentzündungen sind zum Beispiel das Tragen von nasser Badekleidung oder längeres Sitzen auf einer kalten Unterlage. Dann werden die Schleimhäute der Blase und der Harnröhre weniger stark durchblutet und bieten geringeren Schutz vor Bakterien. Auch eine zu geringe Flüssigkeitsaufnahme kann in einer Harnwegsentzündung münden. Eine falsche Toilettenhygiene, bei der die Afterregion von hinten nach vorn abgewischt wird, begünstigt Harnwegsentzündungen, vor allem bei Mädchen. Denn dadurch gelangen Keime leicht vom Darmausgang zur Harnblase.

Erst ältere Kinder haben die charakteristischen Beschwerden einer Harnwegsentzündung: Dazu zählen brennende Schmerzen während des Wasserlassens und nach dem Toilettengang, häufiger Harndrang trotz geringer Urinmengen und manchmal sogar anhaltende Schmerzen oberhalb des Schambeins.

Bei Babys macht sich eine Harnwegsinfektion oft nur durch Fieber bemerkbar, bei Kleinkindern können dazu auch Bauchschmerzen oder plötzliches Einnässen kommen, auch wenn sie an sich bereits trocken waren.

Vorbeugung

Häufiges Windelwechseln bei Kleinkindern kann einer japanischen Studie zufolge Blasenentzündungen vorbeugen. Bei größeren Kindern sollten Sie dafür sorgen, dass der Unterleib warm bleibt und das Kind insgesamt nicht friert. Wichtig ist auch viel trinken (Kleinkinder 1 Liter, Schulkinder 1,5 Liter pro Tag). Ansonsten sollten Sie die genannten Ursachen meiden (also keine nasse Kleidung oder Sitzen im Kalten sowie Abputzen des Afters von vorn nach hinten).

Wann Sie zum Arzt gehen sollten

Harnwegserkrankungen gehören immer frühzeitig in ärztliche Behandlung, damit einem gefährlichen Aufsteigen der Keime in die Nierenregion rechtzeitig und effektiv entgegengewirkt werden kann. Bringen Sie Ihr Kind bei diesen Symptomen zum Arzt:
- ▶ Fieber;
- ▶ Schmerzen beim Wasserlassen;
- ▶ Appetitlosigkeit, Erbrechen;
- ▶ fahlgelbe Haut;
- ▶ plötzliches Einnässen;
- ▶ Unterdrücken des Wasserlassens (Harnverhalt).

So können Sie Ihrem Kind helfen

Eine Blasenentzündung belastet Kinder sehr, weil sich die Beschwerden wie starker Harndrang anfühlen und äußerst unangenehm sind. Deshalb sollten Eltern viel Verständnis für ihr Kind haben, vor allem, wenn buchstäblich etwas in die Hose geht. Die Naturheilkunde bietet einige Möglichkeiten zur Linderung und Heilung der Beschwerden, wie harntreibende, entzündungshemmende Tees oder Kapseln, warme Auflagen oder homöopathische Mittel, die die Abwehrkräfte stärken. Damit können Sie die ärztliche Behandlung unterstützen. Da **kleinere Kinder unter 3 Jahren** noch keine harntreibenden Tees trinken sollten, gibt man ihnen andere ungesüßte Kräutertees (z. B. Kamillen- oder Fencheltee) und lässt sie möglichst viel davon trinken (mehr als pro Tag üblich). Das hat zumindest einen durchspülenden Effekt, durch den die Bakterien ausgeschwemmt werden.

✳ Naturheilkunde

▶ Klassischerweise eingesetzt wird bei einer Harnwegsentzündung oft ein **Blasentee** mit harntreibenden, keim- und entzündungshemmenden Heilpflanzen. Dafür je 20 g Birkenblätter, Orthosiphonblätter, Ackerschachtelhalmkraut und fein geschnittene Hauhechelwurzel mischen. 1 TL dieser Teemischung mit 1 Tasse kaltem Wasser übergießen, aufkochen, 5 Minuten zugedeckt ziehen lassen und abseihen. 3-mal täglich 1 Tasse trinken lassen. **Wichtig:** Diese Teemischung eignet sich erst für Kinder ab 12 Jahren und sollte nicht länger als 1 Woche getrunken werden, da die Blase durch die harntreibende Wirkung zu sehr gereizt werden könnte.

Gut zu wissen

Reizblase

Brennende und stechende Schmerzen beim Wasserlassen, häufiger Harndrang trotz geringer Urinmengen – diese Beschwerden können auch auftreten, ohne dass sich Keime im Urin nachweisen lassen. Dann handelt es sich meist um eine Reizblase. Grund dafür kann ein unreifer Steuerungsmechanismus sein, sodass dem Gehirn immer wieder fälschlicherweise eine gefüllte Blase gemeldet wird. Als mögliche Ursache kommt auch eine Störung im hormonellen System infrage. Manchmal handelt es sich um eine Blasendysfunktion, also eine unreife Blase mit kleinem Fassungsvermögen, die sich wie in Windelzeiten mindestens 10-mal am Tag entleeren möchte.
Ein Kind leidet sehr darunter, ständig zur Toilette zu müssen. Deshalb braucht es viel Verständnis. Spezielle Medikamente, die vom Arzt verordnet werden, können dem Kind helfen, das Wasser länger zu halten. Sie helfen dem Kind dabei, seine Blase zu trainieren, um allmählich eine altersgerechte Blasenkapazität zu entwickeln. Dies sollte man jedoch nicht auf eigene Faust versuchen, um die Blase nicht zu überfordern. Mit einem blasenstärkenden Tee (z. B. Ackerschachtelhalmtee) können Sie eine solche Behandlung bei Kindern ab 2 Jahren unterstützen (nicht länger als 3 Wochen einnehmen). Hilfreich ist zudem eine homöopathische Behandlung mit Cantharis D12 oder bei Unterkühlung als Ursache mit Dulcamara D12 (jeweils 3-mal täglich 5 Globuli).

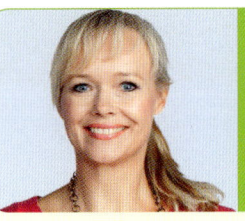

Mein Tipp für Eltern
Dr. med. Franziska Rubin

Klingelwindel

War Ihr Kind eigentlich schon trocken und nässt nun nachts wieder ein, könnte das an einer Harnwegsentzündung, aber auch an zu viel Stress oder einer besonders schwierigen Lebenssituation liegen. Schläft Ihr Kind aber einfach zu tief, könnte Ihnen die Klingelwindel helfen, die es manchmal sogar auf Rezept gibt. Vor dem Schlafengehen legen Sie dem Kind eine Windel an, an der Sie einen kleinen Sensor befestigen. Schon bei geringstem Urinabgang klingelt die Windel, weckt damit das Kind rechtzeitig, und es kann auf die Toilette gehen. Leider werden die Eltern meist mitgeweckt, aber manchmal zeigt sich der Erfolg beim Kind sehr schnell.

▶ Alternativ können Sie Ihrem Kind auch diese **Teemischung mit Goldrute** zu trinken geben. Sie wirkt harntreibend, entzündungshemmend und krampflösend. Dafür 50 g Goldrutenkraut (aus der Apotheke, nicht die heimische Goldrute) mit 40 g Queckenwurzel und je 30 g Birkenblättern und Haferstroh mischen. 1 EL der Mischung mit ½ l kochendem Wasser übergießen, 10 Minuten zugedeckt ziehen lassen und abseihen. Kurweise 3-mal täglich 1 Tasse trinken lassen, jedoch nicht länger als 3 Monate. **Wichtig:** Goldrute kann auch Allergien hervorrufen. Nicht für Kinder unter 3 Jahren, da die Blase zu sehr gereizt werden könnte.

▶ Unterstützend zu den Tees können Sie es mit einem warmen **Bad** mit dem harntreibenden **Ackerschachtelhalmkraut** versuchen. Die Wärme sorgt für eine bessere Durchblutung und entspannt auch die Muskulatur der Harnwege. Dafür 100 g Ackerschachtelhalmkraut mit 2 l warmem Wasser übergießen, 1 Stunde zugedeckt ziehen lassen, dann 15 Minuten kochen und abseihen. Den Sud ins 37,5 °C warme Badewasser geben. 10 bis 15 Minuten baden und anschließend 1 Stunde im Bett ruhen lassen. 2-mal wöchentlich anwenden.

▶ Einen ganz ähnlichen durchblutungsfördernden Effekt hat ein **Heublumenfußbad** (siehe Kasten auf Seite 107).

▶ Anstelle der Bäder können Sie auch ein **Leinsamensäckchen** zubereiten und auf den unteren Bauchbereich auflegen. Es wirkt durch seine Wärme ebenfalls durchblutungsfördernd. Dafür ein Mullsäckchen oder einen kleinen Kissenbezug mit Leinsamen füllen, 10 Minuten in kochendes Wasser hängen und auf 42 °C abkühlen lassen. Auf die Blasenregion legen und mit einem Wollschal so umwickeln, dass das Säckchen fest am Körper anliegt. 30 Minuten einwirken lassen. Nach Bedarf anwenden.

☘ Homöopathie

Bei einer akuten Harnwegsentzündung durch einen Infekt geben Sie Ihrem Kind von dem homöopathischen Mittel Sarsaparilla D12 3-mal täglich 5 Globuli.

✳ Heilkunde aus aller Welt

In zahlreichen Studien konnte nachgewiesen werden, dass sich die nordamerikanischen **Cranberrys** zur Vorbeugung von Blasenentzündungen eignen. Die darin enthaltenen Tannine ver-

Anwendung Schritt für Schritt

So machen Sie ein Heublumenfußbad

Bei einem Fußbad wirkt die Wärme indirekt über Reflexe durchblutungsfördernd auf den Beckenbereich. Durch die ätherischen Öle aus den Gräsern und Blumen wirkt es noch stärker durchblutungsfördernd als durch das warme Wasser allein. Lassen Sie Ihr Kind etwa 3 Minuten darin baden, danach trocknen Sie ihm die Füße ab und lassen es nachruhen.

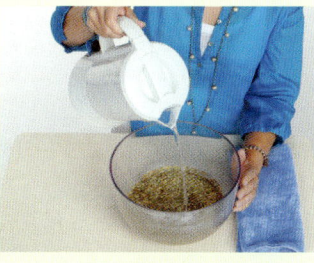 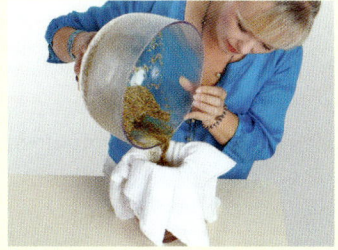 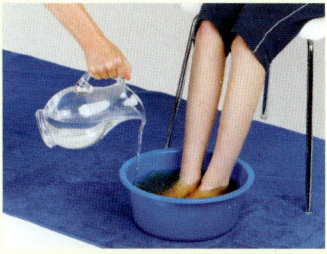

1. Übergießen Sie 100 g Heublumen (aus der Apotheke) mit ½ l kochendem Wasser und lassen Sie den Aufguss 10 Minuten zugedeckt ziehen.

2. Legen Sie ein Sieb mit einem Tuch aus und seihen Sie die Heublumen ab. Füllen Sie den Aufguss in eine Schüssel mit warmem Wasser.

3. Ihr Kind stellt die Füße in die Schüssel. Gießen Sie im Abstand von 1 Minute heißes Wasser hinzu, bis die Temperatur gerade erträglich ist.

hindern die Anlagerung von Bakterienplaques an der Blasenschleimhaut. Cranberrys werden ab dem Schulkindalter empfohlen. Am besten als Cranberryextrakt in Kapseln einnehmen. Die Einnahme erfolgt gemäß Beipackzettel. Auch Cranberrysaft wird empfohlen. Davon täglich ½ Glas trinken lassen.

Eine ähnliche Wirkung haben Heidelbeeren mit ihren Anthocyanen. Sie sind als Saft daher zur Vorbeugung und zum Verhindern eines wiederholten Auftretens einer Harnwegsentzündung empfehlenswert. Geben Sie Ihrem Kind davon täglich ½ Glas zu trinken. Am besten lassen Sie Ihre Kinder im Sommer viel zu frischen Heidelbeeren greifen – besonders dunkle Beeren sind reich an Gerbstoffen.

❖ Medikamente aus der Apotheke

Harnwegsinfektionen bei Kindern sollten Sie jedoch nicht zu lange selbst behandeln, um ein Aufsteigen der Infektion in die Nieren zu vermeiden. Stellt sich nach 3 Tagen keine Besserung der Beschwerden ein, empfiehlt sich eine Keimbestimmung durch den behandelnden Kinderarzt. Er wird die Infektion dann gegebenenfalls über eine kurzen Zeitraum von 3 Tagen mit Antibiotika behandeln.

Vorhautentzündung

Das Glied eines Jungen wird im Bereich der Eichel von einer dehnbaren Haut überzogen, der Vorhaut. Bei etwa 3 Prozent aller Jungen ist diese allerdings so eng, dass Beschwerden entstehen. Vorhautverklebungen können Entzündungen begünstigen: Die Vorhaut und Teile der Penishaut schwellen an, röten sich und können sogar bluten. Mitunter sind die Beschwerden so stark, dass das Kind aus Angst vor den Schmerzen den Harn zurückhält. Vorhautentzündungen kommen glücklicherweise selten vor.

Ursachen und Symptome

Die Vorhautverengung (Phimose) ist die häufigste Ursache für eine Vorhautentzündung. Aber auch unter einer verklebten Vorhaut haben Bakterien gute Entwicklungsbedingungen. Das Immunsystem wehrt sich gegen diese Eindringlinge, indem es bestimmte Zellen ins »Kampfgebiet« schickt. Das lässt diese Region rot und heiß werden und löst Schmerzen aus.

Vorbeugung

Ein Junge, der zu Vorhautentzündung neigt, sollte sich die Hände häufiger waschen (vor und nach dem Toilettengang). Größere Kinder sollten täglich ihre Unterwäsche wechseln. Kleinkindern sollte man häufig die Windeln wechseln und sie auch mal ohne Windeln herumlaufen lassen.

Wann Sie zum Arzt gehen sollten

Eine Vorhautentzündung gehört auf jeden Fall in ärztliche Behandlung. Unbedingt zum Kinderarzt gehen sollten Sie mit einem Jungen bei folgenden Symptomen:

▶ die Vorhaut ist geschwollen, rot, schmerzhaft und juckend;
▶ die Vorhaut bläst sich beim Wasserlassen ballonartig auf;
▶ der Harnstrahl ist sehr dünn.

Eine Entzündung aufgrund einer Vorhautverklebung kann man gut mit Antibiotika und Bädern behandeln. Eventuell muss eine entzündete Vorhaut operiert werden.

So können Sie Ihrem Kind helfen

Zusätzlich zu den Antibiotikasalben, die der Arzt verschreibt, können Eltern den Heilungsprozess einer Vorhautentzündung mit desinfizierenden und entzündungshemmenden Bädern, wie beispielsweise einem Kamillen- oder Ringelblumenbad, unterstützen. Auf keinen Fall sollten Eltern versuchen, die Vorhaut zu verschieben, um die Eichel zu waschen, da es dabei zu Schleimhautrissen kommen kann. Wichtig ist, dass Eltern bei der Behandlung einer verengten Vorhaut sehr viel Geduld aufbringen.

✳ **Naturheilkunde**

▶ Reinigend, entzündungshemmend und heilungsfördernd wirkt ein **Kamillenbad**. Dafür 15 g Kamillenblüten mit ½ l kochendem Wasser übergießen, 10 Minuten zugedeckt ziehen lassen, abseihen und abkühlen lassen. Etwas Sud in einen Eierbecher füllen und das Glied mindestens 10 Minuten darin baden lassen. 2- bis 3-mal täglich anwenden.

▶ Statt des Kamillenbads können Sie Ihr Kind auch ein **Ringelblumenbad** machen lassen. Die Inhaltsstoffe der Ringelblume sind ebenfalls besonders entzündungshemmend und fördern die Heilung. Dazu 10 Tropfen Ringelblumenessenz (Calendula-Essenz) in 200 ml abgekochtes und abgekühltes Wasser geben, etwas von der Mischung in einen Eierbecher füllen und das Glied etwa 10 Minuten darin baden lassen. 2- bis 3-mal täglich anwenden.

▶ Empfehlenswert ist außerdem ein **Kamillenumschlag**, der besonders einfach anzuwenden ist. Dafür 1 Beutel Kamillentee aus der Apotheke mit 1 Tasse kochendem Wasser übergießen, 10 Minuten zugedeckt ziehen lassen und abseihen. Ein Taschentuch mit dem Sud tränken und um den Penis wickeln. Sie können auch eine Windel darübergeben, damit sich das Kind normal bewegen kann.

▶ Um die Entzündung zu lindern, ist besonders eine Salbe aus der Zauberstrauchrinde und den -blättern **(Hamamelis-Salbe)** zu empfehlen. Vor allem die Gerbstoffe dieser Pflanze verhindern die Freisetzung von Entzündungsbotenstoffen, lindern Entzündungen und verbessern die Wundheilung. Im Handel erhältlich sind viele verschiedene Hamamelis-Salben. Die Anwendung erfolgt gemäß Beipackzettel.

Gut zu wissen

Wann ist eine Vorhautablösung nötig?

Bei Babys ist die Vorhaut noch mit der darunterliegenden Eichel verklebt. Man kann die Vorhaut nicht zurückschieben, und man sollte es auch nicht versuchen, denn die Natur schützt so die empfindliche Eichel während der Windelphase vor dem aggressiven Urin. Ist die Vorhaut nach dem 5. Lebensjahr noch vollkommen mit der Eichel verbunden, kann man der Vorhautablösung durch Kortisonsalben ein wenig nachhelfen. Versuche, die Vorhaut durch häufiges Zurückziehen von der Eichel zu lösen, führen zwangsläufig zu Verletzungen und damit zu Narbenbildungen.

Eine Vorhautverengung löst sich bis zum Alter von 14 Jahren meist von selbst. Nur bei 1 Prozent der Jugendlichen besteht eine operationsbedürftige Phimose. Doch erst wenn sich die Infekte häufen und dadurch narbige Verengungen entstehen, sollte operiert werden.

Scheidenentzündung

Im Bereich der Schamlippen und der Scheide können häufig Entzündungen vorkommen und auch wiederholt auftreten. Sie werden meist durch Viren, Bakterien oder Pilze ausgelöst und können auch durch Fremdkörper, die beim Spielen in die Scheide gerutscht sind, bedingt sein.

Ursachen und Symptome

Das empfindliche Scheidenmilieu kann durch Badezusätze, Intimsprays oder synthetische Unterwäsche so sehr gestört werden, dass es die Abwehrfähigkeit gegen Viren, Bakterien oder Pilze verliert. Hat ein Kind Würmer und kratzt sich im Schlaf, wird oft auch der Scheideneingang infiziert. Eine Harnwegsinfektion (siehe Seite 104) kann die Gesundheit der Scheide ebenfalls beeinträchtigen. Das gilt auch für einen Fremdkörper, den sich ein Kind aus Neugier in die Scheide geschoben hat. Auch an sexuellen Missbrauch sollte man bei einer Scheideninfektion denken. Die häufigste Ursache für die Infektion ist jedoch eine falsche Hygienegewohnheit nach dem Stuhlgang (siehe Vorbeugung).

Oft ist dann der Intimbereich gerötet und juckt, die Schamlippen sind geschwollen, und es brennt beim Wasserlassen. Bei größeren Mädchen weist auch ein veränderter, zum Beispiel übel riechender Ausfluss auf eine Infektion hin.

Vorbeugung

Der beste Keimschutz im Genitalbereich ist die richtige Hygiene. Wechseln Sie bei Kleinkindern die Windeln häufig, idealerweise sollen Windeln locker sitzen und groß genug sein. Reinigen Sie die Scheide behutsam durch Abtupfen. Die Afterregion sollte immer von vorn nach hinten gesäubert werden, um zu vermeiden, dass Darmbakterien in Richtung Scheide transportiert werden. Mädchen sollten nasse Badeanzüge nach dem Besuch im Schwimmbad möglichst gleich ausziehen. Ganz entscheidend ist auch eine gute Durchblutung des Unterleibs, das heißt für warme und trockene Füße zu sorgen.

Wann Sie zum Arzt gehen sollten

Ein Mädchen sollte zum Arzt, wenn
▸ das Wasserlassen brennende Schmerzen verursacht.
▸ der Ausfluss aus der Scheide mit Beschwerden einhergeht.
▸ sich der gewohnte Ausfluss in Farbe, Geruch oder Beschaffenheit verändert.

So können Sie Ihrem Kind helfen

Vor der Pubertät gehen die meisten Mädchen mit ihrem Intimbereich noch recht unbefangen um. Eltern sollten ihrem Kind deshalb früh zeigen, dass es den Intimbereich stets nur mit klarem, warmem Wasser und einer winzigen Menge hautschonender, pH-neutraler Waschlotion reinigen soll. Die Afterregion muss nach dem Stuhlgang stets von vorn nach hinten gesäubert werden (s. o.). Slips aus kochfester Baumwolle sorgen für ein günstiges, trockenes Milieu um den Scheideneingang. Bei Scheidenentzündungen können Bäder aus pflanzlichen Zutaten oder homöopathische Mittel helfen, die Selbstregulation des Körpers zu unterstützen.

✳ Naturheilkunde

▶ **Eichenrinde** wirkt zusammenziehend und entzündungshemmend. Für ein **Sitzbad** 2 EL fein geschnittene Eichenrinde mit ½ l kaltem Wasser übergießen, aufkochen, 10 Minuten zugedeckt köcheln lassen und abseihen. Die Badewanne knöchelhoch mit Wasser füllen und den Sud dazugießen. Das Kind 1-mal täglich 10 Minuten sitzend darin baden lassen. **Wichtig:** Wegen der gerbenden Eigenschaft der Eichenrinde ist das Bad erst für Kleinkinder ab 6 Monaten geeignet. Die Wanne nach dem Bad sofort säubern, da die Eichenrinde intensiv färbt und Flecken hinterlässt.

▶ Milder ist ein **Sitzbad** aus einer **Kräutermischung** mit Frauenmantelkraut, Taubnesselblüten, Brombeer- und Salbeiblättern. Sie wirkt zusammenziehend, reizlindernd und entzündungshemmend. Dafür je 10 g Frauenmantelkraut, Taubnesselblüten, Brombeer- und Salbeiblätter mischen. 4 EL dieser Mischung mit 1 l kochendem Wasser übergießen, 10 Minuten zugedeckt ziehen lassen und abseihen. Die Badewanne knöchelhoch mit Wasser füllen und den Sud dazugießen. 2- bis 3-mal täglich 10 bis 15 Minuten sitzend darin baden lassen.

☘ Homöopathie

Geben Sie Ihrem Kind bei mildem Ausfluss mit Juckreiz von dem Mittel Borax D6 3- bis 4-mal täglich 3 bis 5 Globuli.

❖ Medikamente aus der Apotheke

▶ Wenn die naturheilkundlichen Mittel keine Besserung gebracht haben, können Sie es mit einem **Sitzbad** mit **Kaliumpermanganat** versuchen, das antibakterielle Eigenschaften hat.

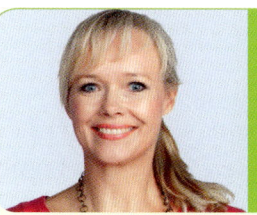

Mein Tipp für Eltern
Dr. med. Franziska Rubin

Offenheit hilft

So, wie in den meisten Familien der Hintern »Popo« heißt, nennen wir in unserer Familie die Scheide liebevoll »Nunu«. Das hat zu einem erstaunlich offenen Umgang geführt: Dass die Nunu zwickt oder die eine Haare hat, die andere nicht, sind bei uns Themen, die auch in der Öffentlichkeit geführt werden können. Man spricht auch darüber, ob die Nunu wehtut und warum das so ist. So meldet sich ein Mädchen rechtzeitig, wenn etwas nicht stimmt, etwa wenn es krank ist. Und auch Missbrauch kann schneller zur Sprache kommen.

Für das Bad so viel einprozentige Kaliumpermanganat-Lösung ins Wasser geben, bis sich das Wasser rosa verfärbt (Dosierungsanleitung des Beipackzettels beachten). Dann das Kind 20 Minuten darin baden lassen. Die Anwendung ist auch für Kleinkinder geeignet.

▶ Stellt sich auch dann noch keine Besserung der Beschwerden ein, sind **Scheidenzäpfchen** und -tabletten gegen Pilzinfektionen mit Wirkstoffen wie **Clotrimazol** oder **Nystatin** zu empfehlen. Die Anwendung des jeweiligen Präparats erfolgt gemäß Beipackzettel.

Menstruationsbeschwerden

Frau zu werden ist für Mädchen nicht immer leicht. Besonders die ziehenden oder krampfartigen Schmerzen im Unterleib, die gelegentlich in den Rücken und in die vorderen Oberschenkel ausstrahlen, vergällen manchem Mädchen buchstäblich »die Tage«. Einige müssen zusätzlich erbrechen oder haben Kreislaufbeschwerden.

Ursachen und Symptome

Eine schmerzfreie Menstruationsblutung gibt es selten. Die Gebärmutter zieht sich in diesen Tagen immer wieder ein wenig zusammen, um die Schleimhaut abzustoßen. Das erleben viele Frauen jedoch nur als leichten, ziehenden Schmerz. Für stärkere, krampfartige Schmerzen ist ein Ungleichgewicht der Hormone Östrogen und Progesteron verantwortlich. Darunter leiden vor allem junge Mädchen, deren hormoneller Regelkreis sich erst einspielen muss.

Vorbeugung

Je besser ein Mädchen über die Abläufe während des Zyklus Bescheid weiß, desto gelassener wird es mit den Beschwerden umgehen. Darüber hinaus kann das Zusammenspiel von regelmäßiger sportlicher Betätigung, ausgewogener Ernährung und ausreichend Entspannung Menstruationsbeschwerden vorbeugen.

Wann Sie zum Arzt gehen sollten

Ein Arztbesuch ist angeraten, wenn sich ein Mädchen während der Menstruationsblutung krank fühlt oder wegen der Schmerzen seinen Alltag nicht bewältigen kann. Auch Mädchen, deren Schmerzen mit jeder Periode stärker werden, sollten unbedingt einen Arzt aufsuchen. Grund für die starken Beschwerden könnte eine (sehr seltene) Gebärmutterfehlbildung sein, die verhindert, dass das Blut abfließt, sodass es sich in der Gebärmutter staut. Eine solche Fehlbildung muss operiert werden. Danach sind die Schmerzen meist verschwunden.

So können Sie Ihrem Kind helfen

Wie sehr sich ein Mädchen durch seine Monatsblutungen beeinträchtigt fühlt, hängt nicht zuletzt davon ab, wie seine Mutter damit umging. Hatte die Mutter kaum Beschwerden beziehungsweise weiß sie sich rasch zu helfen, wird auch die Tochter meist problemlos in ihre Zyklen hineinwachsen. Mütter können ihren Töchtern zeigen, welche pflanzlichen und homöopathischen Mittel man anwenden kann, um Krämpfe und Schmerzen im Unterleib zu lindern. Außerdem gibt es entspannende Yoga- oder Atemübungen.

✳ Naturheilkunde

▶ Krampflösend nicht nur allgemein bei Bauchschmerzen, sondern auch speziell bei Menstruationsschmerzen wirkt ein **Kamillentee**. Dazu 2 TL Kamillenblüten mit 1 Tasse kochendem Wasser übergießen, 10 Minuten zugedeckt ziehen lassen und abseihen. Während der Menstruation täglich 2 bis 3 Tassen in kleinen Schlucken trinken lassen.

▶ Aus der traditionellen Naturheilkunde überliefert ist der **Frauenmanteltee**. Er soll hormonausgleichend, zusammenziehend und krampf-lösend wirken. Dazu 1 EL Frauenmantelkraut mit ¼ l kochendem Wasser übergießen, 15 Minuten zugedeckt ziehen lassen und absei-hen. Während der Menstruation täglich 2 bis 3 Tassen trinken lassen.

▶ Um der Unruhe und Angst vor der Menstrua-tion entgegenzuwirken, haben sich **Frauen-tropfen** aus Kamillen-, Pfefferminz-, Wermut- und Baldriantinktur bewährt. Dazu 10 ml Kamillentinktur mit je 5 ml Pfefferminz-, Wer-mut- und Baldriantinktur in der Apotheke mischen lassen. Während der Menstruation 10 bis 30 Tropfen auf 1 Stück Würfelzucker träufeln und bei Bedarf einnehmen lassen.

▶ Unterstützend können sich betroffene Mäd-chen ein **Heublumensäckchen** auf den Bauch legen. Die ätherischen Öle aus den Blumen und Kräutern sind nicht nur durchblutungs-fördernd, sondern wirken auch beruhigend auf die Psyche. Dazu einen Waschlappen mit Heu-blumen füllen und die offene Seite mit einer Kordel verschließen. Wasser in einem Topf zum Kochen bringen und zwei Kochlöffel so auf den Topfrand legen, dass man das Heublu-mensäckchen darauflegen kann. (Alternativ kann das Heublumensäckchen auch in der Apotheke erworben werden, es ist mehrfach verwendbar.) Das Säckchen 20 bis 30 Minuten über dem aufsteigenden Dampf erwärmen, auf den Unterleib legen und 20 Minuten einwirken lassen. 30 Minuten im Bett nachruhen lassen.

▶ Hilfreich gegen die Schmerzen ist zudem eine einfache, entspannende **Atemübung**. Für die Übung auf den Rücken legen, ein Bein anzie-hen, das Knie mit beiden Händen umfassen und zum Bauch ziehen. Den Kopf anheben und 7-mal tief in den Bauch atmen. Danach die Übung mit dem anderen Bein ausführen. Mehrmals wiederholen.

♣ Homöopathie

Geben Sie Ihrer Tochter je nach Symptom von einem der folgenden Mittel im Akutfall jeweils 1-mal stündlich 3 Globuli, maximal 5-mal täg-lich; danach 3- bis 4-mal täglich 3 Globuli ein-nehmen lassen:

▶ bei starken, krampfartigen Periodenschmer-zen; Besserung bei Wärme und durch Zusam-menkrümmen: Magnesium phosphoricum D6;

▶ bei Periodenschmerzen; schlechtem Kreislauf mit Übelkeit, Schwindel, Blässe, Kollapsnei-gung: Veratrum album D6;

▶ bei nervöser Unruhe; schon vor Beginn der Regel krampfartige Schmerzen, die bis in die Oberschenkel ausstrahlen: Chamomilla D6.

✻ Heilkunde aus aller Welt

Sportliche Betätigung wirkt sich insgesamt posi-tiv auf Menstruationsschmerzen aus. Gute Erfah-rung gibt es mit dem **Luna-Yoga**, einer Yoga-Form, die spezielle Übungen für die Kräftigung der Beckenregion enthält. Regelmäßig ausgeübt, können sie das Wohlbefinden verbessern, etwa diese Schmetterlingsübung: Aufrecht auf den Boden setzen, die Beine anwinkeln und die Knie nach außen fallen lassen. Die Füße so nah an den Körper ziehen, dass sich Fußsohlen und Fersen berühren. Mit der linken Hand zum rechten Knie greifen, die rechte Hand hinter das rechte Gesäß legen. Über die rechte Schulter nach hinten schauen, einige Atemzüge lang halten und die Dehnung spüren. Danach die Übung auf der anderen Seite ausführen. Mehrmals wiederholen.

❖ Medikamente aus der Apotheke

Stellt sich keine Besserung ein, sind Schmerzmittel mit dem Wirkstoff **Paracetamol** zu empfehlen.

Niedriger Blutdruck und Schwindel

Ein zu niedriger Blutdruck ist die häufigste Kreislaufstörung im Kindesalter. Vor allem schlanke, groß gewachsene Mädchen in der Pubertät sind davon betroffen. Seltener ist der rasche Blutdruckabfall (Orthostase-Syndrom) gleich nach dem Aufstehen, bei dem einem Kind schwindlig oder schwarz vor Augen wird. Häufiger Schwindel beziehungsweise das Orthostase-Syndrom trifft vor allem zart gebaute oder rasch wachsende Kinder und tritt besonders bei einem Lagewechsel (vom Liegen zum Stehen) oder bei längerem Stehen an einem Platz auf. Dabei sackt das Blut in die Bauch- und Beinvenen, was eine kurze, harmlose Mangeldurchblutung des Gehirns zur Folge hat. In den meisten Fällen sind beide Beschwerdebilder aber harmlos, und die Symptome verschwinden nach der Pubertät wieder.

Ursachen und Symptome

Besonders am Morgen fühlen sich Kinder mit niedrigem Blutdruck schwach, sie sind müde und wenig leistungsfähig. Ihnen ist oft kalt, vor allem an den Händen und Füßen. Das Orthostase-Syndrom macht sich insbesondere bei Hitze bemerkbar. Dann wird den Kindern schwindlig, vor ihren Augen flimmert es oder es wird ihnen schwarz vor Augen. Es kann auch zu einer vorübergehenden Bewusstlosigkeit kommen.

Wenn die Pumpleistung des Herzes zu gering ist, um einen ausreichenden Druck auf die Blutgefäße auszuüben, spricht man von niedrigem Blutdruck. Blutdruck und Puls hängen jedoch von zahlreichen Faktoren ab. So steigen sie beispielsweise durch die Aufregung beim Arzt manchmal erheblich an. Messen Sie den Blutdruck für eine verlässliche Aussage an mehreren

Tagen hintereinander jeweils morgens und abends. Eine grundsätzliche Orientierung können Normwerte geben:
▶ 2-jähriges Kind: Blutdruck ca. 90/60 mmHg, Ruhepuls ca. 95 bis 140;
▶ 6-jähriges Kind: Blutdruck ca. 95/60 mmHg, Ruhepuls ca. 70 bis 125;
▶ 10-jähriges Kind: Blutdruck ca. 100/65 mmHg, Ruhepuls ca. 70 bis 120;
▶ 14-jähriges Kind: Blutdruck ca. 110/70 mmHg, Ruhepuls ca. 65 bis 110.
Meistens ist ein niedriger Blutdruck Veranlagungssache, wird jedoch durch salzarme Kost, Flüssigkeitsmangel, eine Infektion oder zu lange Sonnenbäder begünstigt. Sehr selten steckt hinter niedrigem Blutdruck eine andere Erkrankung, wie etwa eine angeborene Herzschwäche.

Vorbeugung

Bewegung, nicht Schonung ist empfehlenswert für Kinder, die zu niedrigem Blutdruck neigen. Insbesondere regelmäßiger Ausdauersport (z. B. Fahrradfahren, Schwimmen) reguliert den Blutdruck. Hilfreich ist auch ein gezieltes Gefäßtraining durch Kneipp-Wasseranwendungen, wie regelmäßige Wechselduschen oder regelmäßige Saunagänge. Wichtig ist außerdem, dass genug getrunken wird (Kinder bis 12 Jahre: ca. 1 bis 1,5 Liter; ab der Pubertät 1,5 bis 2 Liter täglich).

Wann Sie zum Arzt gehen sollten

Suchen Sie unbedingt einen Arzt auf, wenn
▶ Ihr Kind auch bei alltäglichen Belastungen wie Treppensteigen über Schwindel klagt.

▶ Ihr Kind das Gefühl hat, es drehe sich immer in eine Richtung; dann steckt möglicherweise eine Störung des Gleichgewichtsinns dahinter. Ein Arztbesuch ist auch angeraten, wenn die Schwäche den ganzen Tag anhält und wenn Gewichtsverlust hinzukommt.

So können Sie Ihrem Kind helfen

Ein spezielles Programm aus Sport, Wechselduschen und Bürstenmassagen wird immer wieder empfohlen. Viele Kinder brauchen jedoch zusätzlich eine medikamentöse Blutdruckstabilisation, zum Beispiel mit Etilefrintropfen oder Korodin-Herz-Kreislauf-Tropfen. Die Einnahme sollte jedoch nur in Absprache mit dem behandelnden Kinderarzt erfolgen.

Bei morgendlichem Schwindel hat es sich bewährt, dem Kind oder Jugendlichen schon vor dem Aufstehen ein bis zwei Tassen warme Flüssigkeit (Tee, Wasser) im Bett zu trinken zu geben. Erst danach langsam aufstehen und die Beine zunächst etwas baumeln lassen. Längeres Stehen während des Tages ist möglichst zu meiden.

Die Naturheilkunde bietet vor allem in Form von Wasseranwendungen die Möglichkeit, die Regulationsfähigkeit der Blutgefäße zu trainieren und den Kreislauf auf Trab zu bringen. Zusätzlich helfen sanfte Muntermacher aus der Pflanzenheilkunde, wie etwa Rosmarin oder Lavendel.

✳ Naturheilkunde

▶ Besonders hilfreich zur Stabilisierung des Kreislaufs – auch für zwischendrin – ist ein **kaltes Armbad**. Dazu Hände und Unterarme 1 bis 3 Minuten unter fließendes kaltes Wasser halten. Danach nicht abtrocknen, sondern an der Luft trocknen lassen.

▶ Wer zu kalten Füßen neigt, für den ist ein **ansteigendes Rosmarinfußbad** zur Kreislaufstabilisierung ideal. Dazu die Füße in eine Schüssel stellen und lauwarmes Wasser wadenhoch angießen. 5 Tropfen Rosmarinöl und 1 Tasse Milch dazugeben und in Abständen von 1 Minute so viel heißes Wasser dazugießen, bis 40 °C erreicht sind. Danach kurz das rechte, dann das linke Bein vom Fuß bis zur Wade aufwärts mit kaltem Wasser abduschen. Das Wasser nur abstreifen und Wollsocken anziehen.

▶ Bewährt hat sich auch ein **Rosmarinbad**. Die ätherischen Öle des Rosmarins wirken kräftigend, blutdrucksteigernd und -stabilisierend. Dazu 50 g Rosmarinblätter mit 2 l kaltem Wasser übergießen, aufkochen, 10 Minuten zugedeckt köcheln lassen und abseihen. Den Aufguss ins 38 °C warme Badewasser geben. Bei Bedarf 15 Minuten baden und dann 30 Minuten im Bett ruhen lassen.

▶ Ebenfalls kreislaufstabilisierend ist ein **Lavendelbad**. Dazu 50 bis 60 g Lavendelblüten mit 1 l kaltem Wasser übergießen, zum Kochen bringen, 10 Minuten zugedeckt ziehen lassen und dann abseihen. Den Sud ins 38 °C warme Badewasser geben. Vor dem Schlafengehen 15 Minuten baden lassen.

▶ Zusätzlich können Sie noch 5 Tropfen **Rosmarinöl** in eine Schale mit Wasser geben und ins Kinderzimmer stellen.

✳ Heilkunde aus aller Welt

Die ayurvedische Medizin empfiehlt, morgens und abends je 1 Msp. **Zimt** mit flüssigem Honig einzunehmen. Zimt wirkt allgemein kräftigend und regt den Kreislauf an. Nach ayurvedischem Verständnis (siehe Seite 38) soll er die Lebensenergie Pitta stärken, die unter anderem für die Steuerung des Stoffwechsels zuständig ist.

Diabetes mellitus

Die jugendliche Form des Diabetes mellitus (Typ-1-Diabetes) ist die häufigste Stoffwechselerkrankung bei Kindern und Jugendlichen. Die Erkrankungsrate steigt weltweit an. Noch ist die Ursache unklar. Immer öfter sind Kinder und Jugendliche heutzutage auch von Typ-2-Diabetes betroffen, der früher vor allem im Alter auftrat (Altersdiabetes). Zurückzuführen ist diese Entwicklung auf den modernen Lebensstil mit Bewegungsmangel und zu hoher Energiezufuhr.

Die Diagnose Diabetes und der Umgang mit der Krankheit belasten Familien meist sehr. Trotzdem können Kinder mit dieser Krankheit heutzutage einen normalen Alltag haben. Wichtig ist jedoch, dass Eltern gut informiert sind und auch das unmittelbare Umfeld des Kindes über die Stoffwechselerkrankung aufgeklärt wird. Das Messen des Blutzuckers und das Spritzen von Insulin sind bei Diabetes unerlässlich, um gefährliche Folgeerkrankungen wie Nervenschädigungen zu vermeiden.

Ursachen und Symptome

Erste Hinweise auf Diabetes sind ständiger Durst und vermehrter Harndrang, Bauchschmerzen sowie Müdigkeit und verminderte Leistungsfähigkeit. Typisch ist auch ein Gewichtsverlust.

▶ **Typ-1-Diabetes** ist eine Immunerkrankung, bei der es zur Zerstörung der Bauchspeicheldrüse kommt und dadurch zu einem absoluten Mangel an Insulin. Dieses Hormon sorgt dafür, dass der Zucker im Blut in die Körperzellen gelangt, die damit ihren Energiebedarf decken. Fehlt Insulin, sammelt sich der Zucker im Blut an. Den überschüssigen Zucker versucht der Körper über den Urin loszuwerden. Damit die Körperzellen langfristig mit ausreichend Energie versorgt werden, bauen sie Eiweiß (also Muskeln) und Fett (Fettgewebe) ab, sodass Betroffene stark abnehmen. Beim Abbau von Eiweiß und Fett entstehen jedoch schädliche Stoffe (Ketone), und Blut und Gewebe übersäuern. Dann kann es zum lebensbedrohlichen diabetischen Koma kommen.

Neben einer Veranlagung scheinen verschiedene Auslöser den Prozess in Gang zu setzen. Die Wissenschaft verfolgt viele Spuren – von Infekt über Ernährung bis zu einem Kaiserschnitt.

▶ Bei **Typ-2-Diabetes** wird das Insulin nicht richtig von den Muskel-, Fett- und Leberzellen aufgenommen, oder diese Zellen sind unempfindlich gegenüber Insulin geworden.

Vorbeugung

Da Typ-1-Diabetes auch genetisch bedingt ist, können Sie vorbeugend wenig tun. Recht gut vorbeugen kann man hingegen einem Typ-2-Diabetes bei Kindern: An erster Stelle steht dabei die Bewegung. Sie wirkt regulierend auf die Insulinproduktion und verhindert außerdem Übergewicht. Kinder sollten mindestens 1, besser noch 2 Stunden täglich in Bewegung sein. Eine ausgewogene Ernährung mit frisch zubereiteten Speisen ist zu bevorzugen, damit der Blutzuckerspiegel nicht so stark schwankt.

Da auch ein Schwangerschaftsdiabetes das Risiko erhöht, dass ein Kind später an Typ-2-Diabetes erkrankt, sollten Sie sich in der Schwangerschaft auf Diabetes untersuchen lassen (der Test wird von den Krankenkassen bezahlt) und sich ansonsten möglichst viel bewegen und ausgewogen ernähren.

Wann Sie zum Arzt gehen sollten

Wird bei Ihrem Kind die Diagnose Diabetes gestellt, muss es sofort ärztlich behandelt werden, damit sich die Erkrankung nicht verschlechtert. Suchen Sie bei folgenden Symptomen unbedingt sofort einen Arzt auf (Gefahr eines Komas):

▸ überdurchschnittlich großer Durst;
▸ verstärkter Harndrang; dadurch kann es zu plötzlichem nächtlichem Einnässen kommen;
▸ unerklärlicher Gewichtsverlust;
▸ Müdigkeit, Erschöpfung und Konzentrationsschwäche sowie verringerte Leistungsfähigkeit;
▸ Bauchschmerzen;
▸ Sehstörungen;
▸ erhöhte Infektanfälligkeit.

So können Sie Ihrem Kind helfen

Bei Typ-1-Diabetes muss das fehlende Insulin durch eine Insulintherapie (Insulinspritzen) ersetzt werden. Lernen Sie deshalb in Schulungen (in spezialisierten Praxen) gemeinsam mit allen anderen Angehörigen und Ihrem Kind die Therapie richtig im Alltag umzusetzen. Informieren Sie auch Betreuer und Lehrer in Kindergarten und Schule genau, welche Sofortmaßnahmen vor allem bei niedrigem Blutzuckerspiegel nötig sind. Kontrollieren Sie die regelmäßige Messung des Blutzuckerspiegels und das Eintragen der Werte in ein Tagebuch. Achten Sie aber darauf, dass Ihr Kind lernt, so früh wie möglich selbst seinen Blutzucker zu bestimmen und sich Insulin zu spritzen. Halten Sie Ihr Kind auch sonst an, so aktiv wie möglich sein Leben in Schule oder Freizeit zu gestalten. Traubenzucker oder süße Fruchtsäfte sollten Sie für den Fall einer Unterzuckerung ständig parat haben.

Grundsätzlich kann bei Diabetes alles gegessen werden. Wichtig ist jedoch, dass die Ernährung insgesamt ausgewogen ist (55 Prozent Kohlenhydrate, 30 Prozent Eiweiß, 15 Prozent Fett). Empfohlen werden außerdem drei Hauptmahlzeiten und drei bis vier Zwischenmahlzeiten.

Bei beiden Diabetesformen sollten Sie Ihr Kind zu regelmäßiger Bewegung ermuntern. Empfehlenswert sind täglich 1 bis 2 Stunden Sport. Sorgen Sie dafür, dass Ihr Kind eine Sportart für sich entdeckt, die es gerne ausübt.

Naturheilkundliche Methoden allein helfen bei Diabetes nicht weiter, sie können die Therapie allenfalls unterstützen.

✳ Naturheilkunde

▸ Aus der Volksheilkunde überliefert ist der Einsatz von **Bockshornkleesamen** als Begleittherapie bei Diabetes. Sie sollen positiv auf die Bauchspeicheldrüse wirken und diese bei der Insulintherapie unterstützen. Dazu ½ TL Bockshornkleesamenpulver mit 1 Tasse kochendem Wasser übergießen, 10 Minuten ziehen lassen und eventuell abseihen. 3-mal täglich vor den Mahlzeiten trinken lassen.

✳ Heilkunde aus aller Welt

Im Ayurveda wird bei Diabetes die Benutzung von scharfen und bitteren Gewürzen empfohlen, so sollen um Beispiel **Zimt** und **Kurkuma** den Blutzucker senken. Es wird empfohlen, morgens und abends je 1 Msp. Zimt mit flüssigem Honig einzunehmen. Zusätzlich helfen die Bitterstoffe aus Kurkumatee, den Stoffwechsel anzuregen: Dazu 1 TL Kurkumapulver mit ½ l heißem Wasser übergießen, kurz aufkochen lassen und über den Tag verteilt trinken lassen. Ergänzend täglich Kurkuma als Gewürz zum Kochen verwenden.

Bindehautentzündung

Wenn die Augen rot und geschwollen sind, kann eine Entzündung oder Reizung der Augenbindehaut die Ursache sein. Die Bindehaut kleidet die Innenseite der Augenlider aus. Bei Kindern sind solche Entzündungen recht häufig.

zu helles Sonnenlicht oder Allergien ausgelöst werden. Auch eine Infektion durch Viren oder Bakterien kann zu einer Bindehautentzündung führen. Sind Viren die Auslöser, ist die Bindehautentzündung meist sehr ansteckend.

Ursachen und Symptome

Typische Symptome sind tränende, rote und schmerzende Augen. Die Augen sind lichtempfindlich und manchmal mit Eiter verklebt. Eine Bindehautentzündung kann durch Rauch, Staub,

Wann Sie zum Arzt gehen sollten

Lassen die Beschwerden nach einem Tag nicht nach, empfiehlt sich ein Arztbesuch.

So können Sie Ihrem Kind helfen

In der Regel heilt eine Bindehautentzündung nach wenigen Tagen von alleine ab, wenn das Kind den Ursachen nicht weiter ausgesetzt ist.

Gut zu wissen

Gerstenkorn

Schmerzhaft, aber meist völlig harmlos ist ein Gerstenkorn. Das ist eine eitrige Entzündung der Drüsen im Augenlid, ausgelöst durch Eiterbakterien. Das Augenlid schwillt dabei rötlich an, ist sehr druckempfindlich und schmerzt. Nach einigen Tagen bildet sich ein gelblicher Eiterherd. Platzt das reife Gerstenkorn, kann der Eiter abfließen, die Heilung beginnt. Ganz wichtig ist, dass Kinder oder Eltern nicht an den Augen drücken oder reiben, denn dadurch können Eiterbakterien ins Blut gelangen. Ein Gerstenkorn sollte immer ärztlich behandelt werden, in der Regel mit Antibiotikasalben. Sie können die Heilung beschleunigen, indem Sie die Augen mit der rechts genannten Salzlösung. spülen. Bewährt haben sich auch homöopathische Mittel: Staphisagria D12 oder Pulsatilla D12 (2-mal täglich 5 Globuli).

❇ Naturheilkunde

▶ Empfehlenswert sind mehrmals tägliche **Spülungen** mit einer **Salzlösung**. Dafür 1 g Salz in 100 ml lauwarmes, abgekochtes Wasser geben. Säuglingen und Kleinkindern die Augen mit einer sterilen Kompresse vorsichtig von außen nach innen zur Nase hin auswaschen. Benutzen Sie jedes Mal ein frisches Tuch, um die Augen nicht immer wieder neu zu infizieren. Größere Kinder (ab 6 Jahren) können die Spülung mit einer Augenbadewanne aus der Apotheke machen.

❀ Homöopathie

Geben Sie Ihrem Kind von dem Mittel Euphrasia D12 2-mal täglich je 5 Globuli.

Borreliose

Borreliose, auch Lyme-Krankheit genannt, ist die häufigste durch Zecken übertragene Krankheit in Europa und Nordamerika. Die Erreger sind Bakterien, sogenannte Borrelien, die durch einen Stich mit dem Speichel der Zecke ins menschliche Blut gelangen. Besonders gefährdet sind Kinder in ländlichen Gebieten. Wird die Borreliose nicht frühzeitig behandelt, können Jahre später Komplikationen wie Gelenkentzündungen auftreten.

Ursachen und Symptome

Zecken lauern ab Temperaturen über 7 °C auf hohen Grashalmen oder Sträuchern auf einen blutspendenden Wirt. Sie heften sich vor allem an warmen, feuchten Körperstellen fest (z. B. in den Achseln). Nach erfolgter Infektion kann sich nach drei bis vier Wochen eine runde Rötung um die Stichstelle bilden. Die Rötung kann sich ausbreiten (Wanderröte) und verblasst in der Mitte oft wieder. Häufig treten in dieser Phase auch grippeähnliche Beschwerden auf. Manchmal zeigt sich aber auch nichts. Danach, oft erst nach Monaten, kann sich das zweite Stadium einstellen. Dabei können sich Konzentrationsschwäche, Stimmungsschwankungen und Nervenstörungen bemerkbar machen. Auch eine Hirnhautentzündung oder Herzrhythmusstörungen können hinzukommen. Monate oder Jahre später können Gelenkentzündungen eintreten.

Vorbeugung

Der beste Schutz vor Borreliose ist es, Zeckenstichen vorzubeugen. Ist Ihr Kind auf Wiesen oder in Wäldern unterwegs, empfiehlt sich eine zeckensichere Kleidung, bei der alle Körperpartien bedeckt sind. Zudem können Sie die Haut ab dem Schulkindalter mit stark duftenden Pflanzenölen wie Zitroneneukalyptusöl (z. B. als Anti Brumm® Naturel) einreiben, die Zecken zumindest für einige Stunden abhalten, da sie den Geruch nicht mögen. **Wichtig:** Diese Öle sind nicht für Babys und Kleinkinder geeignet und können einen lebensgefährlichen Atemstillstand auslösen.

Suchen Sie Ihr Kind nach jedem Aufenthalt im Freien unbedingt gründlich nach Zecken (auch krabbelnden!) ab. Finden Sie dabei eine, so entfernen Sie sie vorsichtig mit einer Zeckenzange und Handschuhen. Fassen Sie die Zecke dabei möglichst dicht am Kopf und ziehen Sie sie gerade heraus. Keinesfalls sollten Sie die Zecke mit Öl, Vaseline oder Ähnlichem herausdrehen, dadurch gelangt nur mehr Speichel in die Stichstelle. Reinigen Sie die Wunde dann mit Wasser und Seife. Je schneller Sie die Zecke entfernen, desto niedriger ist das Risiko einer Infektion.

Wann Sie zum Arzt gehen sollten

Eine Borreliose muss immer ärztlich behandelt werden – je früher, desto besser. Unbedingt zum Arzt gehen sollten Sie, wenn sich um den Biss die Wanderröte zeigt.

So können Sie Ihrem Kind helfen

Vorsorglich Antibiotika einzunehmen ist nicht angeraten. Unterstützend zur ärztlichen Behandlung können Sie ein bewährtes homöopathisches Mittel geben, das generell gegen Insektenstiche empfohlen wird: Ledum C30 (1-mal 5 Globuli).

Hauterkrankungen

Zeigt sich auf einer bislang makellos rosigen Kinderhaut ein Ausschlag oder Ekzem, oder muss sich das Kind ständig kratzen, sind Eltern zunächst oft ratlos und suchen fachliche Hilfe. Eine ärztliche Diagnose kann dann in den meisten Fällen weiterhelfen. Bei vielen Hautproblemen können Eltern jedoch selbst tätig werden: Denn damit ein Kind sich in seiner Haut wohlfühlt, braucht es neben liebevollem Hautkontakt oft einfach nur die richtige Pflege.

Aufbau und Funktion der Haut

Die Haut ist unser größtes Sinnesorgan, das uns über Sinneszellen mit Informationen über unsere Umwelt versorgt. Wir fühlen, ob ein Gegenstand rau oder glatt, weich oder hart, warm oder kühl ist. Sie meldet bei Verletzungen Schmerzen an das Gehirn und reguliert über sogenannte Thermorezeptoren die Körpertemperatur. Zugleich ist die Haut ein Schutzorgan, indem sie das Körperinnere vor Hitze, Kälte, Druck, UV-Licht, chemischen Stoffen oder Krankheitserregern abschirmt. Um dieser Schutzfunktion gerecht zu werden, besteht die Haut aus drei Schichten: der Oberhaut, Lederhaut und Unterhaut. Der sogenannte Säureschutzmantel umhüllt zusammen mit einer einfettenden Talgschicht die Haut und bildet die erste Barriere für gesundheitsschädliche Bakterien, Viren und Pilze.

Während gesunde Erwachsenenhaut viele schädigende Umwelteinflüsse abwehren kann, muss Kinderhaut noch reifen – ein Prozess, der bis zur Pubertät dauert. Kinderhaut sieht zwar meist prall und rosig aus, ist aber empfindlicher und dünner als Erwachsenenhaut. Äußere Einflüsse können sie deshalb leicht aus dem Gleichgewicht

bringen. Doch auch Krankheiten oder seelische Belastungen machen sich am Hautbild bemerkbar. Fühlt sich ein Mensch wohl in seiner Haut, »sieht er blendend aus«. Fahle Haut hingegen ist ein Zeichen für Krankheit oder Schlafmangel. Wird jemand verlegen, errötet er – hat er ein schockierendes Erlebnis, wird er kreideweiß.

Hautproblemen vorbeugen

Fast zwei Drittel der Kinder unter zehn Jahren haben eine **trockene, empfindliche Haut,** die schon auf herkömmliche Pflegemittel oder Wollkleidung mit Reizungen reagiert. Oft spielt eine erbliche Veranlagung eine Rolle. Speichert die Haut nicht ausreichend Feuchtigkeit oder gibt zu viel Feuchtigkeit ab, wird sie trocken und empfindlich. Der Feuchtigkeitsmangel macht sie spröde, verursacht Juckreiz und lässt schlimmstenfalls Risse entstehen – die Eintrittspforte für Krankheitserreger. Ein Kind mit trockener Haut sollte auf langes Baden, auf Schaumbäder sowie starkes Einseifen unter der Dusche verzichten.

Jugendliche in der Pubertät werden hingegen eher von **fettiger Haut** und Pickeln geplagt. Schuld daran ist die hormonell bedingte Überproduktion der Talgdrüsen. Der Talg bleibt in den Poren stecken, es bilden sich Mitesser, und die Haut kann sich entzünden. Auf eine übermäßige und häufige Reinigung sollte Ihr Kind jedoch verzichten. Insbesondere alkoholhaltige Reinigungsmittel verstärken die Talgproduktion, und das Hautproblem verschlimmert sich noch. Statt Seifen empfehlen sich milde Syndets (seifenfreie Waschlotionen).

Sinnvoll, um Hautproblemen vorzubeugen, ist auch eine zucker- und fettarme Ernährung.

Reichlich Gemüse und Obst liefern der Haut wichtige Mineralstoffe und Vitamine. Besonders empfehlenswert sind zudem fettreiche Fische wie Lachs, Makrele oder Hering sowie Pflanzenöle wie Lein-, Raps- und Olivenöl. Sie versorgen die Haut mit Omega-3-Fettsäuren, die vorzeitigem Altern, Schuppen und Ekzemen entgegenwirken.

So können Sie Ihrem Kind helfen

Eltern von Kindern mit einer **trockenen Haut** sollten vor allem die vorbeugenden Maßnahmen berücksichtigen, stark strapazierte Stellen schützen und Entzündungen rechtzeitig behandeln.

Bei Jugendlichen mit **fettiger Haut** ist von Elternseite insbesondere der seelische Beistand wichtig: Nehmen Sie die Sorgen Ihres Kindes ernst und unterstützen Sie es zum Beispiel auf der Suche nach den passenden Pflegemitteln.

❋ Naturheilkunde

Trockene Haut braucht Schutz vor Austrocknung in Form von Fetten und Ölen. Heilpflanzen wie die Ringelblume beruhigen die Haut, fördern den Heilungsprozess und lindern den Juckreiz.

▶ Das Mittel der Wahl ab dem Babyalter ist **Ringelbumensalbe** (siehe Kasten auf Seite 122). Die Salbe 1-mal täglich dünn auf die betroffenen Stellen auftragen. **Wichtig:** Nicht geeignet bei bekannter Allergie auf Korbblütler.

▶ Etwas milder ist ein **Pflegeöl**, das Feuchtigkeit spendet und irritierte Haut insgesamt beruhigt. Besonders trockene Hautstellen sind dankbar dafür: 30 Tropfen Fenchelöl, je 10 Tropfen Lavendel- und Rosenöl mit 100 ml Basisöl (z. B. Mandel- oder Olivenöl) mischen. In eine dunkle Flasche füllen, kräftig schütteln und 30 Minuten stehen lassen, damit sich die Öle verbinden.

Abends auf die betroffenen Stellen dünn auftragen und morgens mit lauwarmem Wasser abspülen. 2- bis 3-mal wöchentlich anwenden.

▶ Zusätzlich profitiert die Haut von einem **Milch-Öl-Bad**, das Feuchtigkeit spendet und durch den verbleibenden Ölfilm vor Austrocknung schützt. 1 Tasse Vollmilch und 3 EL Olivenöl in eine Kinderbadewanne geben und umrühren. 2-mal wöchentlich maximal 15 Minuten baden lassen, kurz abduschen und trocken tupfen.

Fettige Haut lässt sich gut mit Zubereitungen reinigen, in denen Heilpflanzen wie der Zauberstrauch der Entstehung von Entzündungen entgegenwirken. Gelegentliche Peelings helfen, das Hautbild zu verbessern.

▶ Zur täglichen Reinigung eignen sich **Extrakte** aus dem **Zauberstrauch** (Hamamelis). Man kann sie als Destillate in der Apotheke kaufen (z. B. als Hametum® Extrakt). Davon 5 ml mit 200 ml abgekochtem Wasser verdünnen und mit einem Wattebausch die Haut reinigen.

▶ Auch manche **Wildkräuter** reinigen die Haut und machen sie weich, zum Beispiel Brennnessel, Löwenzahn, Bärlauch, Scharbockskraut oder Vogelmiere. Frisch gepflückt, sind sie reich an Mineralstoffen und Vitaminen. Die gesammelten Kräuter über Nacht im Wasser ziehen lassen und dann durch ein Sieb gießen. Mit dem Wasser am nächsten Morgen waschen. **Wichtig:** Nicht geeignet bei bekannter Allergie.

▶ Zur kurmäßigen Pflege der Haut ist **Gurkensaft** ideal. Er spendet nicht nur Feuchtigkeit, sondern versorgt die Haut auch mit wertvollen Vitaminen und Mineralstoffen. Dafür ¼ Gurke schälen und fein raspeln. Die Gurkenmasse durch ein Tuch auspressen und den Saft abends auf das Gesicht auftragen.

▶ Mit **Mandelkleiepaste** lassen sich Talgreste und abgestorbene Hautzellen entfernen, ohne die Haut zu reizen. Das Einmassieren der Kleie wirkt durchblutungsanregend und porenverfeinernd, Milch und Mandelöl spenden Feuchtigkeit: ⅛ l Vollmilch mit 1 Tasse Mandelkleie (aus der Apotheke) und 15 ml Mandelöl zu einer Paste verrühren. Auf das Gesicht auftragen (Augen- und Mundpartien aussparen) und einmassieren. Mit lauwarmem Wasser abwaschen. 2-mal wöchentlich anwenden.

✳ Heilkunde aus aller Welt

Zur täglichen ayurvedischen Routine gehört die **warme Ölmassage**. Sie regt die Durchblutung an, unterstützt die natürliche Reinigung, stärkt das Immunsystem und die Selbstheilungskräfte. Besonders bewährt hat sich eine Mischung aus Sesamöl und Extrakten einer Jasminart (erhältlich als Jatyadi-Taila-Öl). Alternativ eignet sich auch Lavendel- oder Sesamöl. Die Massage können Sie schon im Säuglingsalter beginnen und täglich bis zu 30 Minuten durchführen. Massieren Sie sehr sanft und ohne oder nur mit leichtem Druck mit warmem Öl in einem aufgewärmten Raum. Beginnen Sie die Massage immer am Kopf: Den Kopf mit gut eingeölten Händen zart mit kreisenden Bewegungen massieren. Dann Gesicht und Ohren, danach Brust und Bauch und dann die Arme. Anschließend wird der Rücken eingeölt und sanft massiert. Zum Schluss die Beine und Füße. Arme und Beine massiert man mit beiden Händen von oben nach unten und streicht sie anschließend aus.

Anwendung Schritt für Schritt

So stellen Sie Ringelblumensalbe her

Ringelblumensalbe spendet Feuchtigkeit und wirkt hautzellregenerierend und heilend. Sie hat sich vor allem bei trockener Haut und Akne sowie zur Wundbehandlung bewährt. Sie benötigen Salbengrundlage, Ringelblumenblüten, einen Filter und Verbandmull. **Wichtig:** Achten Sie penibel auf Sauberkeit, da die Salbe sonst durch Keime schneller verderben und im Extremfall zu einer Wundinfektion führen kann. Im Kühlschrank bis zu 1 Jahr haltbar.

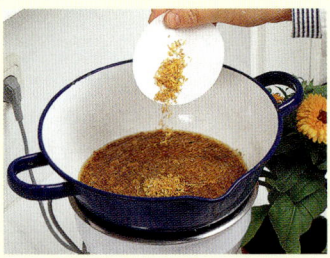

1. Im Wasserbad 100 g Salbengrundlage (z. B. Eucerin) schmelzen. 5 g Ringelblumenblüten dazugeben.

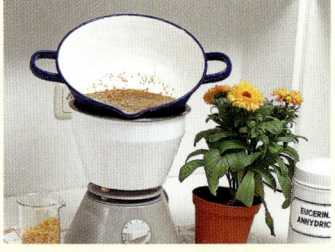

2. Einige Tage zugedeckt ziehen lassen. Im Wasserbad auf ca. 40 °C erwärmen, bis die Blüten absinken.

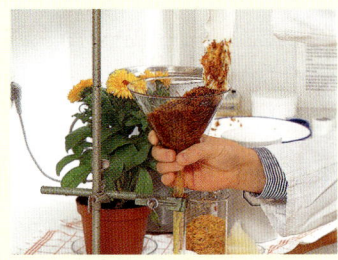

3. Durch einen mit Verbandmull ausgelegten Filter in ein Döschen laufen lassen. Nach dem Abkühlen verschließen.

Neurodermitis und Ekzeme

Neurodermitis, auch atopische Dermatitis oder endogenes Ekzem genannt, ist eine chronische, meist in Schüben verlaufende Erkrankung der Haut. Fast 8 Prozent der Kinder bis 17 Jahre sind von dieser Krankheit betroffen. Die Häufigkeit nimmt zum Jugendalter hin ab. Charakteristisch für Patienten mit Neurodermitis ist ein Barrieredefekt der Haut: Während bei der gesunden Haut die Zellen wie Kitt und Mörtel zusammenhalten, ist die Haut von Neurodermitispatienten durch diese Störung durchlässiger. Dadurch können einerseits Stoffe von außen eindringen. Andererseits verliert die Haut mehr Wasser, wird trockener, und es fehlen wichtige Hautfette. So reagiert die Haut stärker auf äußere Reize wie Reibung oder Wärme und ist dem Kontakt mit Allergieauslösern oder Bakterien leichter ausgesetzt. Die Folgen sind überschießende Reaktionen und eine Entzündung der Haut mit Rötung und Juckreiz. Neurodermitis ist also keine Schwäche des Immunsystems, sondern eher eine übermäßige Reaktion auf äußere Reize.

Die Neigung zur Erkrankung ist vererbt. Betroffene Kinder haben meist einen Elternteil, der auch an Neurodermitis leidet. Haben beide Eltern diese Veranlagung, steigt das Risiko, daran zu erkranken, auf 60 Prozent.

Ursachen und Symptome

Damit die Krankheit zum Ausbruch kommt, müssen zusätzliche äußere (z. B. Umweltallergene) oder innere (z. B. psychische Belastungen) Faktoren hinzukommen. Etwa zwei Drittel aller Neurodermitispatienten haben eine Allergie. Als Allergene kommen bestimmte Nahrungsmittel (z. B. Hühner- und Kuhmilcheiweiß, Nüsse), Hausstaubmilben, Tierhaare, Schimmel oder Pollen in Betracht. Nur bei nachgewiesener Reaktion auf einen dieser Auslöser kann man durch entsprechende Diät oder Meiden des Allergens spürbare Verbesserungen erreichen.

Erste Symptome für Neurodermitis treten bei manchen Kindern schon bald nach der Geburt auf – als sogenannter Milchschorf auf der Kopfhaut und im Gesicht. Später kommt es dann zu Hautveränderungen im Gesicht, an Unterarmen, Händen und Handgelenken. Bei anderen zeigt sich die Krankheit erst mit ein, zwei Jahren – dann typischerweise als roter Ausschlag an Ellenbeugen, Kniekehlen, Fuß- und Handgelenken, meist begleitet von heftigem, quälendem Juckreiz. Die Haut kann dabei extrem trocken und geschwollen sein. Oft verläuft die chronische Krankheit auch in Schüben: Phasen, in denen die Haut »blüht«, wechseln mit solchen ohne nennenswerte Symptome ab. Im Schulalter gehen die nässenden Ekzeme oftmals zurück und werden von trockenen Stellen abgelöst. Häufig entwickeln die Kinder später eine andere allergische Erkrankung wie Heuschnupfen oder Asthma.

Vorbeugung

Eltern, die selbst unter Neurodermitis oder einer allergischen Erkrankung leiden, sollten gleich nach der Geburt ihres Kindes mit vorbeugenden Maßnahmen beginnen, da dies den Ausbruch der Erkrankung verhindern oder hinauszögern kann: Falls möglich, sollten Mütter ihr Kind die ersten sechs Lebensmonate stillen und keine Säuglingsnahrung auf Kuhmilchbasis zufüttern. Falls Ihnen das Stillen nicht möglich ist, sollten Sie zu hypoallergener Säuglingsnahrung greifen

Gut zu wissen

Ekzem oder Neurodermitis?

Nicht jede Hautreizung ist gleich eine Neurodermitis. Menschen mit trockener Haut sind generell besonders anfällig für Ekzeme. Dabei handelt sich um entzündliche Hautveränderungen, meist verbunden mit Juckreiz, der Bildung von Bläschen oder Schuppen, Rissen und teilweise auch nässenden Wunden. Dafür verantwortlich sind häufig äußere Faktoren: Inhaltsstoffe von Kleidung, Körperpflegemitteln, Bastelmaterial sowie Schmuck oder auch Lebensmittel reizen die Haut des Kindes, sie rötet sich und beginnt zu jucken.

Bei Säuglingen kommt es häufig zu zwei speziellen Formen von Ekzemen: zur Windeldermatitis und zum seborrhoischen Ekzem an der Kopfhaut (siehe Seite 49). Eltern, die wissen, dass ihr Kind zu Ekzemen neigt, sollten die Haut ganz besonders gut pflegen und vor allem auch die vorbeugenden Maßnahmen immer beachten (siehe Haut allgemein, Seite 120).

(HA-Nahrung, erhältlich in Apotheken und Drogeriemärkten). Das Kuhmilcheiweiß ist in dieser Milch in kleine Stückchen aufgespalten, die vom Körper des Kindes nicht als Fremdeiweiß angesehen werden. Es gibt auch Hinweise darauf, dass eine allergenarme Ernährung der stillenden Mutter das Risiko für das Kind senkt, eine Neurodermitis zu entwickeln. Nüsse, Hühnereier, Fisch oder Sojaprodukte zählen zum Beispiel zu den stark allergieauslösenden Lebensmitteln und sollten dann in den Stillmonaten gemieden werden.

Neben der Ernährung sollten Sie außerdem darauf achten, dass Ihr Kind luftdurchlässige Kleidung trägt, Etiketten entfernen Sie besser. Baumwolle, Seide oder Leinen werden meist gut vertragen, während Kunstfasern oder Wolle oft zu Hautreizungen führen. Gebrauchte, schon mehrfach gewaschene Kleidungsstücke sind neuer Kleidung vorzuziehen – denn die Textilindustrie verwendet eine Reihe von durchaus reizenden Chemikalien. Ganz neue Kleidung sollten Sie aus diesem Grund vor dem ersten Tragen mehrfach waschen. Doch achten Sie auch beim Waschmittel auf Verträglichkeit: Sowohl in herkömmlichen als auch in ökologischen Produkten können zahlreiche Stoffe (z. B. Duftstoffe) die Haut irritieren. Einige Waschmittelhersteller haben sich inzwischen jedoch auf Allergiker eingestellt und bieten, entsprechend gekennzeichnet, besonders milde Waschmittel an.

Falls eine Neurodermitis schon ausgebrochen ist, gilt es, die Auslöser auszumachen und dann möglichst konsequent zu umgehen. Das heißt zum Beispiel: Ist eine Hausstaubmilbenallergie Grund für einen Schub, sollten die Eltern häufig zum Staubsauger und einem feuchten Wischlappen greifen. Weiß man, dass ein bestimmtes Nahrungsmittel die Haut zum Blühen bringt, sollte das Kind lernen, dieses zu meiden. Außerdem sollten Eltern die Haut ihres Kindes durch fetthaltige Pflegeprodukte vor Austrocknung schützen. Denken Sie hier insbesondere auch an die Hände, deren Haut zum Beispiel bei Bastelarbeiten strapaziert wird.

Wann Sie zum Arzt gehen sollten

Schwere Neurodermitisschübe gehören auf jeden Fall in die Hand eines Arztes, der entsprechende Präparate verordnen wird. Dazu zählen zum Beispiel Cortison oder Immunsupressiva mit dem Wirkstoff Pimecrolimus oder Tacrolismus. Diese Mittel sollen den Teufelskreis Juckreiz-Kratzen-Juckreiz durchbrechen.

Unbedingt zum Arzt sollten Sie mit Ihrem Kind gehen, wenn

▶ Sie aufgrund einer entzündlichen Hautveränderung (z. B. Juckreiz, Rötung oder nässende Wunden) eine Neurodermitis vermuten.

▶ das Kind einen stark juckenden, entzündeten Ausschlag unbekannter Ursache hat.

▶ sich gelbe Krusten bilden – diese können ein Zeichen für eine bakterielle Infektion sein.

So können Sie Ihrem Kind helfen

Die intensive Zuwendung der Eltern ist besonders wichtig für das betroffene Kind. Außerdem sollte man die Hautbarriere, die bei Neurodermitikern nicht ganz intakt ist, durch eine entsprechende Basispflege stabil halten. Das heißt, der Haut müssen zwei- bis dreimal täglich Fett und Feuchtigkeit zugeführt werden, um sie gut vor äußeren Einflüssen zu schützen. Dafür eignen sich Cremes, die eventuell mit Glycerin kombiniert werden. Ist das Ekzem trocken, verwendet man eher eine fetthaltige Creme. Für akute Ekzeme mit starker Entzündung soll die Creme mehr Wasser und weniger Fett enthalten. Bei nässenden Ekzemen helfen wässrige desinfizierende Lösungen oder Bäder (z. B. Kaliumpermanganat, siehe Seite 128). Um herauszufinden, welches Produkt der Haut des Kindes in welcher Jahreszeit am besten hilft, müssen Eltern sehr viel Geduld haben und meist einiges ausprobieren.

Damit das Kind sich nicht aufkratzt, ist es wichtig, die Fingernägel immer kurz zu halten. Für Säuglinge und Kleinkinder gibt es für die Nacht spezielle weiche Schlafoveralls, in denen

die Hände in Handschuhen stecken – so kann sich das Kind nicht im Schlaf kratzen.

Zusätzlich zur obligatorischen Basispflege der Haut können Rezepte aus der Kräuter- und Hausapotheke helfen, die Entzündungen einzudämmen und den quälenden Juckreiz zu lindern. Eine homöopathische Behandlung, Entspannungsmethoden und Massagen können die Neurodermitisbehandlung positiv beeinflussen. Akupressur kann ins Stocken geratene Energieflüsse in Schwung bringen.

❋ Naturheilkunde

▶ Ein **Vollbad mit Badeöl** beruhigt die Haut, lindert den Juckreiz und spendet zugleich auch Feuchtigkeit. Nachtkerzenöl wirkt durch die enthaltene Linol- und Linolensäure entzündungshemmend. Für das Bad etwa 15 ml (für die Babywanne reichen 5 ml) Oliven- oder Nachtkerzenöl mit 15 ml Sahne mischen und ins Badewasser rühren. Alle 3 Tage 15 bis 20 Minuten baden lassen. Nach dem Baden eine Fettcreme (evtl. vom Kinderarzt verordnet) auf die betroffenen Stellen auftragen.

▶ Gegen Juckreiz lässt sich gut mit einem **Eichenrindenteilbad** oder **-vollbad** vorgehen (siehe Kasten auf Seite 127). Die Gerbstoffe der Eichenrinde sind zusammenziehend, entzündungshemmend und dadurch auch juckreizlindernd. **Wichtig:** Wegen der stark gerbenden Wirkung der Eichenrinde ist die Anwendung erst für Kinder ab 2 Jahren geeignet und sollte höchstens alle 2 bis 3 Tage erfolgen.

▶ Auch schon für kleine Kinder bewährt hat sich der Einsatz eines **Haferstrohbads**. Das Haferstroh wirkt mit seinen Inhaltsstoffen – der Kieselsäure, den Flavonoiden und den Saponinen – entzündungshemmend und juckreizlindernd. Dafür 100 g Haferstroh in 2 l kaltes

Gut zu wissen

Schuppenflechte

Auch bei der Schuppenflechte handelt es sich um eine chronische Hauterkrankung, die erblich bedingt ist und die durch bestimmte Faktoren schubweise ausgelöst wird. Bei der Erkrankung bildet sich die Oberhaut in kurzer Zeit neu, was sich durch scharf begrenzte und entzündete Hautstellen äußert, von denen sich silberweiße, relativ große Schuppen ablösen. Zunächst sind die entzündeten Hautgebiete meist klein, später dann bis handtellergroß. Betroffen sind vor allem die Streckseiten von Ellenbogen- und Kniegelenken sowie die Kreuzbeingegend und Kopfhaut, im Extremfall der ganze Körper. Auch Nagelveränderungen kommen bei Schuppenflechte häufig vor, und etwa die Hälfte der Betroffenen leidet an Juckreiz. Die Palette der Ursachen ist groß und individuell sehr unterschiedlich: Es können reibende Knöpfe sein, der Schulstress, ein Infekt, klimatische Einflüsse oder sogar Übergewicht. Bei der Behandlung kommt wie bei der Neurodermitis der Hautpflege sowie den juckreizlindernden und entzündungshemmenden Maßnahmen eine besondere Bedeutung zu. Daneben scheint sich Sonnenlicht (empfohlen werden täglich 2 Stunden) positiv auszuwirken.

▶ Wohltuend aufgrund seiner entzündungshemmenden und juckreizlindernden Eigenschaften ist außerdem ein **Bad** mit **Tote-Meer-Salz**, das auch schon für Kleinkinder empfehlenswert ist. 2 EL ins 37,5 °C warme Badewasser einer Kinderbadewanne geben. Das Kind alle 2 bis 3 Tage 15 Minuten baden lassen. **Wichtig:** Nicht bei nässenden Wunden anwenden.

▶ Eine **Stiefmütterchenkompresse** hemmt an einzelnen Hautstellen gezielt die Entzündung und lindert so den Juckreiz. Dafür 1 EL Stiefmütterchenkraut (Apotheke) mit ½ l kochendem Wasser übergießen, 10 Minuten zugedeckt ziehen lassen, abseihen und abkühlen lassen. Ein Baumwolltuch in den Sud tauchen, leicht auswringen, auf die betroffene Stelle legen und mit einer Mullbinde fixieren. Einwirken lassen, bis die Kompresse getrocknet ist. 2-mal täglich anwenden.

▶ Auch eine **Kochsalzkompresse** wirkt juckreizstillend und kühlend. Dafür 2 TL Kochsalz in 1 l abgekochtes Wasser rühren. Ein Baumwolltuch hineintauchen, leicht auswringen, auf die betroffene Stelle legen und mit einer Mullbinde fixieren. Einwirken lassen, bis die Kompresse getrocknet ist. Die Salzlösung täglich frisch zubereiten und 3-mal täglich anwenden.

▶ Ergänzend zur äußerlichen Behandlung kann die innerliche Gabe von **Leinöl** den Krankheitsverlauf langfristig positiv beeinflussen. Die darin enthaltenen Omega-3-Fettsäuren hemmen Entzündungsprozesse im Körper. Geben Sie Ihrem Kind täglich 1 TL Leinöl zu essen, zum Beispiel unter das Müsli oder in ein Quarkdessert gemischt.

Wasser geben, 15 Minuten zugedeckt kochen lassen, dann abseihen und ins Badewasser geben. Das Kind 1-mal täglich 10 bis 15 Minuten baden lassen. **Wichtig:** Nicht bei nässenden Wunden anwenden.

Hat sich ein nässendes Ekzem gebildet, können lokal angewendete gerbstoffhaltige Umschläge die Heilung fördern:

▶ Gegen den Juckreiz hilft eine **Kompresse mit schwarzem Tee**. Wirksame Inhaltsstoffe sind hier die Gerbstoffe. Dafür 3 bis 4 Teebeutel Schwarztee mit 1 l kochendem Wasser übergießen, 5 Minuten zugedeckt ziehen lassen und abseihen. 2-mal täglich wie die unten beschriebene Eichenrindenkompresse anwenden.

▶ Noch etwas stärker zusammenziehend und juckreizlindernd wirkt eine **Eichenrindenkompresse**. Ihre Gerbstoffe hemmen bei nässenden Wunden außerdem die Entzündung. Dafür 1 EL fein geschnittene Eichenrinde in einem Topf mit ½ l kaltem Wasser übergießen, aufkochen und 10 Minuten zugedeckt köcheln lassen. Dann abseihen und abkühlen lassen. Ein Baumwolltuch in den Sud tauchen, leicht aus-

wringen, auf die betroffene Stelle legen und mit einer Mullbinde fixieren. So lange einwirken lassen, bis die Kompresse getrocknet ist. 2-mal täglich anwenden.

 Homöopathie

Die Behandlung dieser chronischen Krankheit mit homöopathischen Mitteln sollte nur von erfahrenen Homöopathen durchgeführt werden, weil es machmal zu einer kritischen Erstreaktion kommen kann. Dennoch kann sie erfolgversprechend sein. Lassen Sie am besten eine Konstitutionsbehandlung durchführen.

Anwendung Schritt für Schritt

So setzen Sie ein Eichenrindenbad ein

Die Gerbstoffe der Eichenrinde hemmen kleinere Entzündungen, Schwellungen klingen ab, und der Juckreiz wird gelindert. Der Sud daraus kann als Badezusatz sowohl für ein Vollbad als auch für ein Teilbad verwendet werden. Hinterher sollten Sie die Badewanne sofort gründlich säubern, da die Eichenrinde abfärbt und Flecken hinterlässt.

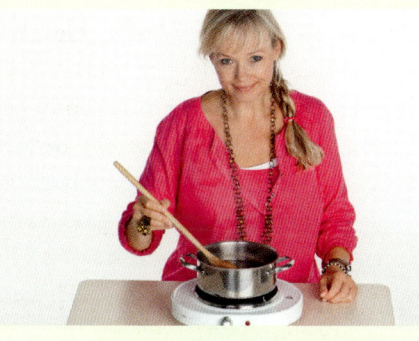

1. Für ein Teilbad oder eine Kinderbadewanne in einem Topf 4 EL fein geschnittene Eichenrinde mit 1 l kaltem Wasser übergießen, zum Kochen bringen, 10 Minuten zugedeckt köcheln lassen und abseihen.

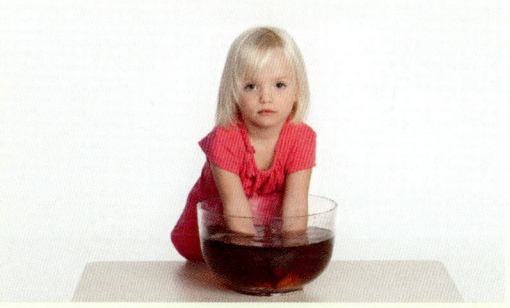

2. Den Sud ins Badewasser in einer Schüssel oder Kinderbadewanne geben und die betroffenen Hautstellen 15 bis 20 Minuten darin baden lassen – hier zum Beispiel die Unterarme. Jeden 2. Tag anwenden.

✳ Heilkunde aus aller Welt

▶ Da Stress und Reizüberflutung zu den häufigsten Auslösern für Neurodermitis zählen, ist genügend Entspannung ganz wichtig. Viele Kinder haben besonders von **Yoga** profitiert; lassen Sie Ihr Kind doch einmal ausprobieren, ob ihm diese sanfte Bewegungslehre aus Indien liegt. Volkshochschulen und Krankenkassen bieten für Kinder geeignete Kurse zum Erlernen an. Wer mit Yoga nicht so gut zurechtkommt, für den gibt es noch viele andere geeignete Entspannungsverfahren, zum Beispiel die Muskelrelaxation nach Jacobson.

▶ Regelmäßige ayurvedische **Massagen mit medizinischen Ölen** (z. B. Jatyadi-Taila-Öl, eine Mischung aus Sesamöl und Extrakten einer Jasminart) oder mit Lavendelöl sind eine Wohltat bei Neurodermitis und trockenen Ekzemen. Die Massage wird wie die warme Ölmassage auf Seite 122 durchgeführt. **Wichtig:** Nicht anwenden bei Fieber und akuten Entzündungen.

▶ In der **Ayurveda-Medizin** spielt bei der Behandlung von Ekzemen insbesondere die **Ernährung** eine Rolle. Eine Umstellung der Ernährung kann auch bei Ihrem Kind eine deutliche Besserung der Symptome bewirken: Bei **trockenen Ekzemen** sollten trockene, kalte Nahrungsmittel und Gerichte vermieden werden. Geben Sie Ihrem Kind daher anstelle von kalten Getränken lieber einen warmen Kräutertee oder anstelle von Müsli lieber einen warmen Getreidebrei.
Kinder, die unter **Ekzemen mit Rötung und Eiterbildung** leiden, sollten auf saure, scharfe, fettige und frittierte Nahrung verzichten. Stattdessen sind Gemüse, süßes Obst und Gewürzmilch geeignet (z. B. 1 Tasse warme Milch mit 1 Prise Kardamom, Kurkuma oder 2 bis 3 Fäden Safran). Zusätzlich helfen die Bitterstoffe aus Kurkumatee: 1 TL Kurkumapulver mit ½ l heißem Wasser übergießen, kurz aufkochen lassen und über den Tag verteilt trinken lassen.
Wer unter **Ekzemen mit Schwellung und Juckreiz** leidet, sollte kalte, fette und süße Nahrung meiden (z. B. Eiscreme, Pommes frites). Stattdessen wird leicht verdauliches, warmes Essen mit scharfen und bitteren Kräutern empfohlen (z. B. Ingwer, Kurkuma und Zimt).

❖ Medikamente aus der Apotheke

▶ Im Rahmen der Basispflege ist es eventuell sinnnvoll, nach Rücksprache mit dem Arzt Cremes oder Salben mit einem Zusatz von **Harnstoff** oder rückfettenden **Omega-Fettsäuren** einzusetzen, um die Schutzfunktion der Haut zu verbessern. Harnstoff hat nicht nur schuppenlösende Eigenschaften, sondern erhöht auch die Fähigkeit der Haut, Wasser zu binden, und glättet so die Haut. Harnstoffsalbe kann allerdings brennen und den Heilungsprozess unterdrücken. Deshalb empfiehlt sich unbedingt eine ausführliche Beratung durch den Apotheker.

▶ Bei leichten Schüben können Sie es mit **cortisonfreien Entzündungshemmern** mit Gerbstoffen oder juckreizstillenden Stoffen probieren (z. B. Bäder mit Tannosynt oder Salben, Lotionen oder Badezusätze mit Polidocanol).

▶ Bei einer akuten Infektion der Haut mit Eiterbildung hilft ein desinfizierendes und entzündungshemmendes **Bad** mit **Kaliumpermanganat**. Etwas Kaliumpermanganat-Lösung in das Badewasser geben (das Wasser soll nur hellrosa sein!) und das Kind 15 Minuten baden lassen. Wegen der milden Wirkung ist das Bad schon für Säuglinge geeignet.

Kopfläuse

Regelmäßig heißt es in Kindergärten und Grundschulen: Läusealarm! Denn ein Befall mit Kopfläusen ist bei Kindern sehr häufig. Grund zur Panik besteht jedoch nicht – Läuse sind zwar lästig, aber ungefährlich.

Ursachen und Symptome

Die 2 bis 3 Millimeter großen Kopfläuse krabbeln schnell und werden leicht über die Haare oder die gemeinsame Nutzung von Bürsten, Mützen oder Kuscheltieren übertragen. Je seltener ein Gegenstand in Kopfnähe kommt, desto unwahrscheinlicher ist die Übertragung. Denn ohne mehrere kleine Blutmahlzeiten täglich stirbt eine Kopflaus nach zwei bis drei Tagen ab.

Ihre Eier (Nissen) klebt die Laus nahe der Kopfhaut an die Haare. Nach sieben bis zehn Tagen schlüpfen die Larven, von denen die Weibchen innerhalb von elf Tagen geschlechtsreif werden. Der Speichel der Läuse, der beim Stechen an die Kopfhaut gelangt, löst ebenso wie die Ausscheidungen Juckreiz aus. Durch Kratzen kann es zu Wunden kommen. Typisch sind auch pustelartige, gerötete Hautstellen hinter den Ohren und im Nacken, wo Läuse sich gerne aufhalten.

Die gut mit einer Lupe sichtbaren weißlichen Nissen lassen sich im Gegensatz zu den ähnlichen Haarschuppen nicht leicht vom Haar abstreifen.

Vorbeugung

Durch kurze Haare oder einen Zopf lässt sich der Haarkontakt mit anderen Kindern minimieren. Sagen Sie Ihrem Kind auch, dass es Mützen, Jacken und Fahrradhelme nicht mit anderen Kindern tauschen soll.

Wann Sie zum Arzt gehen sollten

Suchen Sie einen Arzt auf, wenn
- ▶ Ihr Kind unter 3 Jahre alt ist.
- ▶ Sie unsicher sind, ob Ihr Kind Läuse hat.
- ▶ Ihr Kind sich stark aufgekratzt hat.
- ▶ eine Läusebehandlung erfolglos war.

So können Sie Ihrem Kind helfen

Bei einem Befall hilft nur die Behandlung mit einem zugelassenen Läusemittel (s. u.). Kurze Fingernägel beugen einem Aufkratzen vor.

Nach einer Läusebehandlung hat es sich bewährt, die Haare mit Essigwasser zu spülen. Dann lassen sich die Eier mithilfe eines speziellen Nissenkamms schneller aus dem Haar lösen.

❖ Medikamente aus der Apotheke

Die seit vielen Jahren anerkannten Läusemittel basieren auf den Insektengiften Allethrin, Permethrin oder Pyrethrum. Sie wirken auf das Nervensystem der Läuse ein und töten sie. Allerdings sind hier auch Hautreizungen möglich, und manche Läuse scheinen resistent dagegen geworden zu sein. Es gibt jedoch mildere Alternativen: Der Wirkstoff **Dimeticon**, ein Silikonöl (z. B. Nyda® L, EtoPril®), nimmt Läusen, Larven und Nissen die Luft, indem er deren Atemöffnungen verklebt. **Wichtig:** Mittel mit Dimeticon sind leicht entflammbar. Achten Sie daher darauf, dass Ihr Kind bei der Anwendung nicht in die Nähe von Zündquellen kommt. Auch in die Augen sollte das Öl nicht gelangen, da es diese reizen kann.

Warzen

Nur Hexen aus dem Märchen haben Warzen? Dieses Klischee werden die meisten Eltern irgendwann revidieren. Denn gerade Kinder und Jugendliche sind anfällig für die Hautwucherungen. Glücklicherweise sind Warzen harmlos, und 80 Prozent verschwinden wieder von selbst – das kann jedoch bis zu zwei Jahre dauern.

Ursachen und Symptome

Warzen entstehen durch Viren, die durch Hautkontakt oder gemeinsam genutzte Gegenstände übertragen werden und dann in den obersten Hautschichten zu Zellwucherungen führen. Jedes Kind kann sich also mit Warzenviren anstecken – etwa im Schwimmbad oder in der Turnhalle. Doch nicht jedes Kind bekommt auch Warzen. Die Anfälligkeit dafür hängt von den Abwehrkräften des Kindes ab. Kein Wunder also, dass gerade Kinder mit ihrem unreifen Immunsystem hartnäckige Warzen haben können. Zu Beginn der Pubertät sind diese dann oft wie weggezaubert. Daneben gibt es noch weitere Faktoren, die das Entstehen begünstigen: Risse oder Verletzungen der Haut, vorgeschädigte Haut oder schwitzige Hände und Füße.

Am häufigsten sind **Dellwarzen**. Sie entwickeln sich besonders bei trockener Haut. Die stecknadelkopfgroßen, hellroten Knötchen haben in der Mitte eine Delle und breiten sich gern im Gesicht, am Hals, an Armen oder Beinen aus. Auf Druck entleert sich ein hochansteckendes Sekret.

Verbreitet sind auch **gewöhnliche Warzen**. Die stecknadelkopf- bis erbsengroßen, rauen und schuppigen Warzen treten vorrangig an den Fingern – oft in Nagelnähe – sowie im Gesicht auf und verursachen meist keine Beschwerden.

Mosaik- oder Dornwarzen an den Fußsohlen sind flach, oft von einer dicken Hornschicht umgeben und haben kleine schwarze Punkte oder Streifen, die durch Blutungen entstehen. Durch den Druck auf die Fußsohlen können sie Schmerzen beim Gehen verursachen.

Flachwarzen im Gesicht und an den Händen können in großer Zahl auftreten. Sie sind wenige Millimeter groß, erscheinen flach und rötlich.

Vorbeugung

Einige Hygienemaßnahmen können einer Ansteckung teilweise vorbeugen: So sollten Kinder eigene Handtücher und Waschlappen benutzen und im Schwimmbad oder Gemeinschaftseinrichtungen Badeschlappen oder Hausschuhe tragen. Sorgfältiges Abtrocknen, vor allem zwischen den Fingern und Zehen sowie an Hautfalten, erschwert den Viren das Überleben.

Als Eltern können Sie einer Verbreitung entgegenwirken, indem Sie hautnah getragene Kleidung mindestens bei 60 °C waschen. Diese Temperatur überleben die Viren nicht. Nach der Berührung von Warzen, etwa nach dem Auftragen von Arzneimitteln, sollten Sie die Hände desinfizieren.

Wann Sie zum Arzt gehen sollten

Suchen Sie einen Arzt auf, wenn
- ▶ Sie sich nicht sicher sind, ob es sich nur um eine harmlose Warze handelt.
- ▶ sich die Warzen stark ausbreiten.
- ▶ Ihr Kind durch die Warzen körperlich (z. B. Druckstelle am Fuß) oder seelisch (z. B. auffällige Stelle im Gesicht) beeinträchtigt ist.

- Ihr Kind die Warzen aufkratzt.
- Ihr Kind schon unter einer anderen Hauterkrankung (z. B. Neurodermitis) leidet.

So können Sie Ihrem Kind helfen

Vor allem ältere Kinder sind durch plötzliche Hautveränderungen verunsichert. Deshalb ist es wichtig, dem Kind zu sagen, dass Warzen nicht gefährlich sind und oft von selbst verschwinden. Die Naturheilkunde und auch die Homöopathie können helfen, Viren und Entzündungen einzudämmen. Wenn diese Mittel nichts bewirken, können Präparate aus der Apotheke die Warzen aufweichen oder die Abheilung unterstützen.

✳ Naturheilkunde

- Die Inhaltsstoffe von **Knoblauchsaft** sind leicht virenhemmend. Den Saft von 1 ausgepressten Knoblauchzehe mehrmals täglich auf die Warze tupfen und trocknen lassen. Da Knoblauchsaft keine Nebenwirkungen hat, können Sie die Anwendung beliebig lange fortsetzen.
- Auch **Speichel** wirkt leicht virenhemmend und hat wundheilungsfördernde Eigenschaften. Verantwortlich dafür ist ein Protein (das Histatin). Außerdem enthält Speichel entzündungshemmende Enzyme. Lassen Sie Ihr Kind die Warze mehrmals täglich mit einem Wattestäbchen mit eigenem Speichel betupfen. Danach unbedingt die Hände waschen.
- Aus der Volksmedizin überliefert ist der Einsatz von **Schöllkraut**, dessen Saft virenhemmend sein soll. Am besten lässt man den Saft der frisch gepflückten Pflanze, die man häufig an Weg- und Waldrändern findet, direkt auf die Warze träufeln. Da es dabei zu Hautreizungen kommen kann, ist die Anwendung erst für

Kinder ab 10 Jahren zu empfehlen. **Wichtig:** Schöllkrautsaft ist giftig und darf nicht auf Schleimhäute, etwa der Augen, gelangen. Bei Hautreizungen sollten Sie zum Arzt gehen.

♣ Homöopathie

Zur äußerlichen Anwendung bei gewöhnlichen Warzen eignet sich Thuja Urtinktur, die 2-mal täglich direkt auf die Warze aufgetragen wird. Thuja Urtinktur ist für Kinder ab 2 Jahren geeignet. **Wichtig:** Die Anwendung sollte nicht länger als 4 Wochen erfolgen.

Geben Sie Ihrem Kind je nach Symptom von einem dieser Mittel 2-mal täglich 5 Globuli:
- bei weichen, dunkelfarbigen Warzen, die isoliert stehen und jucken: Thuja D12;
- bei verhornten Warzen an der Hand- oder Fußsohle: Antimonium crudum D12;
- bei Warzen an den Händen: Causticum D12.

❖ Medikamente aus der Apotheke

- Pinselungen mit den Wirkstoffen **Salicylsäure** und **Milchsäure** helfen, die Warzen aufzuweichen (z. B. Clabin®, Duofilm). Die Anwendung ist jedoch nicht für Säuglinge geeignet.
  Wichtig: Bei allen Präparaten zum Aufweichen von Warzen müssen angrenzende Hautstellen vor dem Mittel geschützt werden. Diese dafür mit einer fetthaltigen Salbe einreiben. Auch dürfen die Mittel nicht in die Schleimhäute gelangen. Achten Sie vor allem darauf, dass Ihr Kind sich das Mittel nicht versehentlich in die Augen reibt. Am besten decken Sie die Warze mit einem Pflaster ab.
- Bei Dellwarzen empfiehlt sich eine **Kaliumhydroxidlösung:** 2-mal täglich auf die einzelnen Warzen auftupfen, bis sich diese entzünden. Anschließend heilen sie normalerweise selbst.

Sonnenbrand und Sonnenallergie

Kinderhaut braucht viel Zeit, um alle Schutz-mechanismen zu entwickeln, die die Erwachse-nenhaut später hat. Erst mit 18 Jahren ist der Eigenschutz gegen die UV-Strahlung ausgereift. Ungeschützte Kinderhaut hat spätestens nach 20 Minuten Aufenthalt in der Junisonne einen Sonnenbrand. Da sich mit jedem Sonnenbrand das Risiko erhöht, später an Hautkrebs zu erkran-ken, ist Vorbeugung das A und O.

Ursachen und Symptome

Die UV-Strahlung ist eine elektromagnetische Strahlung, die in den sensiblen Strukturen der Hautzellen Schäden verursacht und das Abwehr-system schwächt. Es ist ein weit verbreiteter Irr-tum, dass Hautschäden erst durch einen **Sonnen-brand** entstehen. Bereits nach der halben Zeit, die als Eigenschutzzeit bis zum Sonnenbrand angegeben wird, können sich Hautschäden ent-wickeln. Und zwar schon lange, bevor man Rötungen als Warnung wahrnimmt. Sobald es zur Rötung kommt, liegt schon eine leichte Ver-brennung vor, ein stärkerer Sonnenbrand macht sich durch Bildung von Bläschen bemerkbar.

Bei einer **Sonnenallergie** handelt es sich um eine Hautirritation, die durch Sonneneinstrah-lung hervogerufen wird. Die Haut rötet sich, beginnt zu jucken, und es können sich kleine Pusteln bilden. Tritt die Sonnenallergie in Ver-bindung von Sonne und Sonnenschutzmitteln auf, wird sie auch als Mallorca-Akne bezeichnet.

Vorbeugung

Eltern sollten alles dafür tun, um ihrem Kind die irreparable Hautschädigung durch einen Son-nenbrand zu ersparen. Die Kombination von Kleidung, Aufenthalt im Schatten und einem Sonnenschutzmittel ist der beste Schutz vor einem Sonnenbrand. Beim Strandurlaub heißt das zum Beispiel: Ein Sonnenhut, der den Nacken bedeckt, ein langes T-Shirt, Sonnencreme mit hohem Lichtschutz (Faktor 30 bis 50) und ein Sonnenschirm sollten das Minimum an Schutz sein. Mittlerweile gibt es auch schon spezielle Kleidungsstücke, darunter auch Badebekleidung, die die UV-Strahlung nicht durchlassen. Darüber hinaus sollten Kinder generell nicht der Mittags-sonne zwischen 11 und 15 Uhr ausgesetzt sein.

Wer die Maßnahmen zur Vorbeugung eines Sonnenbrands beherzigt, beugt so auch zugleich einer Sonnenallergie vor. Lediglich bei Neigung zur Mallorca-Akne ist es wichtig, das Kind mit einer speziellen Sonnencreme aus der Apotheke zu schützen.

Wann Sie zum Arzt gehen sollten

Unbedingt zum Arzt sollte ein Kind, wenn große Hautflächen verbrannt sind und sich Blasen bil-den. Doch Eltern sollten alles dafür tun, dass es dazu gar nicht erst kommt, denn auch ein Arzt kann der verbrannten Haut nicht mehr helfen – er kann kühlende Salben empfehlen und in schweren Fällen ein Schmerzmittel verordnen.

So können Sie Ihrem Kind helfen

Falls Sie bemerken, dass sich die Haut Ihres Kin-des trotz aller Vorsicht und regelmäßigem Ein-cremen rötet, sollten Sie sofort reagieren und Ihr

Kind in den Schatten bringen. Sorgen Sie für Kühlung der geröteten Stellen mit kaltem Wasser oder einem feuchten Tuch. Sowohl bei einem Sonnenbrand als auch bei einer Sonnenallergie gilt es zunächst, die Schmerzen oder den Juckreiz zu lindern. Die Naturheilkunde und die Homöopathie halten hierfür passende Mittel bereit. Heilpflanzen können zudem den Heilungsprozess der Haut fördern. Bei Sonnenbrand mit Blasenbildung oder großflächiger starker Rötung sollten Sie auf ausreichende Flüssigkeitszufuhr achten (1 bis 1,5 Liter täglich).

✳ Naturheilkunde

▸ Eine Wohltat für die gereizte und gerötete Haut bei einem leichten Sonnenbrand ist die **Quarkkompresse**. Sie kühlt und wirkt reizlindernd. Dafür je nach Größe der betroffenen Fläche 3 bis 8 EL Magerquark (oder Buttermilch) direkt auf die Haut auftragen, mit einem Baumwolltuch abdecken und mit einer Mullbinde fixieren. Nach 20 Minuten abwaschen. 3-mal täglich anwenden.

▸ Für die Nachbehandlung eines Sonnenbrands, zur Heilung der geschädigten Hautstellen, eignet sich eine **Johanniskrautkompresse** gut. Johanniskraut wirkt wundheilend, zusammenziehend und entzündungshemmend. Dafür 1 bis 3 TL Johanniskrautöl (Apotheke) auf eine sterile Kompresse träufeln, auf die betroffene Stelle legen, mit einer Mullbinde fixieren und 30 Minuten einwirken lassen. 3- bis 5-mal täglich anwenden. **Wichtig:** Nicht bei Sonnenbrand mit Blasen anwenden.

▸ Die im **Aloe-Extrakt** enthaltenen Polysaccharide wirken schmerzlindernd und entzündungshemmend. Die Anwendung (z.B. als Aloe-Gel, in Apotheken erhältlich) erfolgt gemäß Beipackzettel.

♣ Homöopathie

Geben Sie Ihrem Kind je nach Symptom von einem dieser Mittel 2-mal täglich 5 Globuli:
▸ bei knallroter, heißer, brennender und berührungsempfindlicher Haut: Belladonna D12;
▸ bei Blasenbildung und starken Schmerzen: Cantharis D12;
▸ bei einer Sonnenallergie: Acidum hydrofluoricum D12.

❖ Medikamente aus der Apotheke

▸ Lotionen oder Sprays mit dem Wirkstoff **Dexpanthenol** unterstützen die Wundheilung (z.B. als Panthenol-Spray).

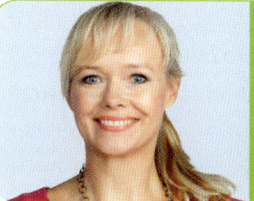

Mein Tipp für Eltern
Dr. med. Franziska Rubin

After-Sun-Lotion

Sind nach einem Strandtag Schultern, Wangen und Nase gerötet und die Haut spannt, gönnen Sie der Kinderhaut eine Extraportion an Fett und Feuchtigkeit: Aus Joghurt und Salatgurke stelle ich eine kühlende, die Haut beruhigende After-Sun-Lotion her, die Sie Ihrem Kind völlig bedenkenlos auftragen können. Dafür ein etwa 5 Zentimeter großes Stück Gurke schälen und fein raspeln. Den Saft durch ein Tuch auspressen und dann mit 1 Becher Vollmilchjoghurt gut verrühren. Auf die betroffenen Stellen auftragen und nach 20 Minuten mit lauwarmem Wasser abspülen.

Schmerzen

Schlägt sich ein Kind beim Hinfallen das Knie auf, reichen ein Pflaster und elterlicher Trost, um den Schmerz rasch vergessen zu lassen. Auch bei leichten Bauchschmerzen oder Schmerzen, die im Rahmen einer fiebrigen Erkältung auftreten, bleiben die meisten Eltern gelassen und greifen zu Hausmitteln. Unerklärliche Schmerzen, die immer wieder auftreten oder nicht rasch wieder verschwunden sind, lassen hingegen auch bei den gelassensten Eltern die Alarmglocken läuten. Eine Diagnose kann dann nur ein Arzt stellen.

Wie Schmerzen entstehen

Schmerzen sind im Prinzip nichts anderes als das körpereigene Warnsystem, um schwere Schäden zu vermeiden. Wer sich in den Finger schneidet, verbrennt, den Fuß verstaucht oder eine Entzündung im Körper trägt, wird durch den Schmerz darauf aufmerksam gemacht, dass hier etwas nicht stimmt und einer Schonung oder Behandlung bedarf. Fein verzweigte Nervenstränge im Körper leiten in Sekundenbruchteilen den Reiz an das Rückenmark und dann weiter zum Gehirn. Das Gehirn nimmt die Art und Stärke des Schmerzes wahr. Wie jemand Schmerz empfindet, ist sehr individuell. Denn neben den körperlichen Reizen spielen dabei auch bisherige Erfahrungen mit Schmerzen sowie das familiäre und kulturelle Umfeld eine Rolle.

Sobald die Ursache für den Schmerz behoben ist, also etwa die Wunde geheilt oder die Entzündung eingedämmt wurde, ist auch der Schmerz verschwunden. Sind chronische Erkrankungen wie Rheuma die Ursache, haben die Betroffenen ständig oder unter immer wiederkehrenden Schmerzen zu leiden – der Schmerz ist chronisch.

Das Schmerzgedächtnis

Doch auch akute Schmerzen können chronisch werden, wenn sie nicht rechtzeitig und ausreichend behandelt werden. Verantwortlich dafür ist das sogenannte Schmerzgedächtnis. Durch starke und andauernde Schmerzreize werden die weiterleitenden Nervenzellen in Rückenmark und Gehirn sensibler für Schmerzreize. Sie reagieren dann unter Umständen schon auf einen nur kleinen Reiz, etwa eine leichte Berührung, sehr heftig. Je länger Schmerzen anhalten, zum Beispiel Rückenschmerzen, umso stärker werden sie empfunden.

So können Sie Ihrem Kind helfen

Schmerzhafte Erfahrungen können Sie Ihrem Kind nicht ersparen. Doch Sie sollten dafür sorgen, dass Schmerzen sich Ihrem Kind nicht dauerhaft einprägen. Die Empfehlungen und Anwendungen in diesem Buch werden Ihnen bei den häufigsten Erkrankungen oder kleinen Notfällen helfen, damit der kleine Patient rasch wieder schmerzfrei ist. Wenn die Grenzen der Selbstbehandlungsmöglichkeiten erreicht sind oder sich die Schmerzursache nicht erkennen lässt, sollten Sie jedoch nicht zögern, professionelle Hilfe zu suchen. Ihr Arzt wird nach der Ursache für die Schmerzen forschen und eine Behandlung einleiten. Unter Umständen wird er Ihnen auch raten, die Schmerzen des Kindes mit Medikamenten zu lindern. Denn es kann sinnvoll sein, zunächst den Schmerz zu lindern, damit er nicht chronisch wird (siehe Abschnitt Schmerzgedächtnis), und dann die Ursache zu beheben.

Die häufigsten Schmerzen bei Kindern selbst behandeln

Kopfschmerzen zählen im Kindesalter zu den häufigsten Beschwerden und werden auf den folgenden Seiten ausführlich behandelt.

Fast ebenso häufig bekommen Eltern zu hören: »Mir tut mein Bauch so weh.« Auch hier können Eltern in den meisten Fällen mit Fürsorge und sanften Methoden Abhilfe schaffen (siehe Seite 142 ff.). Etwas schwieriger ist es, wenn sich für die **Bauchschmerzen** keine organische Ursache feststellen lässt. Der Arzt spricht von Nabelkoliken, wenn sie in der Nabelgegend auftreten. Viele Ärzte vermuten, dass Kinder Bauchweh bekommen, um sich vor unangenehmen Situationen zu schützen. Oder dass sie dazu neigen, seelische Nöte als körperliche Beschwerden zu erleben. Kinder, die immer wieder von Bauchschmerzen ohne Ursache gequält werden, sollten einem Kinder-Psychotherapeuten vorgestellt werden.

Auch für meist nächtlich kurzzeitig auftretende Schmerzen am Bewegungsapparat, vor allem den Beinen oder Armen, lässt sich oft keine organische Ursache finden. Mediziner sprechen dann von »**Wachstumsschmerzen**«. Eltern haben hier vor allem die Aufgabe, ihrem Kind die Angst zu nehmen, es könne ernsthaft erkrankt sein. Probieren Sie aus, was dem Kind im Akutfall guttut: Kuscheln, Wärme oder eine Massage können die Beschwerden eventuell lindern oder zumindest dafür sorgen, dass sie in den Hintergrund treten.

Sollte Ihr Kind hin und wieder über **Rückenschmerzen** klagen, steht es damit nicht allein: Bereits jedes dritte Kind leidet in Deutschland daran. Viel zu schwere Schulranzen sowie langes Sitzen in der Schule und zu Hause vor dem Fernseher oder Computer sind Gift für die noch leicht formbaren Kinderrücken. Schärfen Sie deshalb Ihrem Kind ein, nur nötige Schulsachen mitzu-

nehmen und den Ranzen auf beiden Schultern zu tragen. Achten Sie darauf, dass es sich zum Ausgleich für langes Sitzen in der Freizeit viel bewegt.

Schmerzen infolge einer leichten Verletzung beim Toben oder Sport lassen sich oft mit Erste-Hilfe-Maßnahmen wie einem Verband oder einer Salbe lindern (siehe Seite 166 f.).

Gut zu wissen

Zahnschmerzen

Sofern es sich nicht um Zahnungsbeschwerden (siehe Seite 59) oder eine Verletzung handelt, ist fast immer Karies die Ursache für Zahnschmerzen. Schuld daran sind bestimmte Bakterien im Mund, die durch den Abbau von Zucker Säuren bilden, die den Zahnschmelz angreifen. Ist diese schützende äußere Schicht der Zähne solchen Säureattacken oft und lange ausgesetzt, und mangelt es zugleich an einer gründlichen Zahnpflege, entsteht mit der Zeit ein Loch in der Zahnsubstanz. Erreicht dieses das mit dem Zahnnerv verbundene Zahninnere (Zahnpulpa), kommt es zu Schmerzen. Ab dem 1. Lebensjahr ist deshalb eine jährliche Kontrolluntersuchung durch den Zahnarzt sehr wichtig, um kleine Schäden rechtzeitig behandeln zu können. In der Zahnarztpraxis wird man Ihrem Kind auch Tipps zur Zahnpflege geben. Aber denken Sie daran: Eine zahnfreundliche Ernährung ist der beste Kariesschutz. Insbesondere Zucker und säurehaltige Lebensmittel, etwa Zitrusfrüchte, schädigen die Zahnsubstanz, vor allem wenn sie pausenlos, etwa in Form von Softdrinks, die Zähne umgeben.

Kopfschmerzen

Kopfschmerzen sind häufig ein Zeichen dafür, dass einem etwas »über den Kopf wächst« – die Schule, die Lautstärke oder die Sommerhitze. Oft haben die Schmerzen jedoch keinen erkennbaren Auslöser. Experten beobachten schon seit Jahren, dass Kopfschmerzen bei Kindern zunehmen. So haben schon rund 90 Prozent der Kinder bis zum 12. Lebensjahr Erfahrung mit Kopfschmerzen. In 60 Prozent aller Fälle handelt es sich dabei um »Spannungskopfschmerzen«.

Ursachen und Symptome

Früher hat man die Fehlregulation der Hirngefäße als entscheidende Ursache für Kopfschmerzen gehalten. Heute vermutet man, dass eine Überempfindlichkeit des Gehirns zugrunde liegt. Bei einer Überlastung des Gehirns treten quasi als Schutzreflex Schmerzen auf, die den Betroffenen dazu zwingen, sich der Überreizung zu entziehen. Offenbar reagiert das Gehirn von Kopfschmerzpatienten besonders empfindlich auf Anstrengungen, Konzentrationsaufgaben, belastende Situationen oder eine extreme Wetterlage. Für diese Übererregbarkeit ist häufig eine erbliche Veranlagung verantwortlich. Nicht selten sind auch muskuläre Verspannungen schuld an Kopfschmerzen. Die meist leichten bis mäßigen Schmerzen sind dumpf-drückend bis ziehend und treten überwiegend auf beiden Seiten des Kopfes auf. Häufig breitet sich der Schmerz vom Nacken zur Stirn oder umgekehrt hin aus und betrifft auch die Augen oder die Wangen.

Kopfschmerzen können auch sekundär auftreten: als Begleiterscheinung einer Infektion (z. B. einer Erkältung) oder anderen körperlichen Erkrankungen (z. B. einer Nierenentzündung oder Bluthochdruck), als Folge einer Kopfverletzung oder nach intensiver Sonneneinstrahlung. Bei Kindern, die vor allem abends an leichten bis mäßigen Kopfschmerzen leiden, ist außerdem auch an einen unerkannten Sehfehler zu denken.

Vorbeugung

Eltern, die wissen, dass ihr Kind zu Kopfschmerzen neigt, können durch vorbeugende Maßnahmen sehr viel dazu beitragen, dass ihr Kind schmerzfrei bleibt. Aber auch die Kinder selbst können lernen, mit ihrer Veranlagung umzugehen und die Ursachen zu umschiffen.

▶ Achten Sie auf einen stressfreien Alltag des Kindes. Dazu trägt vor allem ein strukturierter Tagesablauf mit geregelten Essens- und Schlafenszeiten sowie eine ruhige Umgebung bei. Fernsehen, Computerspiele oder laute Musik können zu einer Reizüberflutung führen und sollten in Maßen konsumiert werden.

▶ In besonders belastenden Situationen ist es wichtig, dem Kind eine Extraportion Aufmerksamkeit zu widmen: Schulstress, familiäre Probleme oder Ängste werden besser verarbeitet, wenn die Eltern sich Zeit für ihr Kind nehmen.

▶ Regelmäßige Bewegung, möglichst mindestens 1 Stunde täglich, schafft Ausgleich zum Sitzen und konzentrierten Denken in der Schule und sorgt für Entspannung. Auch Muskelverspannungen wird so entgegengewirkt.

▶ Versuchen Sie, gemeinsam herauszufinden, in welchen Situationen Ihr Kind Kopfschmerzen bekommt. Dabei hilft ein Kopfschmerzkalender, in dem Sie Art, Stärke und Dauer der Schmerzen sowie die äußeren Umstände (z. B. Schlafmangel, Schulstress) notieren.

▶ Sinnvoll ist auch das Erlernen eines Entspannungsverfahrens, das das Kind dann in einer Kopfschmerzsituation anwenden kann. Geeignet ist etwa die Methode »Fantasiereisen«, bei der die Kinder lernen, sich Bilder und Situationen vorzustellen, die ihnen guttun. Bewährt hat sich auch die progressive Muskelentspannung nach Jacobson, bei der einzelne Muskeln zunächst an- und dann wieder entspannt werden. Mithilfe von CDs und Büchern oder in Kursen von Krankenkassen oder Volkshochschulen sind diese Methoden leicht erlernbar.

Wann Sie zum Arzt gehen sollten

Suchen Sie umgehend einen Arzt auf, wenn
▶ das Kind Kopfschmerzen nach einem Sturz hat oder nach diesem Sturz bewusstlos war.
▶ das Kind stark erbricht oder sich sein Verhalten ändert, es müde oder schläfrig wird, unruhig oder überdreht erscheint.
▶ Kopfschmerzen plötzlich und heftig einsetzen.
▶ der Schmerz von hohem Fieber begleitet ist.
▶ das Kind unter Nackensteife leidet (den Kopf nicht beugen kann).
▶ erstmalig ein Krampfanfall auftritt.
▶ erstmalig neurologische Störungen auftreten, etwa Seh- und Sprachstörungen oder Schwäche in Armen und Beinen.
Ein Arztbesuch ist ansonsten erforderlich, wenn
▶ Ihr Kind regelmäßig Kopfschmerzen hat. Dann gilt es, die Ursache (z. B. einen Sehfehler) abzuklären und zu behandeln.
▶ die Schmerzen länger als zwei Stunden anhalten und sanfte Methoden nicht geholfen haben.
▶ bereits diagnostizierte Kopfschmerzen häufiger werden, sich die Symptome verändern oder neue hinzukommen oder aber die bisherige Behandlung nicht mehr hilft.

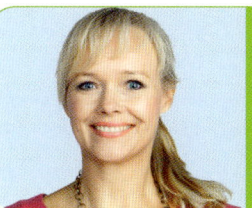

Mein Tipp für Eltern
Dr. med. Franziska Rubin

Biofeedback

Studien haben gezeigt, dass das Erlernen der Biofeedback-Methode die Hälfte der Kinder von ihren Kopfschmerzen (Spannungskopfschmerz, aber auch Migräne) befreit oder sie deutlich bessert. Beim Biofeedback lernen die Kinder, durch Gedankenkraft, Körperfunktionen zu beeinflussen, die normalerweise unbewusst ablaufen, z. B. das Eng- oder Weitstellen von Blutgefäßen am Kopf. Gerade Kinder finden es spannend, wenn ihnen Elektroden angeklebt werden und das Größerwerden von Symbolen am Bildschirm anzeigt, wie erfolgreich sie sind. Rund zehn Stunden sind nötig, angeboten wird Biofeedback vor allem in Kopfschmerzzentren.

So können Sie Ihrem Kind helfen

Oft hilft ein Spaziergang an der frischen Luft. Das Zusammenspiel von Bewegung und dem tiefen Ein- und Ausatmen hilft Ihrem Kind, »den Kopf wieder frei zu bekommen«. Durch Ablenkung, zum Beispiel Vorlesen, Spielen oder Kuscheln, verschwindet der Schmerz oft genauso schnell, wie er gekommen ist. Auch eines der unter Vorbeugung erwähnten Entspannungsverfahren kann Ihrem Kind helfen. Es hat sich zudem gezeigt, dass naturheilkundliche Heilverfahren wie die Homöopathie bei Kindern erstaunlich gut bei Kopfschmerzen wirken können.

✳ Naturheilkunde

Neben der raschen Schmerzlinderung durch Kälte- oder Wasserreize spielen entspannende und krampflösende Heilpflanzen in Form von Teeaufgüssen eine wichtige Rolle.

▶ Eine **Eisauflage** wirkt im Akutfall durch das Herabsetzen schmerzauslösender Nervenimpulse rasch schmerzlindernd. Dafür einige Eiswürfel in einen Gefrierbeutel geben, in ein Frotteetuch wickeln und auf die Stirn des Kindes legen. Das Kind sollte dabei am besten mit geschlossenen Augen in einem ruhigen und mäßig temperierten Raum liegen. Alternativ kann auch ein »Coolpack« (mit Gel gefüllter Kunststoffbeutel) verwendet werden, der ebenfalls in ein Handtuch gewickelt werden sollte.

▶ Hilft die Eisauflage nicht, hat sich für Kinder ab 14 Jahren ein **Kopfschmerztee** mit Weidenrinde, Mädesüßkraut, Birken- und Melissenblättern bewährt. Für die schmerzlindernde und krampflösende Wirkung sind vor allem die Salicylsäureverbindungen aus der Weidenrinde, aber auch aus Mädesüß verantwortlich. Die Inhaltsstoffe der Melisse tragen zur Entspannung bei. Je 20 g fein geschnittene Weidenrinde, Mädesüßkraut, Birken- und Melissenblätter mischen. 1 EL davon mit ½ l kochendem Wasser übergießen, 10 Minuten zugedeckt ziehen lassen und abseihen. Stündlich 1 Tasse trinken lassen, bis der Schmerz abklingt.
Wichtig: Weidenrinde darf aufgrund des relativ hohen Gehalts an Salicylsäureverbindungen erst ab einem Alter von 14 Jahren gegeben werden. Der Wirkstoff kann in jungen Jahren zum Reye-Syndrom führen, einer Erkrankung, bei der Gehirn und Leber geschädigt werden. Außerdem nicht anwenden bei Grippesymptomen oder bei Fieber. Für **jüngere Kinder** die Teemischung ohne Weidenrinde herstellen.

▶ Darüber hinaus kann ein **Fußwechselbad** den Kreislauf anregen, wodurch Kopfschmerzen in vielen Fällen abklingen (siehe Kasten auf Seite 139).

▶ **Orangenblütentee** entfaltet eine mild beruhigende und entspannende Wirkung bei Kindern jeden Alters und sollte deshalb vor allem abends zu trinken gegeben werden. Dafür 1 EL Orangenblüten mit 200 ml kochendem Wasser übergießen, 5 Minuten zugedeckt ziehen lassen und abseihen. Abends vor dem Schlafengehen 1 bis 2 Tassen trinken lassen, bis der Schmerz abklingt.

▶ Angewandt als Aromatherapie, kann auch **Lavendelöl** in jedem Alter helfen, indem es beruhigt und entspannt. Dafür 3 Tropfen Lavendelöl in eine Schale mit Wasser geben und ins Kinderzimmer stellen.

❀ Homöopathie & Schüßler

Geben Sie Ihrem Kind je nach Symptom von einem dieser Mittel 3-mal täglich 5 Globuli:

▶ bei Schulkopfschmerz sowie bei Kopfschmerz in Verbindung mit großem Verlangen nach kalten Getränken und Eis: Calcium phosphoricum D12. Das Mittel kann auch als Schüßler-Salz Nr. 2 gegeben werden. Davon 3-mal täglich 2 Tabletten im Mund zergehen lassen;

▶ bei Schulkopfschmerzen, die gegen 10 Uhr vormittags beginnen: Natrium muriaticum D12;

▶ bei Fieber mit klopfendem Kopfschmerz, wenn der Kopf rot und heiß ist, oder bei Kopfschmerz nach Sonne: Belladonna D12; anfangs stündlich, bis Besserung eintritt. Dann 3-mal täglich 5 Globuli, maximal 3 Tage lang;

▶ wenn die Kopfschmerzen mit Übelkeit einhergehen: Nux vomica D12; anfangs alle 10 bis 15 Minuten. Dann 3-mal täglich 5 Globuli, jedoch maximal 2 Tage.

❖ Medikamente aus der Apotheke

Bei starken Kopfschmerzen ist unter Umständen auch bei Kindern ein Schmerzmittel erforderlich, damit das Schmerzgedächtnis nicht zu sensibel wird und keine chronischen Kopfschmerzen daraus werden. Fragen Sie jedoch unbedingt Ihren Kinderarzt, ob eine Medikamentengabe tatsächlich notwendig ist. Die Wirkstoffe **Paracetamol** (bei leichtem Schmerz) und **Ibuprofen** (bei mäßigem Schmerz) sind auch für Kinder geeig-

net und als Saft, Tabletten oder Zäpfchen erhältlich. Die Anwendung des jeweiligen Präparats erfolgt gemäß Beipackzettel.

Wichtig: Beachten Sie bei der Gabe von Schmerzmitteln unbedingt die vom Hersteller angegebene Dosierung, die vom Körpergewicht und Alter des Kindes abhängt. Acetylsalicylsäure (z. B. Aspirin®) darf bei Kindern unter 14 Jahren nicht gegeben werden. Der Wirkstoff kann in jungen Jahren zum gehirn- und leberschädigenden Reye-Syndrom führen.

Anwendung Schritt für Schritt

So geht ein Wechselbad für die Füße

Ein Fußwechselbad regt die Durchblutung an und wirkt zugleich entspannend. Die Reizwirkung dieser Wasseranwendung macht sich im ganzen Körper bemerkbar und kann insbesondere dabei helfen, die Durchblutung im Kopf zu regulieren. Das Fußbad 2-mal täglich jeweils

vor der Mittagsruhe und vor dem Schlafengehen anwenden. **Wichtig:** Bei Verdacht auf eine Gehirnerschütterung dürfen auf keinen Fall kreislaufanregende Anwendungen wie Wechselbäder oder Güsse erfolgen. Ebenfalls nicht anwenden bei einer Erkrankung des Herzes.

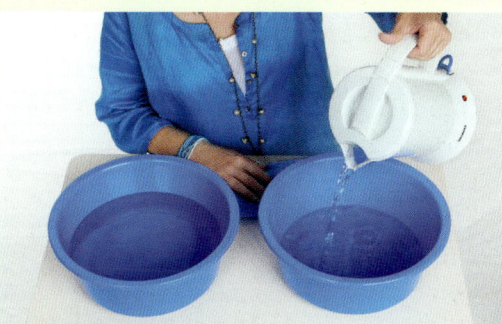

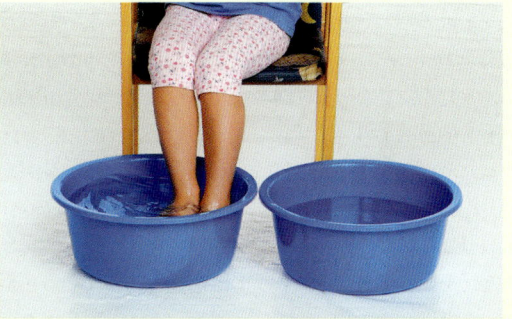

1. Füllen Sie einen Eimer mit 37 °C warmem Wasser und einen weiteren Eimer mit kaltem Wasser. Stellen Sie beide Eimer nebeneinander auf den Boden. Ihr Kind setzt sich so auf einen Stuhl oder einen Sessel, dass es die Füße bequem in die Eimer stellen kann.

2. Lassen Sie Ihr Kind die Füße 5 Minuten in das warme Wasser, dann 10 Sekunden in das kalte Wasser tauchen. Vorgang 2- bis 3-mal wiederholen und mit kaltem Wasser abschließen. Anschließend das Wasser nur abstreifen (nicht abtrocknen!) und warme Socken anziehen.

Migräne

Geschätzte 5 Prozent aller Kinder bekommen immer wieder Migräne. Vor der Pubertät sind Jungen ebenso häufig davon betroffen wie Mädchen, danach neigt sich die Waage zu Lasten der Mädchen. Die erste Migräneattacke haben die meisten Kinder oft bereits im Grundschulalter.

Ursachen und Symptome

Bis heute ist nicht bis ins Detail geklärt, wie Migräne entsteht. Sicher ist, dass genetische Faktoren eine wichtige Rolle spielen. Wahrscheinlich liegt eine Störung der Erregbarkeit der Gehirnzellen vor: Migränepatienten kommen mit Sinnesreizen nicht so leicht zurecht wie gesunde Menschen, ihr Gehirn benötigt für die Verarbeitung viel Energie. Das kann an manchen Tagen zu einem Zusammenbruch des körpereigenen Schmerzabwehrsystems und Kopfschmerz führen. Zusätzlich werden gefäßerweiternde Überträgerstoffe im Bereich der Hirnhäute freigesetzt, die den Schmerz verstärken und ihm einen pochenden Charakter geben. Viele Migränepatienten reagieren empfindlich auf Witterungseinflüsse wie Sturm, Föhn oder Wetterwechsel. Auch Lebensmittelzusatzstoffe (z. B. Glutamat) können einen Anfall auslösen.

Ein Kind mit Migräne ist blass, sucht Ruhe und möchte vielleicht schlafen. Der pulsierende oder pochende Kopfschmerz betrifft eine oder beide Kopfseiten sowie die Stirn und ist oft von Übelkeit und Erbrechen, Lärm- und Lichtempfindlichkeit begleitet. Kurz vor einer Attacke kann es zu neurologischen Ausfällen kommen, der sogenannten Aura. Typisch dafür sind Flimmersehen, Lichtblitze vor den Augen, Gefühlsstörungen in Händen und Armen oder Sprachstörungen.

Vorbeugung

Wie bei den Spannungskopfschmerzen kommt auch bei Migräne den vorbeugenden Maßnahmen besondere Bedeutung zu. Sie entsprechen den auf Seite 136 gegebenen Ratschlägen. Mit vorbeugenden Maßnahmen lässt sich eine Attacke unter Umständen im Keim ersticken.

Behalten Sie immer auch die Bio-Wetterinformationen im Blick, um herauszufinden, welche Wetterlage einen Anfall auslösen kann.

Wann Sie zum Arzt gehen sollten

Einen Arzt aufsuchen sollten Sie, wenn
▶ Ihr Kind sehr häufig und über starke anfallartige Kopfschmerzen klagt, die mit Sehstörungen, Übelkeit und Erbrechen (bei Kleinkindern auch mit Bauchweh) einhergehen.
▶ wenn Sie sich nicht sicher sind, ob hinter den Kopfschmerzen tatsächlich eine Migräne steckt.

So können Sie Ihrem Kind helfen

Wurden wegen starker Migräne Medikamente verordnet, sollten Sie darauf achten, diese rechtzeitig zu geben. In leichten Fällen können schon die Naturheilkunde und Ihre Fürsorge helfen.

✳ **Naturheilkunde**

▶ Ein **Riechfläschchen** mit ätherischen Ölen ist harmonisierend und eignet sich im Akutfall für Kinder ab etwa 6 Jahren. 20 ml Sonnenblumenöl in ein dunkles Glasfläschchen füllen.

4 Tropfen Pfefferminzöl, 2 Tropfen Basilikumöl sowie je 1 Tropfen Angelikaöl und Zypressenöl hinzufügen und gut schütteln. Bei Wetterumschwüngen und beginnender Migräne immer wieder daran riechen lassen. Das Öl hält sich kühl aufbewahrt bis zu 6 Monate.

▶ Anstelle eines Riechfläschchens können auch **Einreibungen mit japanischem Minzöl** oder **Tigerbalsam** helfen (für Kinder ab 6 Jahren): 2-mal täglich 2 bis 3 Tropfen Öl oder eine kleine Menge Balsam in der Schläfengegend einmassieren. **Wichtig:** Nicht bei Überempfindlichkeit der Haut, nicht bei gleichzeitiger homöopathischer Behandlung.

▶ **Weidenrindentee** kann die Schmerzen lindern: 1 TL fein geschnittene Weidenrinde mit ½ l kochendem Wasser übergießen, 5 Minuten zugedeckt ziehen lassen und abseihen. Im Akutfall 1 Tasse trinken lassen. Falls keine Besserung eintritt, Anwendung wiederholen. **Wichtig:** Wegen der Salicylsäureverbindungen erst ab einem Alter von 14 Jahren geeignet, da der Wirkstoff in jungen Jahren zum gehirn- und leberschädigenden Reye-Syndrom führen kann. Für jüngere Kinder eignet sich der ohne Weidenrinde zubereitete Tee von Seite 138.

▶ Unterstützend im Akutfall ist die Anregung des Kreislaufs mit einem **Kniequss** (für Kinder ab 4 Jahren geeignet). Für den Guss zunächst den Duschkopf abschrauben, so kann der Wasserstrahl intensiver auf die Gefäße wirken. Dann stellt sich das Kind in die Badewanne. Den kalten Wasserstrahl von der rechten Ferse über die Wade und die Kniekehle führen, dann von der Vorderseite des Knies über das Schienbein, den Fußrücken und die Zehen bis zur Fußsohle zurückführen. Mit dem linken Bein ebenso verfahren. Das Wasser anschließend nur von der Haut abstreifen (nicht abtrocknen), Wollsocken anziehen und 30 Minuten ruhen lassen. Das Badezimmer sollte während der Anwendung warm sein und die letzte Mahlzeit mindestens 1 Stunde zurückliegen.

▶ Auch eine **Wechseldusche** wirkt kreislaufanregend und kann langfristig schon bei Kleinkindern helfen, Migräne vorzubeugen. Täglich morgens nach dem Aufstehen erst 2 Minuten warm, dann ½ Minute kalt duschen. 2-mal wiederholen und mit kaltem Wasser enden.

✿ Schüßler

Bei einer beginnenden Migräne kann Magnesium phosphoricum als Schüßler-Salz Nr. 7 helfen. Im Akutfall 7 Tabletten in 30 ml heißem Wasser auflösen und langsam trinken lassen.

❖ Medikamente aus der Apotheke

Magnesium (300 mg) als Brausetabletten oder Pulver in Wasser aufgelöst kann eine beginnende Attacke eventuell abwenden.

Relativ sicher wirken **Paracetamol** und **Ibuprofen**, die für Kinder in entsprechender Dosierung als Saft, Tabletten oder Zäpfchen erhältlich sind. **Wichtig:** Beachten Sie bei Schmerzmitteln unbedingt die vom Hersteller angegebene Dosierung, die vom Körpergewicht und Alter des Kindes abhängt. Acetylsalicylsäure (Aspirin®) darf Kindern unter 14 Jahren nicht gegeben werden, da sie zum gehirn- und leberschädigenden Reye-Syndrom führen kann. Keinesfalls dürfen Sie verschreibungspflichtige Migränemittel (Triptane) oder ergotaminhaltige Präparate geben, mit denen Sie vielleicht Ihre eigene Migräne behandeln. Diese Mittel sind für Kinder weder zugelassen noch haben sie in Studien eine Wirkung gezeigt.

Gegen die Übelkeit kann ein Präparat mit dem Wirkstoff **Dimenhydrinat** gegeben werden (z. B. Vomacur® oder Vomex A®).

Seelische Störungen

Großer Leistungsdruck oder die Trennung der Eltern gehört leider heute für viele Kinder und Jugendliche zum Alltag. Dies sind nur zwei beispielhafte Umstände, die zur Folge haben, dass immer mehr junge Menschen unter seelischen Störungen leiden: Laut einer Erhebung des Robert Koch-Instituts in Berlin zur Kinder- und Jugendgesundheit weisen knapp 20 Prozent der unter 18-Jährigen psychische Auffälligkeiten auf. Das sind vier Millionen Kinder und Jugendliche. Leider ist es nicht möglich, Kinder vor allen Gefahren und negativen Einflüssen zu schützen. Man kann jedoch viel dafür tun, dass sie eine gute Basis für eine gesunde seelische Entwicklung erhalten, die ihnen Sicherheit vermittelt.

Seelische Nöte von Kindern

Ein Kind mit einer seelischen Störung nimmt seine Welt anders wahr als ein gesundes Kind. Die veränderte Wahrnehmung kann sich im Denken, Fühlen oder Handeln des Kindes äußern. So ist für ein Kind mit einer seelischen Verstimmung beispielsweise der Badetag am See, den der Rest der Familie fröhlich genießt, nicht lustig und entspannend. Es versinkt in eine, für die anderen nicht nachvollziehbare Traurigkeit und zieht sich zurück, anstatt mit den anderen im Wasser zu toben.

Zu den seelischen Störungen zählen zum Beispiel Ängste, Konzentrations- und Schlafstörungen. Diese kann man gut naturheilkundlich begleitend behandeln. Psychische Erkrankungen, wie beispielsweise Phobien oder Neurosen, finden in diesem Kapitel keine Erwähnung, da sie unbedingt in die Hände fachkompetenter Personen, wie Ärzte oder Psychologen, gehören.

Wie Fühlen und Denken wachsen

Mit dem Begriff Seele ist hier die Gesamtheit aller Gefühle, aller Erlebnisse und aller ererbten Charakterzüge eines Menschen gemeint. Man kann die Seele nicht »erziehen«, aber fürsorgliche und liebevolle Eltern können viel dazu beitragen, dass die Kinderseele sich entwickeln und reifen kann.

Heute weiß man, dass Geborgenheit und Nähe für ein Kind mindestens genauso wichtig sind wie die Förderung seiner intellektuellen Fähigkeiten und seiner psychischen Stärke. Darüber hinaus spielen das gesellschaftliche und soziale Umfeld für die Entwicklung eine Rolle. Das Wichtigste sind jedoch liebevolle Eltern, die von Anfang an erheblich dazu beitragen können, dass sich ihr Kind körperlich und seelisch wohlfühlt und später gut im Leben zurechtfinden wird.

Die Kommunikation zwischen Eltern und Kind beginnt schon im Mutterleib und prägt die ersten Minuten nach der Geburt: Die Kontakt suchenden Augen des Neugeborenen, das zärtliche Flüstern von Mutter und Vater, ihre liebkosenden Hände (siehe Seite 10 ff.). Über Haut- und Blickkontakt, über den Klang der Worte, über Beobachtungen und Nachahmung der Eltern sowie später über das Miteinandersprechen wächst die Bindung zwischen dem Kind und seinen Bezugspersonen. Dadurch geht es gestärkt durchs Leben. Egal, ob Kuscheln, Babymassage, Kinderliedersingen oder später Geschichtenvorlesen – alles, wobei Sie sich wohlfühlen, tut Ihrem Kind gut und wird sich positiv auf seine Entwicklung auswirken.

Wichtig und entlastend ist in diesem Zusammenhang, zu wissen, dass Eltern keineswegs immer gütig, verständnisvoll und ständig um das Wohl des Kindes bemüht sein müssen. Es kommt nicht darauf an, dass Mütter und Väter unentwegt das eigene Verhalten auf den Prüfstand stellen und hinterfragen. In einer harmonischen Familie haben alle Gefühle ihren Platz: die erfreulichen, wie Liebe, Freude, Zuneigung und Zärtlichkeit – aber auch die weniger erfreulichen, wie Ärger, Wut, Trauer, Langeweile, schlechte Laune und Frust. Wenn Kinder erleben dürfen, wie die Eltern selbst mit diesen Gefühlen umgehen, wenn sie erfahren, dass sie von den Eltern rundum ernst genommen werden, wenn sie in ihren Anlagen und Fähigkeiten gefördert werden, bestehen die besten Voraussetzungen für eine gesunde psychische Entwicklung.

Was dahintersteckt

Trotzdem ist niemand vor einer seelischen Erkrankung gefeit. Es kann grundsätzlich jeden treffen. Die Ursachen einer seelischen Störung können in ganz unterschiedlichen Faktoren begründet liegen. Neben körperlichen Gegebenheiten, geistigen Fähigkeiten und Charaktereigenschaften, die vererbt werden, spielen auch die individuelle Lebensgeschichte und die sozialen Bedingungen eine Rolle.

Exemplarisch seien hier nur einige Beispiele genannt: Immer mehr Menschen werden heute arbeitslos. Die damit einhergehende Armut trifft besonders die Kinder: Sie werden immer häufiger depressiv oder reagieren aggressiv. Auch eine Trennung der Eltern wirkt sich oft nachhaltig auf die Psyche der Kinder und Jugendlichen aus. Meist ist nicht nur die räumliche Trennung von Vater oder Mutter zu verkraften, sondern auch geringere finanzielle Sicherheit, ein Umzug sowie ein Schulwechsel, verbunden mit einer neuen Klasse und dem Verlust der alten Freunde.

Gut zu wissen

Ritalin

Hyperaktivität (siehe Seite 156) wird häufig medikamentös mit Methylphenidat, besser bekannt als Ritalin, behandelt. Dieses verschreibungspflichtige Psychopharmakon wirkt konzentrationsfördernd und leistungssteigernd. Es unterliegt dem Betäubungsmittelgesetz, das heißt, die Einnahme kann zu psychischen und physischen Abhängigkeiten führen. Auch aufgrund möglicher Langzeitfolgen, die heute noch nicht absehbar sind, ist Methylphenidat umstritten und sollte nur nach sorgfältiger Diagnostik eingesetzt werden. Bei schwer betroffenen Kindern kann es aber ein wirksames Mittel und damit für alle Beteiligten (Kind, Eltern, Lehrer, Mitschüler) ein Segen sein. Methylphenidat kann jedoch nicht das schwierige Verhalten verschwinden lassen. Es verbessert auch weder die Intelligenz noch automatisch die Schulnoten. Auch ersetzt es keine Verhaltenstherapie, in der das Kind neue Verhaltensmuster erlernen kann. Sollte Ihr Kind Methylphenidat verschrieben bekommen, halten Sie sich genau an die Anweisungen des Arztes und halten Sie in jedem Fall auch empfohlene Behandlungspausen (z. B. in den Ferien) ein.

Doch auch in gut situierten Familien haben Kinder es nicht immer leicht. Um den Ehrgeiz ihrer Eltern zu befriedigen, werden sie von einem Kurs zum anderen gefahren – in der Hoffnung, dass sie bald besser Tennis oder Klavier spielen können. Viele von ihnen leiden unter seelischer Überforderung, wenn auch ganz anderer Art.

Ein weiterer Grund für Konzentrationsprobleme, Aggressionen oder Schlafstörungen ist Lärm, wie zum Beispiel Fluglärm.

Ärzte und Psychologen sind sich einig: Kinder haben heute zu viel Stress, zu wenig Schlaf und zu wenig Bewegung.

Im Bereich der seelischen Störungen gibt es vor allem folgende Problembereiche:

► emotionale Probleme, wie Ängste oder depressive Verstimmungen (siehe Seite 146 und 149);
► aggressives Sozialverhalten (siehe unten), wie Prügeln, Wutausbrüche, Stehlen oder Mobbing. Eine Trennung der Eltern führt vor allem bei Jungen zu gesteigerter Aggressivität, während Mädchen sich zurückziehen;
► hyperaktive Störungen, die geprägt sind durch Unruhe und Ablenkbarkeit (siehe Seite 156).

So können Sie Ihrem Kind helfen

Forschungsergebnisse zeigen, dass schon im Alter von fünf Jahren festgelegt ist, ob jemand in Zukunft ein gewalttätiges Verhalten zeigen und dieses auch beibehalten wird. Deshalb ist es ganz wichtig, einem aggressiven Verhalten frühzeitig durch viel Zusprache und gemeinsame Zeit mit dem Kind zu begegnen. Entscheidend ist es auch, gerade in Konfliktsituationen dem Kind ein Vorbild zu sein: Denn Kinder lernen durch Beobachten.

Natürlich muss nicht jede Schwierigkeit gleich zum Problem werden. Auch ist nicht jede Stimmungsschwankung gleich das Vorzeichen einer depressiven Verstimmung. Sollten Sie anhaltende Veränderungen im Verhalten Ihres Kindes bemerken – sei es zum Beispiel Lügen, Klauen, Schule schwänzen, besonders heftige Aggressionen oder eine übersteigerte Ängstlichkeit –, reden Sie zunächst in Ruhe mit Ihrem Kind.

Nehmen Sie sich Zeit, und zeigen Sie, dass Sie die Probleme des Kindes ernst nehmen.

Scheuen Sie sich aber auch nicht, professionelle Hilfe für Ihr Kind in Anspruch zu nehmen, damit beugen Sie psychischen Problemen im Erwachsenenalter vor. Sie können sich für diesen Fall an Ihren Kinderarzt, einen Kinderpsychologen oder aber an einen erfahrenen Homöopathen wenden. Auch die Naturheilkunde kann bei seelischen Störungen helfen oder zumindest unterstützend wirken.

✳ Naturheilkunde

Gut bewährt haben sich **Beruhigungstees**, etwa Melissentee, eine Teemischung mit Passionsblume, Lavendel und Anis sowie Baldrian- und Lavendeltee (siehe Kasten auf Seite 145).

► Für einen **Melissentee**, der schon ab dem Säuglingsalter geeignet ist, 1 TL Melissenblätter mit 1 Tasse kochendem Wasser übergießen, 10 Minuten zugedeckt ziehen lassen, abkühlen lassen und anschließend abseihen. 1-mal täglich abends 1 Tasse trinken lassen.
► Folgende ätherische Öle wirken gleichfalls schon ab dem Säuglingsalter beruhigend und nervenstärkend: **Lavendel-**, **Bergamotte-** und **Neroliöl**. Je 3 Tropfen Lavendel- und Bergamotteöl und 2 Tropfen Neroliöl in eine Schale Wasser geben und ins Kinderzimmer stellen.

♣ Homöopathie & Schüßler

Geben Sie Ihrem Kind je nach Symptom eines der folgenden Mittel:

► bei Nervosität und Schlaflosigkeit: Zinkum metallicum D12, 3-mal täglich 5 Globuli;
► bei Unruhe und Einschlafstörungen sowie Überforderung: Calcium phosphoricum D12, 3-mal täglich 5 Globuli. Bei besonderer psychi-

Anwendung Schritt für Schritt

Beruhigende Tees

Bei den nachfolgenden Tees handelt es sich um verschiedene Heilpflanzen bzw. Heilpflanzenmischungen, deren Inhaltsstoffe sich positiv auf Nerven und Psyche auswirken. Diese Tees werden unterschiedlich zubereitet. Bei dem Baldriantee klassisch handelt es sich um einen Kaltwasserauszug, der Lavendeltee ist ein Aufguss und die Teemischung eine Abkochung.

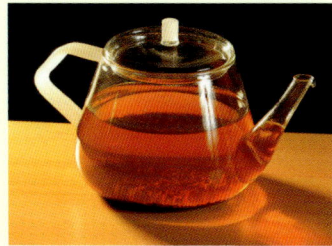

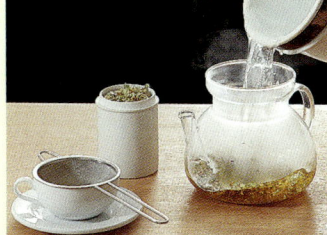

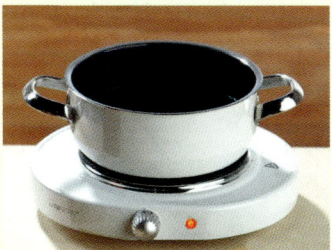

Baldriantee klassisch

2 bis 3 TL klein geschnittene Baldrianwurzel
300 ml kaltes Wasser

Übergießen Sie den Baldrian mit dem Wasser. Lassen Sie den Aufguss mindestens 12 Stunden ziehen, seihen Sie ihn ab und kochen Sie ihn kurz auf (um Keime abzutöten). Lassen Sie Ihr Kind täglich abends vor dem Schlafen 1 bis 2 Tassen leicht angewärmten Tee trinken. Geeignet ab 2 Jahren.

Lavendeltee

1 TL Lavendelblüten (bei Kindern bis zu 1 Jahr nur ½ TL)
150 ml kochendes Wasser

Übergießen Sie die Lavendelblüten mit 1 Tasse kochendem Wasser, lassen Sie den Tee zugedeckt 10 Minuten ziehen. Anschließend lassen Sie den Tee abkühlen und seihen ihn ab. Lassen Sie Ihr Kind bis zu 3-mal täglich ½ Tasse trinken. Geeignet ab einem Alter von 6 Monaten.

Teemischung

2 TL Passionsblume
1 TL Lavendel, 1 TL Anis
¼ l kaltes Wasser

Geben Sie die Passionsblume, den Lavendel und den Anis mit dem Wasser in einen Topf und bringen Sie alles zum Kochen. Lassen Sie die Mischung 5 Minuten kochen, seihen Sie sie dann ab. Lassen Sie Ihr Kind täglich abends 1 Tasse davon trinken. Geeignet ab einem Alter von 3 Jahren.

scher Anspannung (z. B. Leistungsdruck) können Sie Calcium phosphoricum auch kombiniert mit Kalium phosphoricum geben, am besten als Schüßler-Salz. Dafür im Wechsel vom Schüßler-Salz Nr. 2 (Calcium phosphoricum) abends, vom Schüßler-Salz Nr. 5 (Kalium phosphoricum) morgens je 2 bis 3 Tabletten im Mund zergehen lassen;

▶ bei Kummer: Ignatia D12, 1-mal täglich abends 5 Globuli.

Angst

Angst vorm Dunkeln, vor Hunden oder dem Alleinsein – früher oder später begegnet fast allen Eltern irgendeine Angst bei ihrem Kind. Angst ist ein wichtiges Gefühl, da es uns als Schutzmechanismus dient und vor Gefahren bewahrt. Angst ist also zunächst nichts Schlechtes.

Es gibt entwicklungsbedingte Ängste, die fast jedes Kind in einem gewissen Alter durchlebt, wie beispielsweise die Trennungsangst ungefähr zwischen dem 6. und 12. Monat. Diese Ängste können Kinder ganz schön belasten. Das Gute daran: Bei dieser Art von Ängsten können Eltern ihr Kind naturheilkundlich gut unterstützen. (In diesem Kapitel geht es somit ausschließlich um entwicklungsbedingte Ängste.)

Von krankhafter Angst spricht man, wenn die Angst keine schützende Funktion mehr hat, sondern sich verselbstständigt. Sie muss auf jeden Fall professionell behandelt werden, da sie sogar die Entwicklung des Kindes verzögern kann.

Ursachen und Symptome

Die wenigsten Kinder kommen ängstlich auf die Welt. Sie beginnen jedoch sehr früh, aus Eindrücken und Erfahrungen ein eigenes Weltbild zu entwickeln. Je nach Alter gibt es unterschiedliche Quellen der Angst, die für den jeweiligen Entwicklungsstand typisch sind (siehe auch »Wann Sie zum Arzt gehen sollten«).

Ängstliche Kinder haben häufig sehr ängstliche Eltern. Hinzu kommt, dass Kinder heute einen anderen Stellenwert haben. Oft stehen sie im Lebensmittelpunkt der Eltern und werden zu sehr umsorgt. Dadurch trauen sich die Kinder nichts mehr zu. Somit kann auch Überbehütung zu einer übersteigerten Ängstlichkeit führen.

Mögliche körperliche Symptome bei Angst können sein: Schwindel, Atemnot, Herzklopfen, Zittern oder Durchfall.

Vorbeugung

Es ist nahezu unmöglich, Ängsten vorzubeugen, da sie meist auf negativen Erlebnissen basieren, vor denen man Kinder leider nicht immer schützen kann.

Wann Sie zum Arzt gehen sollten

Sie sollten noch heute zum Arzt gehen, wenn

▶ Ihr Kind einen ergründbaren Angstanfall hat, und Sie Ihr Kind nicht beruhigen können.

Sie sollten generell den Kinderarzt oder einen Kinderpsychologen aufsuchen, wenn

▶ Sie über einen längeren Zeitraum (mindestens 4 bis 6 Wochen) das Gefühl haben, Ihr Kind ist wesentlich ängstlicher als früher oder es ist wesentlich ängstlicher als Gleichaltrige.

▶ Sie das Gefühl haben, dass die Ängstlichkeit die Entwicklung behindert.

▶ Ihr Kind im Alter von 2 bis 4 Jahren noch Trennungsängste haben sollte.

▶ Ihr Kind im Alter von 5 bis 7 Jahren große Angst vor Tieren oder Blut hat.

▶ Ihr Kind im Alter von 8 bis 11 Jahren unter einer massiven Schulangst leidet.

▶ Ihr Kind im Alter von 12 bis 18 Jahren große Angst davor hat, den Erwartungen von Mitmenschen nicht zu entsprechen (soziale Phobie) oder eine Panikstörung hat.

▶ Sie nicht sicher sind, ob Ihr Kind unter einer krankhaften Angststörung leidet.

So können Sie Ihrem Kind helfen

Entwicklungsbedingte Ängste machen einen Teil der gesunden Entwicklung aus und gehören zum Leben dazu. Sie werden Ihrem Kind leider nicht jede Angst ersparen können.

Wenn Ihr Kind Angst hat, ist es zunächst wichtig, ein offenes Ohr für seine Probleme zu haben, die Angst des Kindes zu akzeptieren und ernst zu nehmen. Sätze wie: »Davor brauchst du doch keine Angst zu haben«, helfen dem Kind nicht weiter. Ebenso wenig erreicht man, wenn man Kinder in ihren Ängsten vergleicht, etwa indem man sagt: »Deine Schwester hat doch auch keine Angst vor Hunden. Warum denn du?« Schenken Sie Ihrem Kind Vertrauen und Selbstbewusstsein sowie den Glauben daran, etwas schaffen oder überwinden zu können, indem Sie ihm signalisieren: »Ich glaube an dich« und ihm sagen: »Versuche es, wenn du so weit bist! Ich weiß, du kannst es.«

Außerdem können Eltern ihrem Kind zeigen, dass sie mit ihm gemeinsam etwas gegen die unangenehmen Gefühle vor bestimmten Situationen unternehmen. Das gemeinsame Kuscheln, zum Beispiel bei Gewitter, wirkt oft Wunder.

Beruhigend ist es sicher für Eltern zu wissen, dass Kinder die meisten Ängste allein aus sich selbst heraus be- und verarbeiten. Darüber hinaus wirken auch die ätherischen Öle einiger Heilkräuter beruhigend. Zudem haben sich hier homöopathische Mittel bewährt, da sie ebenso auf der seelischen Ebene wirken können.

✳ Naturheilkunde

▶ Wegen seiner beruhigenden und nervenstärkenden Inhaltsstoffe hat sich ein Tee aus **Baldrianwurzel, Minze** und **Melisse** bewährt. Er ist

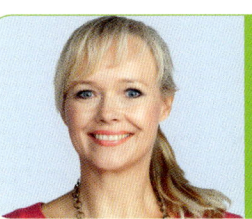

Mein Tipp für Eltern
Dr. med. Franziska Rubin

Familienaufstellung

Wenn Sie sich nicht erklären können, warum Ihr Kind so sehr ängstlich ist, dann wagen Sie doch einmal den Schritt zu einer Familienaufstellung. Der Grundgedanke dieser Therapie ist der: Wir alle sind nicht frei in unseren Gefühlen und Handlungen, sondern mehr oder weniger stark verstrickt in unsere Familiensysteme. So kann es sein, dass Ihr ängstliches Kind zum Beispiel unbewusst mit einer Oma mitschwingt, die im Krieg oder auf der Flucht als Kind in ähnlichem Alter viele Monate fürchterliche Angst haben musste. Häufig bewirkt so eine Aufstellung mit den Eltern und ein anschließendes kindgerechtes Gespräch (z. B. über Krieg und Angst), dass das Kind sich aus der Verstrickung lösen kann. **Wichtig:** Wenden Sie sich an erfahrene Familienaufsteller (www. familienaufstellung.org).

insbesondere bei Prüfungsangst empfehlenswert. Dazu am Vorabend 1 TL fein geschnittene Baldrianwurzel mit 1 Tasse kaltem Wasser übergießen, über Nacht zugedeckt ziehen lassen und am nächsten Morgen abseihen. Je ¼ TL Pfefferminz- und Melissenblätter mit ½ Tasse kochendem Wasser übergießen, 10 bis 15 Minuten zugedeckt ziehen lassen, abkühlen lassen und abseihen. Den kalten Auszug und den Tee mischen und bei Bedarf 1 Tasse trinken lassen. Geeignet ab Kindergartenalter.

Gut zu wissen

Bettnässen

Sollte Ihr Kind schon über ein halbes Jahr trocken gewesen sein und dann wieder einnässen, können auch psychische Faktoren wie Angst oder zu großer Erwartungsdruck eine Rolle spielen. Da Bettnässen mit wachsendem Alter häufiger wird, sollten Sie so schnell wie möglich Ihren Kinderarzt oder einen -psychologen aufsuchen, um rechtzeitig mit einer Therapie zu beginnen. Die Behandlung können Sie mit folgenden naturheilkundlichen Maßnahmen unterstützen: Zur Entspannung und bei psychisch bedingtem Bettnässen hilft ab einem Alter von 4 Jahren folgende **Teemischung**, die Sie in der Apotheke zusammenstellen lassen können: je 20 g Johanniskraut mit je 20 g Melissenblättern, Pomeranzenblüten und Hibiskusblüten. Für den Tee 1 EL davon mit 1 Tasse kochendem Wasser übergießen, 10 Minuten zugedeckt ziehen lassen und abseihen. 4 Wochen täglich 30 Minuten vor dem Schlafengehen 1 Tasse trinken lassen. **Wichtig:** Johanniskraut erhöht die Sonnenempfindlichkeit der Haut und kann Allergien auslösen. Gute Erfahrung gibt es auch mit der **Homöopathie:** Ferrum phosphoricum C12 ist empfehlenswert für nervöse und empfindliche Kinder ab einem Alter von etwa 4 Jahren (bis zu diesem Alter ist Einnässen noch normal!). Equisetum arvense C12 ist bewährt für Niere und Blase und eignet sich bei allen Formen des Bettnässens. Vom jeweiligen Mittel 4 Wochen täglich morgens 5 Globuli geben.

▶ Eine **Teemischung** aus **Melisse, Hopfen, Orangenblüten, Johanniskraut** und Hagebutte wirkt beruhigend und stabilisierend. Sie hilft bei Schulproblemen, die durch Leistungsdruck verursacht sind (geeignet für Kinder ab 12 Jahren). Dafür 20 g Melissenblätter mit je 10 g Hopfen, Orangenblüten, Johanniskraut und Hagebuttenfrüchten mit Samen mischen. 2 TL der Mischung mit 1 Tasse kochendem Wasser übergießen, 10 bis 15 Minuten zugedeckt ziehen lassen und abseihen. Kurweise über 4 bis 6 Wochen täglich morgens und abends je 1 Tasse trinken lassen.

▶ Bei kleinen Kindern (ab Säuglingsalter) hilft das Einreiben mit **Lavendelöl**. Lavendel löst Ängste und wirkt beruhigend. Den Brustkorb oder die Fußsohlen mit einigen Tropfen eines 10%igen Lavendelöls (Fertigpräparat) einreiben.

▶ Bei akuter Angst und Schreckhaftigkeit können **Bachblüten-Notfalltropfen** helfen. 1-mal täglich 5 Tropfen geben. So lange wiederholen, bis Beruhigung einsetzt.

▶ Bei Ängsten hat sich auch eine Mischung verschiedener **Bachblüten** (für Kinder ohne Alkohol erhältlich) bewährt: Je 1 Tropfen Aspen Rock Rose und Mimulus in 10 ml Wasser geben. 4-mal täglich einnehmen lassen.

❖ Homöopathie

Geben Sie Ihrem Kind je nach Symptom von einem der folgenden Mittel 1-mal täglich 5 Globuli. Sollten Sie jedoch keine Wirkung feststellen, experimentieren Sie nicht herum, sondern wenden Sie sich an einen erfahrenen Homöopathen.

▶ bei Anspannung generell: Avena sativa als Komplexmittel;

▶ bei Angst vor Prüfungen: Gelsemium C12 oder Argentum nitricum C12;

▶ bei Angst vor Dunkelheit: Calcium carbonicum C12.

Depressive Verstimmung

Lange war unklar, ob junge Menschen überhaupt depressive Verstimmungen haben können. Heute steht fest, dass auch schon Kinder und Jugendliche an Traurigkeit leiden können, die keinen »richtigen« Grund hat. Davon sind Mädchen häufiger betroffen als Jungen.

Dass ein Kind mal traurig oder lustlos ist, ist völlig normal – solange solche Stimmungsschwankungen die Ausnahme sind und nur kurz andauern. Depressive Verstimmungen dauern Minuten, Stunden oder einzelne Tage und lassen sich auch mithilfe der Naturheilkunde lindern.

Von einer Depression, also einer psychischen Erkrankung, spricht man erst, wenn die depressive Verstimmung mehr als 14 Tage anhält und mit Antriebslosigkeit und Interessenverlust einhergeht. Mindestens 3 bis 6 Prozent der Kinder und Jugendlichen in Deutschland leiden an depressiven Störungen. Die Tendenz ist steigend. Hat Ihr Kind eine echte Depression, sollten Sie sich an den Kinderarzt oder -psychologen wenden.

Ursachen und Symptome

Es ist sicher beruhigend, zu wissen, dass nur selten die Eltern schuld sind. Die häufigste Ursache für depressive Verstimmungen und Depressionen ist eine Störung im Hirnstoffwechsel, durch die Gefühle nicht richtig verarbeitet werden können. Dadurch ist für Außenstehende die Ursache der Verstimmung oft gar nicht nachvollziehbar. Es gibt aber auch seelische Verstimmungen oder Depressionen, die auf bestimmte Erlebnisse oder Situationen zurückzuführen sind. So kann etwa der Tod eines Elternteils, Vernachlässigung, Missbrauch oder die Trennung der Eltern eine depressive Stimmung auslösen. Auch altersspezifische Ereignisse, wie der Verlust von Freunden, Mobbing oder Liebeskummer, können zu einer depressiven Verstimmung führen. Chronische Überforderung oder Stress kann ebenso die Ursache sein.

Die Symptome äußern sich in Traurigkeit, Antriebslosigkeit, bei kleineren Kindern in Spielunlust, ständiger Erschöpfung, Minderwertigkeitsgefühlen, dem Rückzug von Freunden und/ oder Veränderungen im Ess- und Schlafverhalten, aber auch in Unruhe oder Aggressionen.

Vorbeugung

Bewegung hilft, depressiven Verstimmungen vorzubeugen. Dabei ist bisher nicht belegt, was genau sich als hilfreich erweist: die Bewegung an sich oder die Tatsache, dass man etwas unternimmt. Außerdem haben Pädagogen und Psychologen Programme entwickelt, die Depressionen bei Kindern und Jugendlichen vorbeugen sollen. Die Programme basieren auf einer Verhaltenstherapie, die an Einstellungen, Bewertungen und Überzeugungen arbeitet (kognitive Verhaltenstherapie) und oft in Schulen angeboten wird.

Wann Sie zum Arzt gehen sollten

Sie sollten mit Ihrem Kind einen Arzt oder Kinderpsychologen aufsuchen, wenn Ihr Kind über einen längeren Zeitraum (ca. 14 Tage) keine Lust zum Spielen und keinen Appetit hat, wenn es schlecht schläft oder unkonzentriert und sehr zappelig ist. Zögern Sie nicht, diesen Schritt zu gehen, da unbehandelte, anhaltende depressive Verstimmungen im Kindesalter sich sonst durch ein ganzes Leben ziehen können.

So können Sie Ihrem Kind helfen

Zuwendung, Zärtlichkeit und viel Verständnis zeigen einem depressiv verstimmten Kind, dass seine Gefühle und Gedanken ernst genommen werden. Oftmals leiden betroffene Kinder unter mangelndem Selbstbewusstsein. Schaffen Sie Situationen, in denen Ihr Kind seine Fähigkeiten unter Beweis stellen kann, und erkennen Sie die Leistung Ihres Kindes an. Suchen Sie im Gespräch mit Ihrem Kind nach praktikablen Lösungen. Vielleicht möchte es gern häufiger gemeinsam etwas mit Ihnen unternehmen.

Auch wenn Krisen meist negativ erlebt werden, so lernen Kinder durch sie, mit Schwierigkeiten umzugehen. Sensible Kinder werden vielleicht in ihrem späteren Leben immer wieder unter solchen »Tiefs« leiden. Daher ist es für sie wichtig, wenn sie schon bei ihren Eltern lernen, mit welchen Mitteln aus der Naturheilkunde man eine gedrückte Stimmung wieder aufhellen kann.

✳ Naturheilkunde

▶ Bei depressiven Verstimmungen hilft eine der Heilpflanzen, die von der Wissenschaft bisher am intensivsten untersucht wurde: das Johanniskraut (erhältlich als Tee, Kapseln, Dragees, Tropfen und Saft). Trotz intensiver Forschung sind die genauen Wirkmechanismen des **Johanniskrauts** bis heute unklar. Belegt ist, dass der im Johanniskraut enthaltene Wirkstoff Hypericin einen nervenberuhigenden Effekt hat. Für Kinder ab einem Alter von 12 Jahren eignen sich **Dragees** (aus der Apotheke) mit einem Hypericingehalt von 300 bis 425 mg, die gemäß Beipackzettel eingenommen werden. **Wichtig:** Wenn Ihr Kind weitere Medikamente einnimmt, sollten Sie die Anwendung vorher unbedingt mit einem Arzt besprechen, da Johanniskraut mit vielen Medikamenten Wechselwirkungen hat. Johanniskraut erhöht zudem die Sonnenempfindlichkeit der Haut (Sonnencreme) und kann Allergien auslösen.

▶ Ab einem Alter von 4 Jahren kann ein stimmungsaufhellender und ausgleichender **Johanniskrauttee** gegeben werden. Dazu 1 TL Johanniskraut mit 1 Tasse kochendem Wasser übergießen, 10 Minuten zugedeckt ziehen lassen und abseihen. Kurweise 3 bis 4 Wochen täglich 1 Tasse (Kinder bis 12 Jahre) beziehungsweise 2 Tassen (Kinder ab 12 Jahren) trinken lassen. **Wichtig:** Während der Teekur sollte man die Sonne meiden, Vorsicht auch bei gleichzeitiger Medikamenteneinnahme (s. o.).

▶ Aufheiternd, ausgleichend und für jedes Alter geeignet ist eine **Aromatherapie** mit **Rosen-** und **Melissenöl**. Hierfür je 2 Tropfen Rosen- und Melissenöl in eine Schale mit Wasser geben und ins Kinderzimmer stellen. **Wichtig:** Achten Sie darauf, die Schale außer Reichweite des Kindes zu stellen!

♣ Homöopathie & Schüßler

Geben Sie Ihrem Kind je nach Symptom von einem der folgenden Mittel jeweils 2-mal täglich 5 Globuli:

▶ bei Kummer durch starke emotionale Ereignisse: Ignatia D12;

▶ bei weinerlicher und wechselnder Stimmungslage: Pulsatilla D12;

▶ bei chronischem Kummer, Trauer oder lange zurückliegenden Ereignissen: Natrium chloratum D12. Bei Ärger, chronischem Kummer, Trauer oder lange zurückliegenden Ereignissen kann auch das Schüßler-Salz Nr. 8 (Natrium chlorid) helfen. Davon 2-mal täglich 2 Tabletten im Mund zergehen lassen.

Schlafstörungen

In Deutschland leidet fast jedes vierte Kind unter Ein- oder Durchschlafstörungen. Wenn Ihr Kind gelegentlich nicht ins Bett gehen oder in Ihrem Bett schlafen will, gibt es keinen Anlass zur Sorge. Auch nicht, wenn Ihr Kind manchmal aufwacht und nicht wieder einschlafen kann. Meist handelt es sich dabei um ein Verhalten, welches nur begrenzte Zeit andauert und häufig auch wieder von allein aufhört. Diese vorübergehenden Schlafstörungen können Eltern mit naturheilkundlichen Verfahren bessern.

Ursachen und Symptome

Ein Kind muss seinen Schlafrhythmus in den ersten Lebensjahren erst finden. Mit zunehmender Hirnreife klappt es mit dem Schlafen meist besser, da die Störungen im Schlaf-Wach-Rhythmus im Gehirn altersbedingt sind. Weitere Ursachen für Schlafprobleme können beispielsweise das Zahnen, Verdauungsbeschwerden oder auch andere Schmerzen sein. Schlafstörungen bei Kindern, die dem Baby- und Kleinkindalter entwachsen sind, haben jedoch fast immer seelische Ursachen. Der Tod des geliebten Opas, ein Umzug oder die Ankunft eines Geschwisterchens – wenn sich das gewohnte Leben ändert, finden manche Kinder nur schwer in den Schlaf, wachen nachts häufig auf oder haben Albträume. Leider neigen gerade größere Kinder häufig dazu, Kummer oder Konflikte zu verschweigen, sodass Eltern es schwerhaben, den Ursachen nachzugehen.

Auch wenn ein Kind unter einer akuten Krankheit (z. B. Erkältung) oder chronischen Beschwerden (z. B. Rückenschmerzen) leidet, schläft es oft schlecht. Nach Ausheilung der Symptome kann das Kind aber meist wieder gut schlafen.

Vorbeugung

Je strukturierter Ihr Tagesablauf ist, umso leichter hat es Ihr Kind. Wichtig ist es auch, Ihr Kind erst ins Bett zu legen, wenn es müde ist. Allabendliche Rituale (siehe Seite 53) können dem Kind signalisieren, dass es jetzt bald Zeit ist, ins Bett zu gehen. Achten Sie außerdem darauf, dass die Aktivitäten des Kindes altersgemäß sind, und bieten Sie ihm nicht zu viele Reize an.

Wann Sie zum Arzt gehen sollten

Wenn Ihr Kind oder sogar die ganze Familie unter den Schlafstörungen des Kindes leidet, sollten Sie Ihren Kinderarzt aufsuchen. Einige Eltern können nach fünf schlaflosen Nächten nicht mehr, andere halten vier Wochen oder sogar Jahre durch, bevor sie sich ärztlichen Rat holen. Scheuen Sie sich nicht, diesen Schritt zu tun. Der behandelnde Kinderarzt wird Sie gegebenenfalls an einen Schlafmediziner überweisen. In jedem Fall ist der Arzt auf Ihre genauen Beobachtungen angewiesen und wird Fragen zum Schlaf-Wach-Rhythmus des Kindes stellen.

Bei einer krankhaften Schlafstörung sollten Sie unbedingt ärztlichen Rat suchen, um einer Chronifizierung frühzeitig entgegenzuwirken. Gehen Sie also zum Arzt, wenn

▶ das Kind grundsätzlich abends länger als eine halbe Stunde zum Einschlafen braucht.

▶ das Kind nur mit aufwendiger Hilfe der Eltern, wie z. B. durch langes Herumtragen, einschläft.

▶ das Kind häufig nachts aufwacht und längere Zeit wach ist, bis es wieder in den Schlaf findet.

▶ das Kind morgens sehr lange braucht, um wach

zu werden und dann den ganzen Tag über müde und nicht ausgeruht ist. Auch wenn das Kind Konzentrationsprobleme in der Schule hat und es gereizt, nörgelig und überfordert ist.

▶ ältere Kinder, die jahrelang ohne Probleme geschlafen haben, über längere Zeit (zwei bis vier Wochen) unter Schlafstörungen leiden.

▶ Ihr Kind nachts unter Sauerstoffmangel (Erstickungsgefühl) infolge von Atemaussetzern leidet, die meist mit Schnarchen einhergehen. Dann könnte Ihr Kind unter einer obstruktiven Schlafapnoe leiden. Dies sollten Sie ärztlich abklären lassen, da es sonst langfristig zu Entwicklungsverzögerungen kommen kann.

So können Sie Ihrem Kind helfen

Viele Eltern erleben in den ersten Jahren unruhige oder auch kurze Nächte. Denn die meisten Kinder lernen das Durchschlafen erst ab etwa sechs Monaten und einige noch später.

Wie viel Schlaf normal ist, ist von Kind zu Kind unterschiedlich: Ein Kind im 2. beziehungsweise 3. Lebensjahr benötigt in der Regel noch 16 Stunden Schlaf. Werden die Kinder älter, verringert sich der Schlafbedarf allmählich. Ein sechsjähriges Kind schläft noch etwa 10 Stunden.

Dennoch können Angaben wie diese immer nur Richtwerte sein. Das eine Kind macht mit fast vier Jahren noch einen Mittagsschlaf, das andere hat schon vor seinem 2. Geburtstag damit aufgehört.

Oft helfen einem Kind klärende und beruhigende Gespräche, um sich geborgen zu fühlen und gut zu schlafen. **Nehmen Sie sich Zeit**, wenn Sie Ihr Kind ins Bett bringen. Auch ältere Kinder genießen es meist noch, wenn sich ein Elternteil ans Bett setzt. Sprechen Sie noch einmal über den Tag – was war schön, was nicht.

Zudem hilft ein strukturierter und regelmäßiger Tagesablauf, um abends zur Ruhe zu kommen. **Abendliche Rituale,** wie eine Gute-Nacht-Geschichte, gemeinsames Kuscheln oder ein Bad vor dem Zubettgehen, signalisieren dem Kind, dass Schlafenszeit ist. Wenn Ihr Kind schon älter ist, fragen Sie es, wie es den Tag ausklingen lassen möchte, und legen Sie diese Rituale gemeinsam mit Ihrem Kind fest. Halten Sie diese dann allabendlich in der gleichen Reihenfolge ein. Das beruhigt Ihr Kind und gibt ihm Sicherheit.

Sollte Ihr Kind Angst im Dunkeln haben, lassen Sie die Tür einen Spalt offen oder machen eine Steckdosen-Beleuchtung an. Manche Kinder ziehen trotzdem während der Nacht lautlos ins Elternbett ein. Wenn Sie das nicht stört, kann dies erst einmal die beste Lösung sein. Auch eine Matratze neben dem Elternbett kann helfen, zumal so trotzdem jeder seinen Platz hat. Sollte Ihr Kind jedoch erwarten, dass es nachts regelmäßig »Programm« gibt, wie Licht an, Essen oder Spielen, sollten Sie das sofort unterbinden.

Bewährt haben sich außerdem Heilkräuter, wie Johanniskraut, Baldrian, Melisse oder Hopfen, aber auch homöopathische Mittel. Nach einer einzigen Anwendung wird sicher kein Kind wie ein Murmeltier schlafen, aber mit der Zeit wird es ruhiger werden und leichter in den Schlaf finden.

✳ Naturheilkunde

▶ Leidet Ihr Kind unter vorübergehenden leichten Ein- und Durchschlafproblemen, hat sich **Milch mit Honig** bewährt. Sie hat eine beruhigende und einschlaffördernde Wirkung. Dafür 2 TL Honig in 1 Tasse heiße Milch rühren und bei Bedarf vor dem Schlafengehen trinken lassen. **Wichtig:** Zähneputzen nicht vergessen!

▶ Sehr gute Erfahrungen bei leichten Schlafproblemen gibt es auch mit dem **Heublumensäck-**

chen. Durch die ätherischen Öle, Flavonoide und Gerbstoffe der Pflanzen entspannt ein Heublumensäckchen die Muskulatur und wirkt außerdem über den Geruch einschlaffördernd. Dafür einen Waschlappen mit Heublumen (erhältlich in der Apotheke oder im Kräuterladen) füllen und die offene Seite mit einer Kordel oder einem zweiten Waschlappen verschließen. Wasser in einem Topf zum Kochen bringen und zwei Kochlöffel so auf den Topfrand legen, dass man das Heublumensäckchen darauflegen kann. Das Säckchen 20 bis 30 Minuten über dem aufsteigenden Dampf erwärmen, auf den Oberbauch des Kindes legen und 20 Minuten einwirken lassen.

▶ Bei länger andauernden Schlafproblemen haben sich Heilpflanzen wie Johanniskraut, Baldrian, Melisse oder Hopfen bewährt, deren ätherische Öle einschlaffördernd und stimmungsaufhellend wirken. Für einen **Beruhigungstee** 20 g Johanniskraut mit jeweils 20 g Melissenblättern, Pomeranzenblüten und Hibiskusblüten mischen. 1 EL davon mit 1 Tasse kochendem Wasser übergießen, 10 Minuten zugedeckt ziehen lassen und abseihen. Ab einem Alter von 4 Jahren kurweise 3 bis 4 Wochen täglich 30 Minuten vor dem Schlafengehen 1 Tasse (Kinder bis 12 Jahre) beziehungsweise 2 Tassen (Kinder ab 12 Jahre) trinken lassen. **Wichtig:** Johanniskraut erhöht die Sonnenempfindlichkeit der Haut und kann Allergien auslösen. Während der Kur Sonne meiden.

▶ Ein **Schlaftee** aus Baldrian, Hopfen, Fenchel und Lavendel kann Kindern ab 1 Jahr helfen. Die Pflanzen fördern den Schlaf und wirken insgesamt beruhigend. Je 25 g fein geschnittene Baldrianwurzel, zerstoßene Fenchelsamen und Lavendelblüten und 10 Hopfenzapfen mischen. 1 EL davon mit 1 Tasse kochendem Wasser übergießen, 10 Minuten zugedeckt ziehen las-

sen und abseihen. Kurweise 6 Wochen täglich 30 Minuten vor dem Schlafengehen 1 Tasse trinken lassen.

▶ Zusätzlich können Sie es bei Kindern ab 1 Jahr mit einem **Baldrianbad** probieren. Die ätherischen Öle des Baldrians beruhigen und fördern das Einschlafen. 100 g fein geschnittene Baldrianwurzel mit 1 l kochendem Wasser übergießen, 10 Minuten ziehen lassen und abseihen. Sud ins 38 °C warme Badewasser geben. 10 Minuten baden lassen und ins Bett bringen.

▶ **Bachblüten-Notfalltropfen** können bei Schlaflosigkeit nach einem schockartigen Erlebnis helfen. 4 Tropfen in 100 ml Wasser auflösen und abends schluckweise trinken lassen. Es gibt auch alkoholfreie Tropfen für Kinder, die man direkt auf die Zunge geben kann.

☘ Homöopathie

Geben Sie Ihrem Kind je nach Symptom von einem der folgenden Mittel abends 5 Globuli:

▶ bei Schlafstörungen und Nervosität: Avena sativa D6 oder Avena sativa comp.;

▶ bei innerer Unruhe und Schlaflosigkeit infolge emotionaler Ereignisse wie Überraschung und Freude, zum Beispiel vor dem Kindergeburtstag: Coffea D12;

▶ bei Aufschrecken aus dem Schlaf: Belladonna C12;

▶ bei Kindern, die sich nur durch Herumtragen beruhigen lassen: Chamomilla C12;

▶ bei großer Reizbarkeit und Erwachen durch kleinste Geräusche: Nux vomica C12;

▶ bei Albträumen und nächtlicher Angst: Aconitum napellus C12;

▶ für Kinder, die abends nicht müde werden und unruhig sind: Passiflora-Kinderzäpfchen (von Wala; Mischpräparat aus Hafer, Hopfen, Baldrian und Passionsblume).

Konzentrationsstörungen

Kaum ein Thema beschäftigt Eltern, Lehrer und Schüler derzeit so sehr, wie die angebliche Unfähigkeit vieler Kinder, sich zu konzentrieren. Dabei will Konzentration gelernt sein. Ein sechsjähriges Kind, das nach 15 Minuten Stillsitzen auf der Suche nach Abwechslung aufspringt, handelt altersgemäß. Bei einem zehnjährigen Kind wäre eine Konzentrationsdauer von 20 Minuten normal, und erst mit 25 Jahren ist die größte Leistungsfähigkeit des Arbeitsgedächtnisses, das für die Konzentration verantwortlich ist, erreicht. Sich gar nicht konzentrieren können nur wenige Kinder. Meist klappt es sehr gut, wenn sie sich für etwas interessieren. Beobachten Sie Ihr Kind in verschiedenen Situationen: bei Dingen, die es gern tut (z. B. beim Spielen, beim Musik hören) und in Situationen, die Ihr Kind nicht mag (z. B. Hausaufgaben für ein Fach, das ihm nicht gefällt). Nur wenn Sie keine Situation finden, in der es sich nicht über ca. 15 Minuten intensiv mit etwas beschäftigen kann, ohne sich abzulenken, kann eine Konzentrationsstörung vorliegen.

Ursachen und Symptome

Für einen Mangel an Konzentration gibt es zahllose Ursachen: zu wenig Schlaf, niedriger Blutdruck, Ängste oder eine Reizüberflutung, zum Beispiel durch zu viel Fernsehen und zu viel Zeit vor dem Computer. Auch Probleme in der Familie, wie die Trennung der Eltern oder ständiger Streit in der Schule, können ein Kind belasten und zu Konzentrationsproblemen führen.

Kinder, die sich nicht konzentrieren können, nehmen jede Gelegenheit wahr, sich ablenken zu lassen, springen oft auf und suchen sich eine neue Beschäftigung.

Vorbeugung

Die Fähigkeit zur Konzentration entwickelt sich unter anderem durch Spielen. Studien haben gezeigt, dass bei Kindern, die ihr Spiel selbst gestalten, das Gehirn mehr gefordert und gefördert wird. Lassen Sie Ihrem Kind Zeit, sein Spiel zu entwickeln. Oft entstehen die tollsten Spiele erst aus Langeweile heraus. Hierfür ist es wichtig, freie Zeit zu haben. Viele Eltern bringen ihre Kinder in dem Glauben, sie optimal zu fördern, von einem Termin zum nächsten. Freies Spielen ist dann kaum möglich.

Mittlerweile weiß man, dass Bewegung neben den Muskeln auch das Gehirn trainiert. Lassen Sie Ihr Kind sich so viel wie möglich bewegen.

Wann Sie zum Arzt gehen sollten

Sie sollten Ihren Kinderarzt aufsuchen, wenn Ihr Kind überdurchschnittlich lange für die Hausaufgaben braucht. Sollten Sie nicht einschätzen können, ob dies der Fall ist, fragen Sie die Lehrer, wie lange dafür angesetzt ist. Auch wenn Ihr Kind schlechte schulische Leistungen erbringt und weder Sie noch die Lehrer Rat wissen, sollten Sie sich professionelle Hilfe beim Kinderarzt oder -psychologen suchen.

So können Sie Ihrem Kind helfen

Ein aufgeräumter, ruhiger Arbeitsplatz ohne Ablenkung ist förderlich für die Konzentration. Ebenso effektiv ist es, das Zimmer vor den Hausaufgaben zu lüften – unser Gehirn braucht Sauerstoff, um optimal funktionieren zu können. Achten Sie auch darauf, dass Ihr Kind ausreichend Wasser trinkt, etwa 1 bis 1,5 Liter täglich. Fruchtsäfte oder Limonaden eignen sich nicht, da diese meist viel Zucker enthalten und manche Kinder darauf mit Konzentrationsstörungen reagieren. Sie können Ihr Kind bei Konzentrationsstörungen auch naturheilkundlich unterstützen.

✳ Naturheilkunde

▶ Kinder, die sich schlecht konzentrieren können, haben oft einen niedrigeren Spiegel an **Omega-3-Fettsäuren**. Diese Fettsäuren müssen über die Nahrung aufgenommen werden und sind zum Beispiel in Raps- und Leinöl und Fettfischen wie Makrele, Hering oder Lachs enthalten. Langfristig kann es helfen, wenn Sie Ihrem Kind täglich 1 TL Raps- oder Leinöl zu essen geben, etwa im Müsli.

▶ Stimmungsaufhellend und ausgleichend wirken die ätherischen Öle des **Johanniskrauts**. Für einen Tee 1 TL Johanniskraut mit 1 Tasse kochendem Wasser übergießen, 10 Minuten zugedeckt ziehen lassen und abseihen. Ab einem Alter von 4 Jahren kurweise 3 bis 4 Wochen täglich 1 Tasse (Kinder bis 12 Jahre) beziehungsweise 2 Tassen (Kinder ab 12 Jahren) trinken lassen. **Wichtig:** Wenn Ihr Kind weitere Medikamente einnimmt, sollten Sie die Anwendung vorher unbedingt mit einem Arzt besprechen, da Johanniskraut mit vielen Medikamenten Wechselwirkungen hat. Johanniskraut erhöht die Sonnenempfindlichkeit der Haut (Sonnencreme) und kann Allergien auslösen.

▶ Konzentrationsfördernd und ausgleichend sind die sogenannten **Hildegard-Kekse** nach einem Rezept der Klosterheilkundlerin Hildegard von Bingen (für Kinder ab 2 Jahren). Die enthaltenen Gewürze Zimt und Muskat wirken ausglei-

chend. Für die Kekse 750 g Dinkelmehl mit 180 g Butter, 2 Eiern, 150 g Rohrzucker oder Honig, 1 Prise Salz, 2 bis 3 Msp. geriebene Muskatnuss, ½ TL Zimtpulver, 5 g Nelkenpulver sowie 100 g gemahlenen Mandeln mit etwas Wasser zu einem Mürbeteig verkneten. Den Teig etwa ½ cm dick ausrollen, Plätzchen ausstechen und auf ein mit Backpapier ausgelegtes Blech legen. Im Backofen bei 180 °C auf der mittleren Schiene etwa 15 Minuten backen. In einer Blechdose sind die Kekse einige Wochen haltbar. **Wichtig:** Diese Kekse sind ein Heilmittel und kein Naschwerk! Daher nicht mehr als 3 bis 4 Kekse täglich essen lassen.

▶ Ein **kalter Armguss** wirkt kreislaufanregend sowie kräftigend und hilft bei Konzentrationsstörungen durch Erschöpfung. Hierfür beugt sich das Kind über die Badewanne und streckt den rechten Arm aus. Den kalten Wasserstrahl langsam vom Handrücken außen am Arm entlang bis hinauf zur Schulter und an der Arminnenseite wieder zurück zur Hand führen. 2-mal wiederholen, dann dasselbe am linken Arm durchführen. Der Armguss sollte ½ bis 1 Minute dauern. Das Wasser nur abstreichen. Danach möglichst 15 Minuten im Bett ruhen.

♣ Homöopathie

▶ Das homöopathische Komplexmittel Zappelin wirkt konzentrationsfördernd und beruhigend. Es enthält die Einzelmittel Chamomilla, Kalium phosphoricum, Staphisagria und Valeriana. Sinnvoll ist die Gabe von 3-mal täglich 5 Globuli ab einem Alter von 4 Jahren, es kann aber schon ab Kleinkindalter gegeben werden.

▶ Wenn das Komplexmittel keine Wirkung gezeigt hat, lohnt es sich, einen Homöopathen aufzusuchen, der eine konstitutionelle Behandlung durchführen kann (siehe Seite 35).

Hyperaktivität

»Ob der Philip heute wohl still bei Tische sitzen will?« Dieser weltbekannte Satz stammt aus dem Buch »Der Struwwelpeter«. Weniger bekannt dagegen ist, dass der Autor des Struwwelpeters, Heinrich Hoffmann, Nervenarzt war und schon im Jahr 1844 ein Verhalten beschrieb, das heute unter dem Begriff »Hyperaktivität« oder »Aufmerksamkeitsdefizit-(Hyperaktivitäts)-Syndrom« (ADHS/ADS) bekannt ist. Hinter diesem Verhalten verbirgt sich eine Hirnfunktionsstörung. ADHS ist heute eine der häufigsten psychischen Diagnosen bei Kindern. Schätzungsweise 3 bis 10 Prozent aller Kinder in Deutschland sind von ADS mit und ohne Hyperaktivität betroffen.

Ursachen und Symptome

Da etwa 25 Prozent der unter ADHS leidenden Kinder einen ebenfalls betroffenen Elternteil haben, kann man von einer ererbten Störung ausgehen. Vermutlich ist bei ADHS der Dopamin-Stoffwechsel beziehungsweise der Dopamin-Transportmechanismus im Gehirn gestört. Dopamin ist ein körpereigener Botenstoff (Neurotransmitter) und hat die Aufgabe, Signale zu übertragen. In diesem Fall werden die Kontrolle von Aufmerksamkeit und Bewegung sowie die Mimik gesteuert. Außerdem beeinflusst Dopamin emotionale und geistige Reaktionen. Bei ADHS-Patienten wird das Dopamin zu schnell abtransportiert, sodass es bei der Übertragung der Nervenimpulse in zu geringem Maße zur Verfügung steht. Dadurch können Eindrücke aller Art (akustisch, optisch, sensorisch) ungefiltert in das Gehirn eindringen. So kann Wichtiges nicht von Unwichtigem unterschieden werden, und es kommt zu einer Reizüberflutung.

Von ADHS betroffene Kinder sind unkonzentriert, unruhig und reagieren oft impulsiv. Anders als bei gesunden Kindern hält dieses Verhalten über einen längeren Zeitraum an und tritt auch in unterschiedlichen Umgebungen auf.

Vorbeugung

Dadurch, dass ADHS genetisch bedingt ist, kann man hier leider nicht vorbeugen. Viele Kinder reagieren aber auf Zucker und Zusatzstoffe in der Nahrung, wie beispielsweise Farbstoffe, mit Konzentrationsproblemen und Hyperaktivität. Deshalb sollten Sie den Zuckerkonsum so weit wie möglich einschränken.

Wann Sie zum Arzt gehen sollten

Heute ist ADHS fast zu einer Modediagnose geworden. Sollten Sie jedoch von Lehrern oder Erziehern Ihres Kindes auf ein länger anhaltendes auffälliges Verhalten Ihres Kindes angesprochen werden oder Sie das Gefühl haben, Ihr Kind stehe sich mit seiner Unruhe selbst im Weg, sollten Sie sich zunächst an Ihren Kinderarzt oder an einen Kinderpsychologen wenden. Suchen Sie sich einen erfahrenen Facharzt und scheuen Sie sich nicht, sollten Sie Zweifel an der Diagnose haben, eine zweite Meinung einzuholen.

So können Sie Ihrem Kind helfen

Sorgen Sie für einen möglichst klar strukturierten Tagesablauf, genügend Schlaf und geregelte Mahlzeiten. Dies bringt Ruhe in den Alltag und gibt Ihrem Kind Sicherheit. Fest eingeplante Ruhephasen in einem ruhigen Zimmer können ebenfalls hilfreich sein. Hausaufgaben sollten an einem Platz gemacht werden, an dem das Kind nicht abgelenkt werden kann.

Kinder mit ADHS brauchen zudem klar geäußerte Wünsche. Schon die Aufforderung »Räum jetzt bitte dein Zimmer auf« überfordert sie. Sagen Sie stattdessen Sätze wie: »Bitte räum die Bauklötze in die Schublade.« Wichtig ist es außerdem, den Zuckerkonsum einzuschränken (siehe Seite 156). ADHS lässt sich auch unterstützend naturheilkundlich behandeln. In vielen Fällen wird Ritalin empfohlen, das allerdings auch umstritten ist (siehe Kasten auf Seite 143).

✳ Naturheilkunde

Auffällig ist, dass ADHS-Patienten einen niedrigeren Omega-3-Fettsäurespiegel haben. Inzwischen weiß man, dasss die Menge an Dopamin im Gehirn durch **Omega-3-Fettsäuren** erhöht werden kann. Diese Fettsäuren, die nicht vom Körper selbst produziert werden, sondern über die Nahrung aufgenommen werden müssen, sind unter anderem in Hanf-, Raps- oder Leinöl enthalten. Empfehlenswert ist die Gabe von täglich 1 TL Leinöl. Auch Borretsch- und Nachtkerzenöl sind gute Lieferanten für Omega-3-Fettsäuren (erhältlich in Kapseln in der Apotheke).

♣ Homöopathie

▶ Gute Erfahrung gibt es mit dem Komplexmittel Zappelin. Es enthält die homöopathischen Einzelmittel Chamomilla, Kalium phosphoricum, Staphisagria und Valeriana und wirkt beruhigend. Sinnvoll ist die Gabe von 3-mal täglich 5 Globuli ab einem Alter von 4 Jahren, es kann aber schon ab Kleinkindalter gegeben werden.

▶ Generell sollte eine homöopathische Behandlung jedoch nur nach einer ausführlichen Anamnese von einem erfahrenen Homöopathen durchgeführt werden. Das Mittel muss nach der Gesamtheit aller Symptome und der Konstitution des Kindes ausgewählt werden.

✳ Heilkunde aus aller Welt

Ebenfalls hilfreich kann die Stimulation folgender **Akupressurpunkte** sein. Größere Kinder können die Punkte schon selbst drücken (Anwendung siehe Seite 176 ff.): Der Punkt **Shenmen** befindet sich an der Innenseite des Handgelenks und liegt auf dem Herzmeridian. Er wirkt bei Reizbarkeit und Nervosität. Der Punkt **Hegu** liegt auf dem Dickdarmmeridian. Er bewirkt eine tiefe Entspannung und unterstützt beim Loslassen von Gedanken und Gefühlen. **Neiting** liegt auf dem Magenmeridian und fördert die innere und äußere Ruhe. Der auf dem Lebermeridian liegende Punkt **Xingjiang** beruhigt und entspannt bei Gefühlsausbrüchen und Ärger.

❖ Medikamente aus der Apotheke

▶ Bei unruhigen Kindern können **Magnesium**-Brausetabletten helfen. Magnesium stärkt die Nerven und entspannt die Muskeln. Magnesium kann ab einem Alter von 6 Jahren in der täglichen Dosierung von 200 mg gegeben werden.

▶ Kombinierte Präparate mit verschiedenen **Omega-3-Ölen**, **Magnesium** sowie verschiedenen **B-Vitaminen** sind ab einem Alter von 2 Jahren zugelassen. Die B-Vitamine stärken zusätzlich zum Magnesium die Nerven. Bevor man zu stärkeren Mitteln greift, sind diese Präparate einen Versuch wert. Die Anwendung (z. B. als Esprico® oder Omefa-Plus) erfolgt gemäß Beipackzettel.

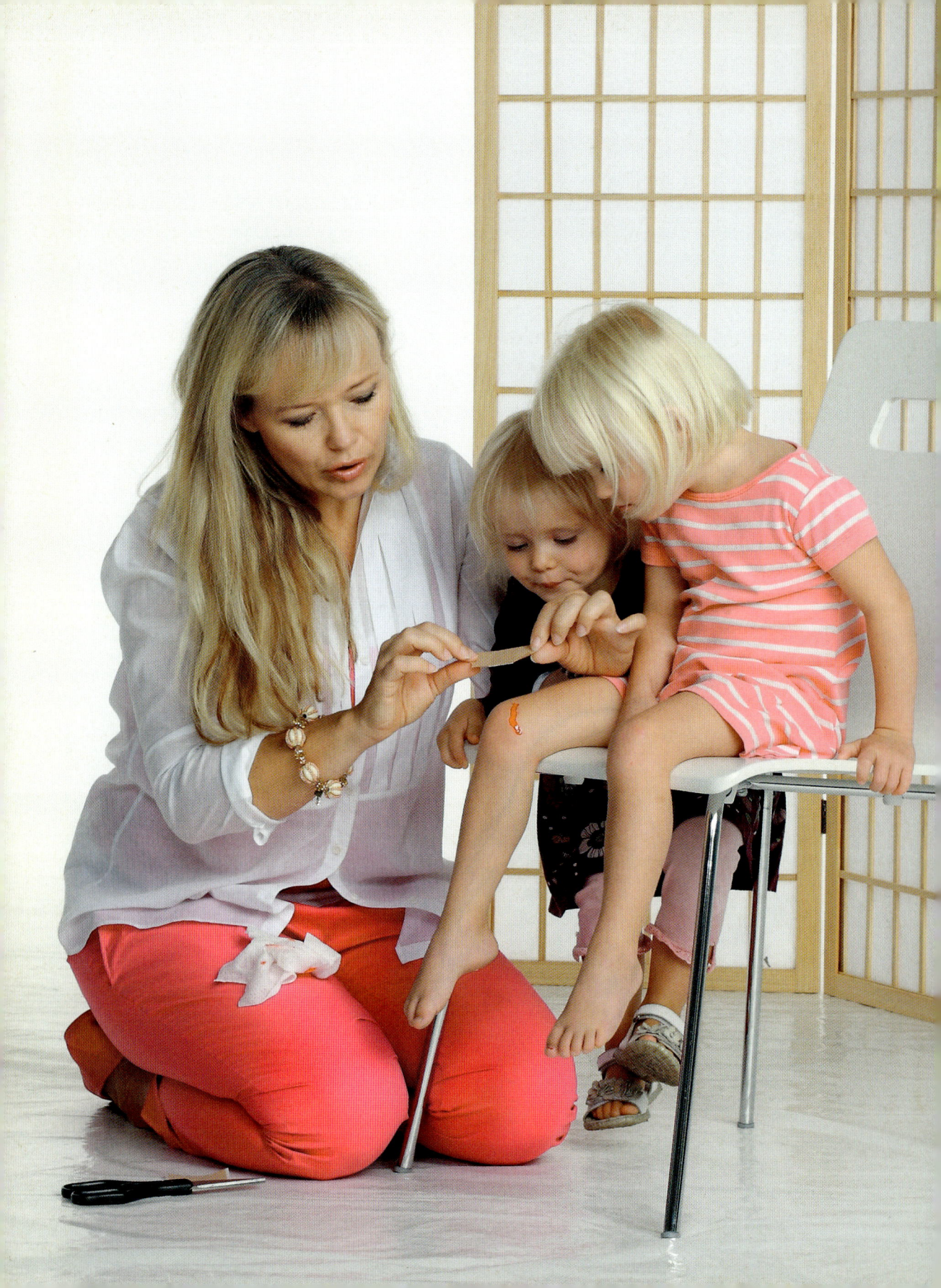

Erste Hilfe

Zum raschen Nachschlagen: Wie kann ich meinem Kind im Notfall helfen? Was gehört in eine Haus- und Reiseapotheke, und was könnte der Grund für die Beschwerden meines Kindes sein? Ergänzt durch eine Übersicht aller im Buch vorkommenden Akupressurpunkte, sind Sie damit bestens für den Krankheitsfall gewappnet.

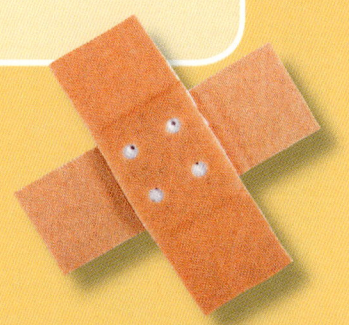

Im Notfall Bescheid wissen

Zum Glück passieren nur sehr selten schwere Unfälle, die lebenswichtige Funktionen wie Atmung und Blutkreislauf des Kindes bedrohen. Sehr viel häufiger sind die kleinen Blessuren des Alltags. Doch egal, wie leicht oder schwer eine Verletzung ist: Wer weiß, wie er möglichst schnell helfen kann, wird in einer Notfallsituation sehr viel ruhiger und gelassener bleiben.

Altersgemäß vorbeugen

Im 1. Lebensjahr stehen Stürze an erster Stelle der Unfälle. Wickelkommoden und Hochstühle, Tragetaschen, Kinderwagen oder Betten gehören

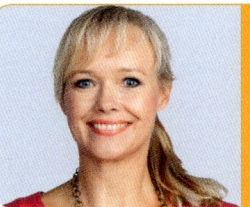

Mein Tipp für Eltern
Dr. med. Franziska Rubin

Murmel im Bauch?

Kleinkinder stecken alles in den Mund, auch wenn es nichts zum Essen ist. Manchmal wird dabei versehentlich etwas hinuntergeschluckt und landet im Verdauungstrakt. Sicherheitshalber sollten Sie dann Ihren Arzt um Rat fragen, der entscheiden kann, ob der natürliche Weg über die Verdauung zum Herausbefördern des Fremdkörpers ausreicht oder andere Maßnahmen erforderlich sind. Bei kleinen Gegenständen gibt es ein altes Hausmittel: Kartoffelbrei mit etwas Watte mischen, um den Gegenstand einzubinden und sanft hinauszubegleiten.

zu den häufigsten Sturzrisiken. Lassen Sie deshalb Ihr Kind nie unbeaufsichtigt oder unangeschnallt oder legen Sie es im Zweifelsfall auf den Fußboden, etwa auf den Teppich in ein Laufgitter. Auch die von vielen Eltern gern benutzten Geh-Lernhilfen sind besonders sturzgefährdend und führen vor allem in der Nähe von Treppen immer wieder zu schweren Unfällen, weil die Kinder das »Wägelchen« vor sich herschieben und Sturzquellen oder eine Treppe gar nicht wahrnehmen. Grundsätzlich sollten Treppen schon frühzeitig (wenn das Kind zu krabbeln beginnt) mit Schutzgittern versehen werden.

Sobald das Kind mit dem Krabbeln und dem Hochziehen an Tischen, Stühlen und Schränken beginnt, die ersten Schritte unternimmt und der Entdeckerdrang wächst, nehmen auch die Unfallgefahren zu: Neben der Sturzgefahr ist bei Kleinkindern die Gefahr, zu ertrinken, sich zu verbrühen oder verbrennen oder zu vergiften, besonders hoch. Kinder in diesem Alter nehmen mit Vorliebe alles in den Mund oder stecken sich Gegenstände in die Nase oder die Ohren. Gehen Sie deshalb einmal mit dem Blick eines Krabbelkinds durch Ihre Wohnung und beseitigen Sie systematisch potenzielle Unfallquellen beziehungsweise versehen Sie diese mit entsprechenden Schutzeinrichtungen. Mit Herdschutzgitter, Steckdosensicherungen, Schubladen- und Schranktürsicherungen und dem Beseitigen von Vergiftungsquellen (siehe Kasten Seite 161) können Eltern den Alltag auch ein wenig entspannter angehen. Ein Gartenteich – und sei er noch so klein – oder Regenwassertonnen sollten immer so abgedeckt sein, dass ein Kind nicht hineinfallen kann. Und: Plantschbecken und Badewanne nur unter Aufsicht nutzen lassen!

Im Schulkindalter zählen neben den Sport- und Spielverletzungen auch Verkehrsunfälle zu den häufigsten Verletzungsquellen für Kinder. Immer häufiger bewegt sich der Nachwuchs dann im Straßenverkehr, oft mit dem Roller, den Inlinern oder dem Fahrrad. Einigermaßen sicher im Griff haben Kinder das richtige Verhalten im Straßenverkehr allerdings erst im Alter von etwa 10 bis 12 Jahren.

Ruhe bewahren!

Trotz aller Vorsichtsmaßnahmen werden Eltern ihre Kinder nicht vor allen Gefahren schützen können und bei Unfällen immer wieder einmal vor den Fragen stehen: »Wie schlimm ist die Verletzung tatsächlich? Kann ich meinem Kind selbst helfen oder muss ich zum Arzt gehen oder einen Notarzt rufen?«

Ein kleines Stück an Sicherheit in solchen Fragen können Eltern gewinnen, indem sie möglichst schon vor oder kurz nach der Geburt ihres Kindes einen Erste-Hilfe-Kurs besuchen, der speziell auf Notfälle bei Kindern abgestimmt ist und in dem das richtige Verhalten auch trainiert wird. Angeboten werden diese Kurse zum Beispiel von Hilfsorganisationen (wie vom Roten Kreuz, den Maltesern oder den Johannitern), Kliniken und Familienzentren. Empfehlenswert ist es auch, das Wissen nach einiger Zeit wieder aufzufrischen. Da sich die Erste-Hilfe-Maßnahmen bei Säuglingen und Kleinkindern teilweise von denen schon älterer Kinder unterscheiden, bietet sich zum Beispiel ein erneuter Kurs im Kindergartenalter und dann eventuell nochmals im Schulkindalter an. In den Kursen erfahren Eltern nicht nur, was sie in wirklich schweren Notfällen tun sollten, sondern bekommen auch Tipps und Tricks für die kleinen alltäglichen Blessuren an die Hand: Schürfwunden, Insekten-

Gut zu wissen

Vergiftungen bei Kindern

Die häufigsten Vergiftungen bei Kindern sind solche mit Medikamenten, Tabak, Reinigungsmitteln und Giftpflanzen. Bunte Verpackungen, bonbon- oder limonadenähnliche Inhalte oder essbar erscheinende Pflanzenteile verleiten kleine Kinder immer wieder zum Probieren. Anzeichen wie Erbrechen, plötzliche Müdigkeit, Schweißausbrüche, Krämpfe bis hin zu Atem- und Herzstillstand können auf eine Vergiftung hinweisen. Nach dem Rufen des Notarzts sollten Eltern versuchen, die Ursache für die Vergiftung herauszufinden und dann bis zum Eintreffen des Notarzts für ihr weiteres Vorgehen die Vergiftungs-Informationszentrale (insbesondere für Kindernotfälle): 030-19240 kontaktieren. Keinesfalls sollten Sie bei Ihrem Kind Erbrechen auslösen oder ihm Wasser oder Milch zu trinken geben, denn das reizt die Speiseröhre noch mehr.

stiche, Nasenbluten oder leichte Verbrennungen lassen sich mit einfachen Hausmitteln in der Regel schnell in den Griff bekommen. Wie Sie diese kleinen Wunden des Alltags am besten behandeln, erfahren Sie auch auf den nachfolgenden Seiten.

Wichtig: Erscheint Ihnen die Situation bedrohlich, sollten Sie im Zweifelsfall nicht zögern, die Notrufnummer 112 zu wählen!

Fremdkörper entfernen

Kleinkinder stecken alles in den Mund, aber auch Nase, Ohren und Augen sind vor Bastelperlen und Co. nicht sicher. Eltern sollten unbedingt wissen, was bei einem »Fremdkörperunfall« zu tun ist.

Ursachen und Symptome

Wenn wir uns **verschlucken**, dann meist beim Essen. Denn Speise- und Luftröhre liegen nah beieinander, und so gelangt bei hastigem Essen leicht einmal etwas in die Luftröhre. Meist löst sich das Problem durch Husten von selbst. Hat der Gegenstand jedoch eine Größe, mit der er sich in der Luftröhre verkeilt, kann er unter Umständen nicht ausgehustet werden, und wir drohen zu ersticken. Schnappen nach Luft, Unruhe, hervortretende Augen und blau Anlaufen sind Zeichen dafür.

Wegen ihres Forscherdrangs schaffen Kinder es auch immer wieder, sich etwas in **Nase** und **Ohren** zu stecken, oder es gelangt ein Fremdkörper ins Auge. Wurde der Fremdkörper nicht entfernt, können eine Entzündung und Schmerzen an der betroffenen Stelle die Folge sein.

Wann Sie zum Arzt gehen sollten

Bei Erstickungsgefahr müssen Sie umgehend den Notarzt (112) rufen!

Ansonsten sollten Sie rasch zum Arzt, wenn

▶ Ihr Kind einen Fremdkörper im Ohr hat. Versuchen Sie nicht, diesen selbst zu entfernen, denn dadurch kann er noch tiefer in den Gehörgang rutschen.

▶ Sie einen Fremdkörper aus Auge oder Nase nicht mit den unten genannten Methoden entfernen können.

So können Sie Ihrem Kind helfen

▶ Löst sich ein in die Luftröhre gelangter Fremdkörper nicht durch Husten, können **kräftige Schläge** auf den Rücken das Aushusten unterstüzen. Das Kind sollte seinen Oberkörper nach vorn unten beugen. Mit einer Hand stützen Sie die Brust, mit der anderen klopfen Sie bis zu 5-mal zwischen die Schulterblätter.

▶ Bekommt das Kind keine Luft, legen Sie es über Ihre Knie, Kopf und Arme hängen nach unten. 5-mal kräftig zwischen die Schulterblätter schlagen.

▶ Helfen die Schläge nicht, kann Kindern ab 2 Jahren der **Heimlich-Handgriff** das Leben retten: Umfassen Sie dazu von hinten den Oberbauch des Kindes und platzieren Sie eine Faust unterhalb der Rippen auf dem Bauch. Mit der zweiten Hand umfassen Sie die Faust und ziehen dann ruckartig nach hinten oben. Durch die Druckerhöhung in der Lunge kann der Fremdkörper aus der Luftröhre befördert werden. Säuglinge und Kleinkinder unter 2 Jahren greifen Sie am besten an den Beinen und stellen sie rasch auf den Kopf. Dadurch wird der Fremdkörper auch nach außen befördert.

▶ Bei einem Fremdkörper in der **Nase** halten Sie das freie Nasenloch des Kindes zu und lassen es dann kräftig pusten.

▶ Befindet sich ein Fremdkörper im **Auge**, können Sie versuchen, diesen mit einem angefeuchteten Wattebausch herauszuspülen.

▶ Die **Bachblüten-Notfalltropfen** (Rescue) können Ihrem Kind helfen, mit einer bedrohlichen Situation besser fertigzuwerden. Geben Sie 4 Tropfen direkt auf die Zunge des Kindes.

Schürf-, Platz- und Schnittwunden

Schürf-, Platz- und Schnittwunden sind meist harmlos, bei bewegungs- und entdeckerfreudigen Kindern jedoch nahezu an der Tagesordnung. Nicht immer reicht ein Pflaster, um die Wunde optimal zu versorgen, und es ist gut, wenn man die Heilung noch mit dem einen oder anderen Hausmittel unterstützen kann.

Ursachen und Symptome

Ein Schnitt in den Finger beim Schnitzen, ein aufgeschürftes Knie beim Fangenspielen oder ein unbedachter Griff an die heiße Herdplatte – das tut natürlich erst einmal weh. Denn überall in der Haut liegen feine Nervenendungen, die selbst kleinste Verletzungen ans Gehirn melden. Die auftretenden Schmerzen haben vor allem die Aufgabe, Leben und Gesundheit zu schützen.

Der Schmerz ist ein wichtiges Signal: Schone diese Stelle und meide Berührungen! Auch bei Hautwunden sind Schmerzen wichtig, denn durch oberflächliche Verletzungen können Krankheitserreger eindringen und Infektionen verursachen. Während Schnitt- und Stichwunden einen glatten Wundrand haben und bluten, sind Schürfwunden großflächiger, bluten, nässen und neigen aufgrund von Verschmutzungen dazu, sich zu entzünden.

Wann Sie zum Arzt gehen sollten

Suchen Sie umgehend einen Arzt auf, wenn
► sich Ihr Kind eine großflächige Wunde zugezogen hat. Eine Wunde mit auseinanderklaffenden Rändern heilt sehr schwer und muss meist geklebt oder manchmal auch genäht werden.
► sich eine Wunde an ihren Rändern zu röten beginnt und anschwillt.
► eine Wunde erneut schmerzt, nässt oder eitert oder sich Blasen bilden.
► sich ein roter Streifen von der Wunde zu einem nahe gelegenen Lymphknoten zeigt – dies ist ein Hinweis auf eine Wundinfektion.
► eine Wunde einfach nicht heilen will.

Überprüfen Sie zudem regelmäßig, ob Ihr Kind gegen Tetanus (Wundstarrkrampf) geimpft ist – die für diese schwere Infektionskrankheit verantwortlichen Bakterien sind nahezu überall. Lassen Sie den Impfschutz gegebenenfalls auffrischen.

So können Sie Ihrem Kind helfen

Der Körper säubert die Wunde, indem er mit dem Blut auch Verunreinigungen aus der Wunde spült. Daher sollte man die Verletzung nicht sofort abdecken. Stark verschmutzte Wunden spült man am besten mit sauberem Wasser, einer Kochsalzlösung oder Wundheilungsspray mit den Wirkstoffen Octenidin und 2-Phenoxyethanol (z. B. Octenisept® Wunddesinfektionsspray). Bewährt hat sich auch ein **Bad mit Kernseife**, das neben der reinigenden Wirkung auch die Haut entspannt und so schmerzlindernd wirkt.

Verwenden Sie bei Schnitt- und Risswunden Pflaster in passender Größe, die sich durch entsprechendes Einschneiden auch auf schwierige Körperteile wie die Finger anpassen lassen (siehe Kasten auf Seite 164). Pflaster müssen täglich gewechselt werden und sollten luftdurchlässig sein, damit genügend Sauerstoff an die Wunde gelangt. Ist die Wunde größer, kann ein Verband nötig sein (siehe Seite 166).

Anwendung Schritt für Schritt

So legen Sie ein Fingerkuppenpflaster an

Mit einer Schere lässt sich aus einem ganz normalen Pflasterstreifen rasch ein Pflaster für die Fingerkuppe zurechtschneiden. Damit das

Pflaster nicht gleich wieder vom Finger rutscht, sollte das verwendete Pflasterstück etwa 5 cm lang sein.

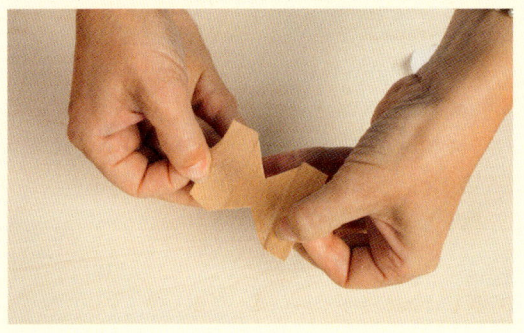

1. Schneiden Sie aus den Klebeflächen des Pflasterstücks beidseitig in der Mitte ein Dreieck aus, dessen Spitze zur Pflastermitte zeigt.

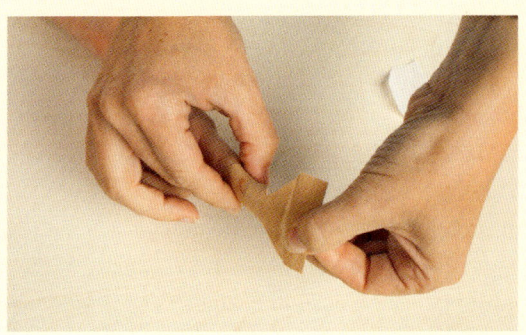

2. Legen Sie das Pflaster so über die Fingerkuppe, dass die Dreieckspitzen zur Fingerkuppe zeigen. Schlagen Sie die Klebeflächen um.

Bei einer stark blutenden Wunde reicht ein Pflaster oder ein einfacher Verband meist nicht aus. Hier sollten Sie möglichst sofort einen Druckverband anlegen, der die Blutgefäße zusammendrückt und so die Blutung stoppt (siehe Kasten auf Seite 167).

✳ Naturheilkunde

Die Inhaltsstoffe vieler Pflanzen oder auch von Honig können bei kleinen Wunden sehr gut helfen, indem sie entzündungshemmend, schmerzlindernd oder wundheilungsfördernd wirken.

▶ Wer sich bei einer Verletzung gerade in der freien Natur aufhält, kann bei einer Schürfwunde **Spitzwegerich** einsetzen (wächst am Wegrand). Der Saft fördert die Blutgerinnung

und wirkt wundheilend. Das Blatt in der Hand rollen und auf die frische Wunde pressen.

▶ Zur täglichen, sanften Reinigung einer Wunde empfiehlt sich ein **Kräutersud** mit Gänseblümchen und Stiefmütterchenkraut. Dafür je 1 TL Gänseblümchenblüten und Stiefmütterchenkraut mischen, mit ½ l kaltem Wasser übergießen und zum Kochen bringen. Zugedeckt 15 Minuten ziehen lassen und abseihen. Die offene Wunde mehrmals täglich vorsichtig mit dem Sud betupfen.

▶ Ein **Ringelblumenbad** hat entzündungshemmende und wundheilungsfördernde Eigenschaften. Dafür 10 Tropfen Ringelblumenessenz (Calendula-Essenz) mit 200 ml lauwarmem Wasser verdünnen und die Wunde 2-mal täglich 5 Minuten darin baden.

▶ Schlecht heilende und oberflächliche Wunden lassen sich mit **Aloe-Gel** behandeln. Es wirkt schmerzlindernd und entzündungshemmend, daneben hautregenerierend und wundheilungsfördernd. Aus der Volksheilkunde ist überliefert, dass man dafür ein Aloeblatt einritzt und den Saft mehrmals täglich auf die Wunde träufelt.

▶ Zur Unterstützung der Wundheilung eignet sich eine **Kräuterkompresse** mit Ringelblume, Kamille und Eichenrinde. Die Inhaltsstoffe hemmen die Entzündung, wirken zusammenziehend und fördern die Heilung. Dafür 15 g Ringelblumenblüten mit je 10 g Kamillenblüten und fein geschnittener Eichenrinde mischen. 2 EL davon mit 1 Tasse kochendem Wasser übergießen, 15 Minuten zugedeckt ziehen lassen, abseihen und abkühlen lassen. Ein Baumwolltuch hineintauchen, auswringen, auf die Wunde legen, mit einer Mullbinde fixieren und 30 Minuten einwirken lassen. 3-mal täglich anwenden (siehe Kasten auf Seite 167).

▶ Wegen seiner antimikrobiellen Wirkung wird auch **Propolis** empfohlen, eine von Bienen hergestellte harzartige Masse. Diese sorgt dafür, dass sich keine Keime in der Wunde einnisten und unterstützt die Reparaturvorgänge der verletzten Haut. Angewendet als propolishaltige Creme (in der Apotheke erhältlich), ist sie in der Regel gut verträglich. **Wichtig:** Nicht anwenden bei bekannter Allergie gegen Propolis.

♣ Homöopathie & Schüßler

Geben Sie Ihrem Kind bei **Schürfwunden** von einem dieser Mittel je nach Schwere der Verletzung 3-mal täglich 5 Globuli oder stündlich 5 Globuli (maximal 5-mal). Zur Verstärkung der Wundheilung können Sie die erste Gabe der Glo-

buli in einem Glas Wasser auflösen und schluckweise zu trinken geben.

▶ zur besseren Wundheilung bei Wunden, die auch tiefere Gewebeschichten verletzt haben: Arnica D12;

▶ bei Schürfwunden: Calendula D12 oder Bellis perennis D12.

Geben Sie Ihrem Kind bei folgenden Wunden von einem dieser Mittel täglich 3-mal 5 Globuli:

▶ bei **Schnittwunden** mit glattem Wundrand: Staphisagria D12;

▶ bei **Stich-und Bissverletzungen:** Ledum D12;

▶ bei einem eingezogenen **Splitter:** Silicea D12. Das Mittel kann auch in Form von 2 Tabletten Schüßler-Salz Nr. 11 gegeben werden.

✳ Heilkunde aus aller Welt

▶ Zur Linderung von Schmerzen können Sie die **Akupressur** des Punktes **Hegu** versuchen, der auf dem Dickdarmmeridian am Ende der Daumen-Zeigefinger-Falte liegt (Anwendung siehe Seite 177).

▶ Der Akupressurpunkt **Renzhong** zwischen Nase und Oberlippe hilft, die Verletzung zu überwinden, und lindert akute Schmerzen (Anwendung siehe Seite 178). Bei stärkerem Schock den Punkt mit dem Fingernagel oder dem Rand einer Münze akupressieren.

❖ Medikamente aus der Apotheke

Für die Desinfektion kleiner Wunden eignen sich Wundheilungsmittel mit den Wirkstoffen Octenidin und 2-Phenoxyethanol (z.B. Octenisept® Wunddesinfektionsspray) oder mit dem Wirkstoff Povidon-Jod (z.B. als Betaisodona Salbe oder als PVP-Jod-Salbe).

Wichtig: Präparate mit Jod sind nicht geeignet bei Allergikern.

Anwendung Schritt für Schritt

So legen Sie einfache Verbände an

Verbände dienen der Ruhigstellung verletzter Gelenke und Knochen und der Abdeckung von Wunden. Der Verband soll zwar straff sitzen, darf aber auf keinen Fall Finger oder Zehen abschnüren. Auf eine offene Wunde sollte immer erst eine sterile Wundauflage aufgelegt werden. **Wichtig:** Beginnt die Wunde nach 30 Minuten erneut zu bluten, sollten Sie zum Arzt gehen.

Handverband anlegen

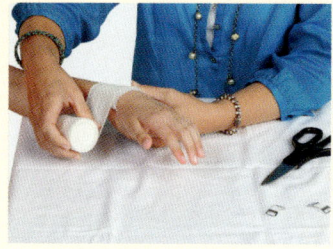 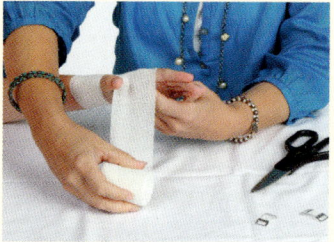 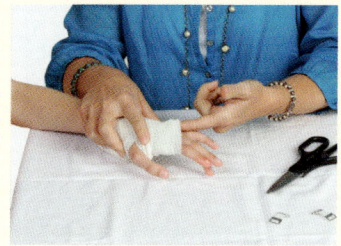

1. Legen Sie eine saubere Wundauflage auf die Wunde. Beginnen Sie mit dem Verband am Handgelenk und wickeln Sie ihn zunächst 2-mal um das Handgelenk.

2. Führen Sie den Verband mehrmals über den Handrücken zwischen Daumen und Zeigefinger über die Handinnenfläche und zurück zum Handgelenk.

3. Fixieren Sie den Verband am Gelenk mit einem Knoten. Er sollte straff sitzen, ohne einzuschnüren. Er ist richtig, wenn Sie einen Finger Ihrer Hand darunterschieben können.

Fußverband anlegen

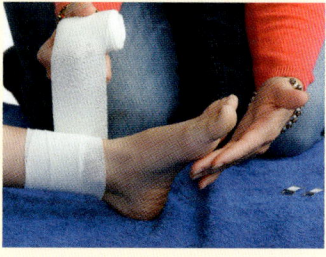 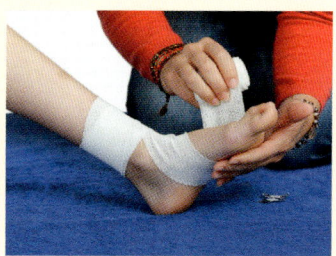 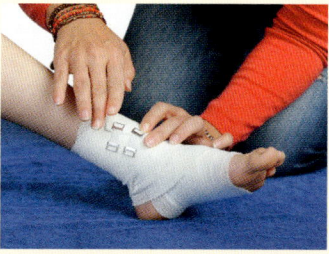

1. Legen Sie eine saubere Wundauflage auf die Wunde. Beginnen Sie mit dem Verband am Knöchel und umwickeln Sie diesen 2-mal.

2. Führen Sie den Verband mehrmals über den Fußrücken zur Fußsohle und wieder zurück zum Knöchel. Zehen und Ferse bleiben frei.

3. Fixieren Sie den Verband am Gelenk mit Verbandklammern oder schneiden Sie das Ende längs ein und verknoten Sie die entstandenen Enden.

So legen Sie Kompressen und Druckverbände an

Manche Wunden erfordern es, einen etwas spezielleren Verband anzulegen. So kann es zum Beispiel nötig sein, die Wundheilung durch das Anlegen einer Kompresse, die mit einer heilenden Flüssigkeit getränkt ist, zu fördern. Oder eine etwas stärkere Blutung lässt sich nur stillen, indem Sie Ihrem Kind einen sogenannten Druckverband anlegen.

Kompresse anlegen

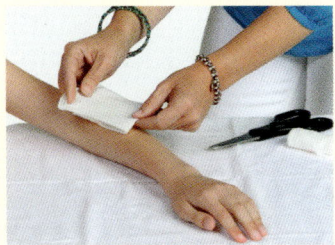 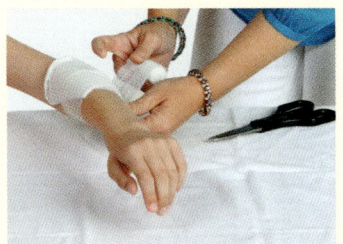 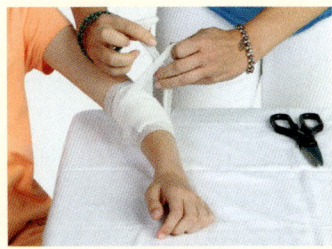

1. Tauchen Sie ein Baumwolltuch in die Flüssigkeit (siehe z. B. Kräuterkompresse Seite 165). Wringen Sie das Tuch aus und legen Sie es auf die betroffene Stelle.

2. Beginnen Sie direkt über der Kompresse die Mullbinde um den Körperteil zu wickeln. Die Kompresse soll, ohne einzuschnüren, auch bei Bewegungen nicht verrutschen.

3. Die letzten 10 bis 15 cm der Mullbinde schneiden Sie längs ein, sodass zwei Enden entstehen, die Sie dann verknoten. Alternativ die Binde mit Verbandklammern fixieren.

Druckverband anlegen

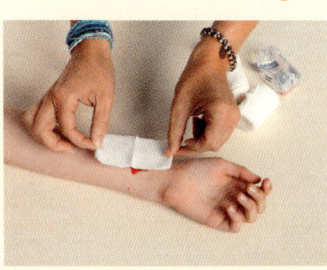 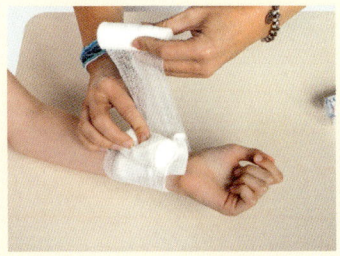 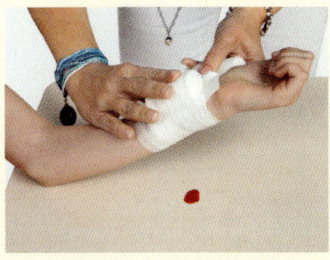

1. Legen Sie eine saubere Wundauflage auf die Wunde und umwickeln Sie diese 2- bis 3-mal mit einer Mullbinde.

2. Auf die Binde über der Wunde legen Sie ein geschlossenes Verbandspäckchen, das Sie mit einer Hand festhalten.

3. Wickeln Sie die restliche Binde straff um Verbandspäckchen und Körperteil. Wie bei der Kompresse (oben) fixieren.

Verstauchungen und Zerrungen

Bei Sport und Spiel bleiben Zerrungen, Prellungen oder Verstauchungen nicht aus. Das Fuß- oder das Handgelenk, aber auch das Knie sind häufig betroffen. Schmerzhafte Schwellungen und Blutergüsse sind die Folgen.

Ursachen und Symptome

Eine Zerrung ist eine Überdehnung der Kapsel-Band-Anteile eines Gelenks. Eine Prellung entsteht durch einen Schlag oder Stoß, wobei die Haut nicht verletzt wird. Wenn unter der Haut aus einem Gefäß Blut ausgetreten ist, spricht man von einem Bluterguss (Hämatom). Man sieht entweder sofort oder erst nach Tagen einen blauen Fleck, der sich später durch die verschiedenen Abbaustufen des Blutes erst gelblich und schließlich bräunlich verfärbt. Sind tiefer liegende Gefäße verletzt, wird die Blutung als Schwellung sichtbar. Der Druck, den das ausgetretene Blut auf das Gewebe ausübt, verursacht Schmerzen. Außerdem bewegt sich die Lymphflüssigkeit nicht wie gewohnt, sodass es zu Stauungen beziehungsweise Schwellungen kommt.

Wann Sie zum Arzt gehen sollten

Suchen Sie rasch einen Arzt auf, wenn
- ▶ Ihr Kind starke Schmerzen oder Schwellungen hat und in seiner Beweglichkeit deutlich eingeschränkt ist. Der Arzt muss dann feststellen, ob dahinter ein Bruch, eine Bänderzerrung oder ein Bänderriss steckt.
- ▶ sich das verletzte Gebiet großflächig blau verfärbt oder wenn immer wieder blaue Flecken auftreten (Störung der Blutgerinnung).

So können Sie Ihrem Kind helfen

Sofort nach der Verletzung halten Coldpacks (aus der Apotheke) oder Eispackungen die Ausbreitung des Blutergusses in Grenzen. Kühlende Kompressen mit Pflanzenzusätzen können die Wirkung verstärken. Nach dem Abklingen der Schwellung empfehlen sich Wärmeanwendungen (z. B. mit einem Kirschkernkissen).

> ✳ **Naturheilkunde**
>
> ▶ Zum ersten Kühlen eignet sich eine **Quarkkompresse**. 8 EL Magerquark auf die verletzte Stelle geben, mit einem Baumwolltuch abdecken und mit einer Mullbinde fixieren. Einwirken lassen, bis die Kompresse warm ist, dann abwaschen. 3- bis 4-mal täglich anwenden.
> ▶ Bewährt bei Blutergüssen hat sich die **Arnikakompresse**. Arnika wirkt entzündungshemmend, schmerzlindernd und abschwellend. Dafür 100 g Arnikablüten 2 Wochen in ½ l 70-prozentigem Alkohol ziehen lassen, dann die Blüten herausfiltern und gut auspressen. Die Tinktur in einem dunklen Fläschchen vorrätig halten. Bei Bedarf 1 TL der Tinktur mit ⅛ l kaltem Wasser mischen und die Kompresse anlegen wie im Kasten auf Seite 167 beschrieben. Bis zu 3-mal täglich eine Kompresse je 10 Minuten einwirken lassen.
> ▶ Eine Schwellung kann durch eine **Beinwellkompresse** abklingen. Das enthaltene Allantoin regt die Durchblutung an, sodass sich Hämatome rascher zurückbilden. Zudem wirkt die Kompresse kühlend, schmerzstillend und entzündungshemmend. Dafür 30 g fein geschnit-

tene Beinwellwurzel, 20 g Thymiankraut und 10 g Arnikablüten mit ½ l kochendem Wasser übergießen, 10 Minuten zugedeckt ziehen lassen, abseihen und abkühlen lassen. Ein Baumwolltuch in den Sud tauchen, auswringen, auf den Bluterguss legen und 5 bis 10 Minuten einwirken lassen. Bis zu 5-mal täglich anwenden. Alternativ können Sie Beinwellsalbe als Fertigpräparat einsetzen.

▶ **Retterspitz**® äußerlich als Umschlag kühlt und beschleunigt den Heilungsprozess. Die Tinktur enthält unter anderem Arnika, Rosmarinöl und Thymol. Die Anwendung erfolgt wie die einer Kompresse (siehe Kasten auf Seite 167).

▶ Wenn die Schwellung abgeklungen ist, fördert **Wärme** bei Muskelzerrungen die Heilung. Für Kinder bietet sich ein **Kirschkernkissen** an, das im Backofen etwa 2 Minuten bei 120 °C oder in der Mikrowelle 1 Minute bei 600 Watt erwärmt wird. 1- bis 2-mal täglich anwenden.

▶ Alternativ können Sie auch einen **warmen Wickel** anlegen. Ein Baumwolltuch in ca. 38 °C warmes Wasser tauchen, auswringen und auf die Zerrung legen. Mit einem zweiten Tuch fixieren. 1- bis 2-mal täglich anwenden.

▶ Heilungsfördernd sind außerdem **warme Teil-** oder **Vollbäder** von etwa 38 °C, die am besten vor dem Zubettgehen angewendet werden.

❖ Homöopathie

Geben Sie Ihrem Kind je nach Symptomen 3-mal täglich je 5 Globuli von einem dieser Mittel:

▶ im Akutfall, bis Besserung zu verspüren ist: Arnica D12;

▶ bei Muskelzerrungen und Prellungen: Calendula D12 (2 bis 3 Tage anwenden);

▶ wenn bei Bewegung noch Beschwerden auftreten oder bei Verspannungen: Rhus toxicodendron D12 (2 bis 3 Tage anwenden).

Gut zu wissen

Verstaucht oder gebrochen?

Nicht immer ist zu erkennen, ob sich das Kind nur etwas verstaucht hat oder ob nicht vielleicht doch etwas gebrochen ist. Ist ein Knochen zum Beispiel nur angebrochen oder liegen die Knochen noch aufeinander, kann oft auch ein Arzt nur anhand eines Röntgenbilds feststellen, ob es sich um einen Bruch handelt.

Offensichtlicher ist es, wenn das Kind den betroffenen Körperteil nicht mehr bewegen kann, starke Schmerzen hat und die Stelle stark anschwillt. Häufig zeigt sich an der Bruchstelle auch ein Bluterguss. Als Erste-Hilfe-Maßnahme sollten Sie bis zur Diagnose durch den Arzt den betroffenen Körperteil ruhig stellen und kühlen: Die Beine am besten auf einem Kissen hochlagern, die Arme eventuell leicht angewinkelt in ein Dreieckstuch legen – wichtig ist, dass die Lage für das Kind bequem ist und der Körperteil möglichst wenig bewegt wird.

❖ Medikamente aus der Apotheke

▶ Neben Wärmekissen und wärmenden Wickeln sorgt auch eine durchblutungsfördernde Salbe mit dem Wirkstoff **Methylnicotinat** für langanhaltende Wärme und ist im Alltag oft praktischer. Geeignet für Kinder ab 6 Jahren.

▶ Auch **Pferdebalsam** wirkt wärmend. Er enthält unter anderem Kampfer und Rosmarin, die die Durchblutung fördern und wärmen, und Menthol, das zunächst kühlt. Geeignet für Kinder ab 6 Jahren.

Verbrennungen

Kinder kommen dem Bügeleisen oder dem sprudelnden Nudelwasser schnell einmal zu nah. Bei Kindern im Alter von 1 bis 5 Jahren zählen Verbrennungen zu den zweithäufigsten Unfällen.

Ursachen und Symptome

Die Haut ist durchzogen von Nervenendungen, die bei größeren Kindern eine Bedrohung für den Körper schnell registrieren und zum Beispiel beim Berühren einer heißen Herdplatte sofort einen starken Schmerz auslösen und sie blitzartig zurückschrecken lassen. Doch Vorsicht: Bei Kleinkindern ist die neuronale Entwicklung noch nicht so weit, die Nervenleitgeschwindigkeit noch zu langsam, sodass sie ihre Hand bei einem Reiz nicht rechtzeitig zurückziehen.

Ist die Haut dann lediglich gerötet, liegt eine Verbrennung ersten Grades vor. Bilden sich zudem Blasen, spricht man von einer Verbrennung zweiten Grades. Beide Stufen heilen meist folgenlos ab. Bei Verbrennungen dritten Grades mit weißer gefühlloser oder schwarzer Haut hingegen bleiben meist Narben zurück, und die Beweglichkeit des betroffenen Körperteils kann dauerhaft eingeschränkt bleiben.

Sind mehr als 10 Prozent (bei Babys 5 Prozent) der Haut von einer Verbrennung betroffen, kann der daraus folgende Flüssigkeitsverlust zu einem Kreislaufzusammenbruch führen.

Wann Sie zum Arzt gehen sollten

Rufen Sie sofort einen Arzt (Notarzt!) an, wenn
▶ Ihr Kind eine Verbrennung zweiten oder dritten Grades hat.

▶ Ihr Kind eine Brandverletzung (auch ersten Grades!) hat, deren Durchmesser drei Zentimeter überschreitet.
▶ Gesicht, Hals, Hände, Genitalien und Gelenke betroffen sind.

So können Sie Ihrem Kind helfen

Sollte das Kind der Hitzequelle noch ausgesetzt sein, etwa bei einem Brand der Kleider oder Haare, gießen Sie Wasser über das Kind, ersticken die Flammen mit Tüchern oder wälzen den Körper notfalls auf dem Boden hin und her.

Als wichtigste Notfallmaßnahme bei leichten Verbrennungen und Verbrühungen müssen Sie die betroffene Stelle dann ausreichend kühlen: Lassen Sie sofort für mindestens 20 Minuten kaltes Leitungswasser (nicht kälter als 15 °C) darüberlaufen! Dies lindert den Schmerz, wirkt Schwellungen entgegen und beugt Schäden in tieferen Hautschichten vor. Die Haut anschließend nur vorsichtig trocken tupfen. Danach können Naturheilkunde und Homöopathie helfen, die Haut zu beruhigen und die Heilung zu fördern.

Schwere Verbrennungen sollten Sie ebenfalls als Erstes mit kaltem Wasser kühlen, dann den Notarzt rufen und schließlich die Wunde steril abdecken. **Wichtig:** Kühlen Sie die verbrannten Körperstellen keinesfalls mit Gegenständen aus dem Tiefkühlfach! Das lindert zwar zunächst den Schmerz, fördert aber die Durchblutung, was dann zu noch stärkeren Schmerzen führt. Keine Salben oder Öl auftragen, da so kein Sauerstoff an die geschädigte Haut kommt, die Wärme nicht abgeleitet werden kann und die Hitze weiter Gewebe schädigt.

Entfernen Sie zudem die Kleidung (eventuell mit einer Schere aufschneiden) oder halten Sie sie feucht, damit sie nicht an der Haut klebt. Lassen Sie Ihr Kind außerdem viel trinken, um einen gefährlichen Flüssigkeitsverlust auszugleichen.

✳ Naturheilkunde

▶ **Aloe-Gel** (Fertigpräparat) kühlt, lindert die Schmerzen, wirkt wundheilungsfördernd und hautregenerierend. Die Anwendung erfolgt gemäß Beipackzettel.

▶ Bei kleineren Wunden und bei Sonnenbrand hemmt eine **Ringelblumenkompresse** die Entzündung und fördert die Wundheilung. Dafür 10 Tropfen Ringelblumenessenz (Calendula-Essenz) mit 200 ml lauwarmem Wasser verdünnen. Ein Baumwolltuch hineintauchen, leicht auswringen, auf die betroffene Stelle legen und mit einer Mullbinde fixieren. Mehrmals täglich anwenden.

▶ Bei einem Schockzustand helfen **Bachblüten-Notfalltropfen** (Rescue). Lösen Sie 4 Tropfen in 100 ml Wasser auf, das Sie Ihr Kind schluckweise trinken lassen.

♣ Homöopathie

Geben Sie je nach Symptom eines dieser homöopathischen Mittel:

▶ bei Schockzustand oder als Erstmittel: Aconit D12, anfangs alle 10 Minuten 5 Globuli, jedoch maximal 3-mal wiederholen. Dann die Verletzung mit Arnica D12 behandeln (3-mal täglich 5 Globuli);

▶ bei Blasenbildung und starken, brennenden Schmerzen: Cantharis D12, 3-mal täglich 5 Globuli;

▶ wenn die Verbrennungsstelle glasig geschwollen ist: Apis D12, 3-mal täglich 5 Globuli.

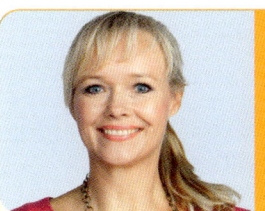

Mein Tipp für Eltern
Dr. med. Franziska Rubin

Vorsicht mit Hausmitteln!

Hartnäckig halten sich die Gerüchte, dass man auf Verbrennungen schnell Mehl, Milch, Cremes, Fett, Öl oder Zahnpasta aufbringen sollte. Davon sollten Sie allerdings besser die Finger lassen, denn Lebensmittel sind oft verkeimt, und man riskiert eine Infektion der Wunde. Fette, Öle und Cremes verkleben die Brandwunde zudem und wirken wie eine isolierende Schicht, unter der sich die Hitze der Brandwunde staut. Noch dazu führen diese Behandlungen meist zu einer gestörten Wundheilung und dadurch zu einer hässlichen Vernarbung. Ich kann deshalb nur betonen: Nachdem Sie die Verbrennung ausgiebig mit Wasser gekühlt haben, decken Sie sie gar nicht oder mit einem sauberen, nicht fusselnden Küchenhandtuch ab, bis die Wunde ärztlich versorgt wird. Bei kleineren Wunden können Sie dann – nach vollständiger Abkühlung – ein Gel (z.B. Aloe vera) und ein Pflaster aufkleben.

❖ Medikamente aus der Apotheke

Gegen starke Schmerzen helfen Präparate mit **Ibuprofen**. Bei leichten Verbrennungen oder nach Abheilen von Brandblasen kann ein Wundheilungsgel mit dem Wirkstoff **Dexpanthenol** die die Wundheilung unterstützen. **Jodsalben** eignen sich bei leichten Verbrennungen zum Desinfizieren. **Wichtig:** Nicht geeignet bei Allergikern.

Nasenbluten

Bei trockener Heizungsluft werden die Blutgefäße in der Nase verletzlicher – deshalb haben Kinder am häufigsten im Winter Nasenbluten. Meist sieht das schlimmer aus, als es ist, und die Blutung hört rasch von selbst wieder auf.

Ursachen und Symptome

Strapazierte Nasenschleimhäute durch häufige Erkältungen, heftiges Schnäuzen, kleine Wunden durchs »Nasebohren« oder durch Anstoßen beim Toben sowie einen Stoß, Schlag oder aufprallenden Ball auf die Nase können bei einem Kind rasch zu Nasenbluten führen. Da am Naseneingang zur Vorwärmung der Atemluft ein kleines Blutgefäßgeflecht liegt, reicht dafür die Verletzung nur eines dieser Gefäße aus, um zu heftigem Bluten zu führen. Auch Fremdkörper in der Nase (manche Kinder verschweigen ihr Malheur) machen durch Blutungen auf sich aufmerksam.

Wann Sie zum Arzt gehen sollten

Suchen Sie mit Ihrem Kind einen Arzt auf, wenn
► der Blutung ein heftiger Schlag auf den Kopf oder die Nase vorausgegangen ist.
► die Blutung nicht nach kurzer Zeit gestoppt werden kann, etwa weil das Kind Gerinnungsstörungen hat.
► es in der Pubertät immer wieder unter plötzlich auftretendem, einseitigem Nasenbluten leidet. Die Ursache könnte ein sogenanntes juveniles Nasenrachenfibrom (= gutartiges Bindegewebsgewächs) sein, das operativ entfernt werden sollte.
► es unter sehr trockenen Schleimhäuten leidet.

So können Sie Ihrem Kind helfen

Kinder mit heftigem Nasenbluten sind meist erst einmal verängstigt. Beruhigen Sie Ihr Kind daher zunächst. Anders als viele denken, sollte sich Ihr Kind bei Nasenbluten nicht hinlegen: Dadurch würde sich der Blutdruck im Kopf erhöhen, wodurch die Blutung schwerer zu stoppen wäre. Stattdessen sollte es leicht nach vorne gebeugt sitzen, damit das Blut heraustropfen und nicht den Rachen hinunterlaufen kann (Verschluckungsgefahr). Neben Kälteanwendungen und leichtem Druck auf die Blutgefäße können bestimmte Heilpflanzen helfen, die Blutung möglichst schnell zu stillen. Auch die Homöopathie kennt einige Mittel, die die Blutungsbereitschaft verringern.

✳ Naturheilkunde

► Die beste Sofortmaßnahme ist eine **Kältepackung**. Durch den Kältereiz ziehen sich die Blutgefäße zusammen, und die Blutung wird gestillt. Das Kind setzt sich bequem hin, beugt den Kopf leicht nach vorn und drückt mit zwei Fingern gegen die Mitte der Nase (gegen den Knochen), während Sie ihm einen feuchtkalten Waschlappen oder einen mit Eiswürfeln gefüllten Waschhandschuh auf den Nacken legen. Der Waschlappen bleibt so lange liegen, bis die Blutung deutlich nachlässt. Die Wirkung dieser Maßnahme kann man verstärken, indem man kaltes Wasser über die Unterarme laufen lässt.
► Eine Teemischung mit **Hirtentäschel** und **Schafgarbe** wirkt blutstillend und zusammenziehend. Die Anwendung ist geeignet für Kinder ab 3 Jahren, die zu häufigem Nasenbluten

neigen. Dafür je 25 g Hirtentäschel- und Schafgarbenkraut mischen. 1 TL der Mischung mit 1 Tasse kochendem Wasser übergießen, 10 Minuten zugedeckt ziehen lassen und abseihen. Kurmäßig 1-mal täglich trinken lassen.

► Kinder, die häufig unter Nasenbluten leiden, sollten sich angewöhnen, die Nase vorbeugend mit einer **Kochsalzlösung** zu spülen. Diese Spülung pflegt und stabilisiert die Schleimhäute. Dafür 1 Msp. Kochsalz in 1 Tasse lauwarmem Wasser auflösen und 1 TL Ringelblumenessenz (Calendula-Essenz) dazugeben. Diese Mischung 1- bis 2-mal täglich so stark durch die Nase aufziehen, dass sie bis in den Rachen gelangt. Dabei sollte das Kind zuerst das eine, dann das andere Nasenloch zuhalten.

❀ Homöopathie

Geben Sie Ihrem Kind je nach Symptom von einem dieser Mittel:

► wenn das Nasenbluten durch eine Verletzung ausgelöst wurde: Arnica D12, 1-mal 5 Globuli;

► wenn Aufregung oder Anstrengung die Ursache für die Blutung ist. Phosphorus D12, 1-mal 5 Globuli;

► bei Nasenbluten, das wegen einer Gefäßschwäche nicht aufhört: Hamamelis D12, 1-mal 5 Globuli;

► bei immer wieder auftretendem Nasenbluten durch Schnupfen: Ferrum phosphoricum D12, bis zu 8 Wochen 1-mal täglich 5 Globuli.

✳ Heilkunde aus aller Welt

► Sinnvoll bei Nasenbluten kann auch eine **Akupressur** sein: Als Notfallpunkt bei Nasenbluten hat sich der Akupressurpunkt **Fengfu** im Nacken bewährt. Er liegt auf dem Lenkergefäß und stoppt Schmerzen und Krämpfe (Anwen-

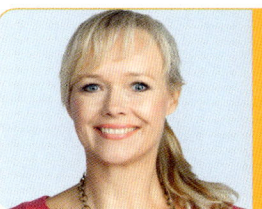

Mein Tipp für Eltern
Dr. med. Franziska Rubin

Verletzungen ernst nehmen

Alle Verletzungen im Gesicht führen schnell zu beeindruckenden Blutungen. Das liegt schlicht daran, dass unser Kopf so gut durchblutet ist. Lassen Sie sich daher nicht so schnell schocken, wenn das Blut läuft, aber gehen Sie lieber auch mit kleineren Wunden (z. B. Schnitten) zum Arzt, damit aus noch kleinen schlecht heilenden Narben im Erwachsenenalter keine großen hässlichen werden. Denn auch Narben wachsen mit!

dung siehe Seite 176 ff.). Auch der Akupressurpunkt **Hegu** ist unter anderem mit der Nase assoziiert. Nach den Vorstellungen der Traditionellen Chinesischen Medizin können klimatische Faktoren durch Nase, Mund oder Haut in den Körper eindringen. Dringt Trockenheit (sommerliche Hitze oder Heizungsluft) ein, kann es zu Nasenbluten kommen. Das Drücken des Punktes kann helfen, den Mangel zu beheben (Anwendung siehe Seite 177).

❖ Medikamente aus der Apotheke

Empfehlenwert sind außerdem **blutstillende Schwämme** (z. B. Gelaspon®), die aus resorbierbarer Gelatine mit einem hohen Saugvermögen bestehen. Nach Bedarf in das blutende Nasenloch stecken. Die Schwämme sind nicht wieder verwendbar.

Insektenstiche

Insektenstiche sind zwar meist harmlos, führen aber zu lästigem Juckreiz, Rötungen und Schwellungen. Bienen- und Wespenstiche sind oft dazu sehr schmerzhaft und können für Allergiker sehr gefährlich werden. Aber auch Zeckenstiche können tagelang heftigen Juckreiz verursachen.

Ursachen und Symptome

Nach einem Mückenstich bildet sich eine mit Gewebsflüssigkeit gefüllte, juckende Schwellung. Dies ist eine Reaktion auf die blutgerinnungshemmenden Substanzen, die das Insekt injiziert hat. Kratzt das Kind den Stich auf und verteilt dadurch das Mückensekret im Gewebe, vergrößert sich die betroffene Stelle noch. Zudem kann Schmutz in den Stich gelangen, sodass er sich entzündet. Wespen und Bienen stechen nur aus Notwehr und halten dafür ein starkes Gift bereit. Deshalb sind die Stiche meist sehr schmerzhaft, jucken stark und werden großflächig. Zeckenstiche merkt man nicht sofort, sie jucken oft erst, wenn sich die Zecke schon eine Weile in der Haut festgeklammert hat (mehr dazu auf Seite 119).

Wann Sie zum Arzt gehen sollten

Suchen Sie umgehend einen Arzt auf, wenn
▶ Ihr Kind von einer Wespe oder Biene im Mund- oder Rachenraum gestochen wurde. Ein Anschwellen der Schleimhäute kann gefährlich sein und muss verhindert werden.
▶ nach einem Bienen- oder Wespenstich zu den üblichen Reaktionen Herzklopfen, Schweißausbrüche, Schwindel, Kopfschmerzen und Übelkeit hinzukommen. Dabei handelt es sich um eine allergische Reaktion, und Ihr Kind braucht sofort Hilfe (siehe Kasten Seite 175)!
▶ Sie nach einem Zeckenstich den Verdacht auf eine Infektion mit Borrelioseerregern haben (siehe Seite 119) oder das Kind Anzeichen eines grippalen Infekts zeigt (Verdacht auf FSME, eine durch Viren verursachte Hirnhautentzündung).

So können Sie Ihrem Kind helfen

Sehen Sie nach, ob es sich um einen Bienen- oder Wespenstich handelt: Die Wespe sticht, zieht ihren Stachel heraus und fliegt weiter. Bei einem Bienenstich bleibt der Stachel mit der Giftblase in

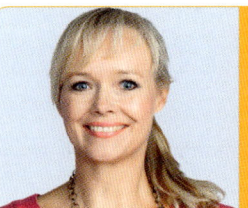

Mein Tipp für Eltern
Dr. med. Franziska Rubin

Stiche im Mund

Jeden Sommer werden meine Kinder ein paarmal von Wespen, Mücken und Bienen gestochen. Besonders bei Stichen auf die Lippe oder in den Mund hilft rasches Kühlen (Lutschen) von Eiswürfeln. Schwillt die Körperstelle nicht ganz ab, holen Sie sich so schnell wie möglich ärztliche Hilfe – durch einen Stich im Mundraum können die Atemwege zuschwellen. Stiche an anderen Körperstellen reibe ich oft nur mit einer Zwiebel oder Essig ein. Das riecht zwar streng, ist aber fast überall verfügbar und hilft.

der Haut stecken. Damit das Gift nicht in die Wunde gedrückt wird, darf der Stachel nicht mit den Fingern herausgezogen werden – gut geeignet ist dafür eine Zeckenkarte. Auch eine Zecke sollte ganz schnell damit entfernt werden, denn mit jeder Stunde steigt die Gefahr der Erregerübertragung durch die Zecke (siehe Seite 119).

Ansonsten gilt: Kühlung ist schmerz- und juckreizlindernd.

☀ Naturheilkunde

▶ **Spitzwegerich** wirkt abschwellend und juckreizlindernd. Das Blatt in der Hand rollen und auf die frische Wunde pressen. Bei Bedarf mehrmals täglich anwenden.

▶ Der Saft von **Zwiebeln** hemmt die Entzündung und die Schwellung: 1 Zwiebelscheibe auf den Stich legen und 10 Minuten einwirken lassen.

▶ Leichte Reizungen lassen sich mit einem **Essigwasser-Umschlag** kühlen, der das Anschwellen verhindern und den Juckreiz lindern kann. Dafür ¼ l kaltes Wasser mit 1 EL Essig verrühren, ein Baumwolltuch hineintauchen, gut auswringen und auf den Stich legen. Für einen andauernden Kühleffekt das Tuch immer wieder ins kalte Wasser tauchen.

▶ **Lavendelöl** stillt den Juckreiz und wirkt abschwellend. Das ätherische Öl mehrmals täglich auf den Stich reiben.

▶ Nach Entfernen eines Stachels eignet sich zur Desinfektion **Salzwasser**. 1 TL Kochsalz in 200 ml kaltem Wasser auflösen. Etwas Salzwasser auf einen Wattebausch geben und den Stich abtupfen.

♣ Homöopathie

Geben Sie Ihrem Kind je nach Symptom 1-mal 5 Globuli von einem dieser Mittel:

Gut zu wissen

Anaphylaktischer Schock

Wespen- oder Bienenstiche können bei Veranlagung zu einem anaphylaktischen Schock führen: Der Körper reagiert stark allergisch auf das Insektengift, die Blutgefäße erweitern sich schlagartig, und der Kreislauf bricht zusammen. Die äußerlichen Anzeichen dafür sind eine blasse Haut mit kaltem Schweiß, ein rascher, kaum tastbarer Puls, schnelle Atmung sowie Atemnot. Das Kind wirkt benommen und verliert das Bewusstsein. Dann heißt es: Sofort den Notarzt rufen!
Bis zum Eintreffen des Arztes ist es wichtig, den Betroffenen in Schocklagerung zu bringen. Dazu unter die Beine ein Polster schieben, sodass Kopf und Oberkörper etwas tiefer liegen als der Rest des Körpers. So stellen Sie die Blutversorgung im Gehirn und Herz sicher und stabilisieren den Kreislauf. Wer weiß, dass sein Kind allergisch auf Insektenstiche reagiert, sollte auch immer die vom Arzt verordneten Notfallmedikamente bei sich tragen.

▶ bei Anschwellen des umgewebenden Gewebes und Juckreiz: Apis D12;
▶ bei starkem Juckreiz ohne tpyische Schwellung (auch bei Zeckenstich): Ledum D12.

♦ Medikamente aus der Apotheke

Kühlende, den Juckreiz stillende Gele mit dem Wirkstoff **Dimenhydrinat** können dem Kind ebenfalls helfen (geeignet für Kinder ab 2 Jahren).

Anwendung Schritt für Schritt

Akupressur richtig anwenden

In der Vorstellung der Traditonellen Chinesischen Medizin (TCM) ist im menschlichen Organismus durch die Meridiane (die Energiebahnen) alles mit allem verbunden. Mit Akupressur, der Massage bestimmter Punkte auf der Haut, sollen Energieblockaden auf den Meridianen gelöst werden, sodass die Lebensenergie Qi wieder ungehindert fließen kann. Da Kinder einen besonderen energetischen Zustand haben, werden bei ihnen oft andere Punkte als bei Erwachsenen behandelt. Bei einigen Beschwerden sind zwar die Akupressurpunkte gleich, die Behandlungsdauer ist aber kürzer. Ab einem Alter von etwa vier Jahren können Sie Ihr Kind aktiv in die Behandlung einbeziehen – zeigen Sie ihm leicht nachvollziehbare Punkte und erklären Sie die Wirkung der Akupressur.

Wichtig: Die Methode sollten Sie nicht anwenden bei frischen Wunden, Verletzungen, Schwellungen, Entzündungen sowie verändert aussehenden Hautarealen. Ebenfalls nicht, wenn den Beschwerden eine ernste Erkrankung wie Organveränderungen oder ein Tumor zugrunde liegt. Außerdem sofort stoppen, wenn Schmerzen auftreten!

In Ruhe vorbereiten

Nehmen Sie sich **Zeit** für die Akupressur. Hektik und innere Anspannung wirken sich immer auch auf den Patienten aus. Störungen (z. B. Telefon, Klingel) sollten im Vorfeld ausgeschlossen werden. Sauerstoffreiche Luft durch vorheriges Lüften unterstützt die Anwendung. Das Kind sollte sich in **bequemer Kleidung** hin-

setzen oder hinlegen. Achten Sie darauf, dass es weder friert noch schwitzt.

Bevor Sie beginnen, sollten Sie die **Hände waschen** – das ist ein Ritual und dient zugleich dazu, »fremde Energien« abzuwaschen, sodass nur die eigenen Energien an das Kind weitergegeben werden. Achten Sie auch darauf, dass die Hände warm sind, ihre Haut nicht spröde ist (anderenfalls mit etwas Massageöl einreiben) und die Fingernägel nicht zu lang sind.

Die Lage des Druckpunkts

Alle im Buch vorkommenden Akupressurpunkte sind auf den nachfolgenden Seiten in alphabetischer Reihenfolge aufgeführt. Damit Sie den Punkt leicht finden, ist er zum einen auf einem Bild markiert, zum anderen ist im Text darunter die Lage nochmals genau beschrieben. Die Angabe »1 Daumenbreite« entspricht dabei dem Daumen des Kindes, nicht dem des akupressierenden Erwachsenen.

Die Druckart

Von den in der Akupressur verwendeten Druckarten kommen im Buch folgende Varianten vor:

- ▸ **Drücken und kreisen** (friktionieren): Dabei drücken Sie den Akupressurpunkt mit der Fingerkuppe und führen kleine, kreisende Bewegungen (zwei Kreise pro Sekunde) aus, in der Regel im Uhrzeigersinn.
- ▸ **Drücken und vibrationsartig bewegen:** Drücken Sie den Punkt mit der Fingerkuppe und »vibrieren« Sie dabei, das heißt, Sie machen kleine, rasche Bewegungen auf der Stelle.

Die Druckstärke

Zum Massieren eignet sich am besten der Mittel- oder Zeigefinger. Deren Fingerbeeren haben reichlich »Empfangsstellen« (Tastrezeptoren) für den Hautkontakt, und die Druckeinwirkungen werden besonders sensibel wahrgenommen. Der Daumen kann zum Einsatz kommen, wenn der Druck etwas stärker sein soll. Viele Punkte sollen **»sanft«** massiert werden. Was das bedeutet, können Sie »nachfühlen«, indem Sie einen Finger auf das geschlossene Augenlid legen und leicht mit der Fingerkuppe vibrieren. Der Druck, den Sie hier als unangenehm empfinden, ist auch als Akupressurdruck zu stark. Je jünger das Kind ist, desto sanfter sollte der Druck sein.

Die weiteren Druckstärken **»leicht«** und **»kräftig«** sind, ausgehend von der sanften Druckstärkenstufe, entsprechend stärker und richten sich nach Alter und Robustheit des Kindes.

Die Druckdauer

Kinder reagieren sehr rasch und intensiv auf Akupressur, weshalb die Angaben zur Druckdauer nur als Orientierungshilfe dienen:

▸ Kinder zwischen 1 und 6 Jahren: Punkt ½ bis 1 Minute behandeln, je nach Beschwerde täglich insgesamt zwischen 3 und 10 Minuten;

▸ Kinder ab 6 Jahren: Punkt 1 Minute oder länger behandeln, je nach Beschwerde täglich insgesamt zwischen 5 und 15 Minuten.

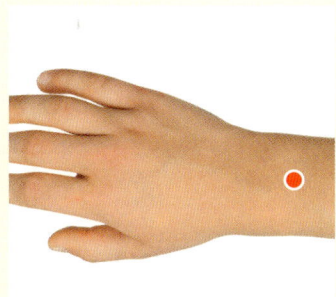

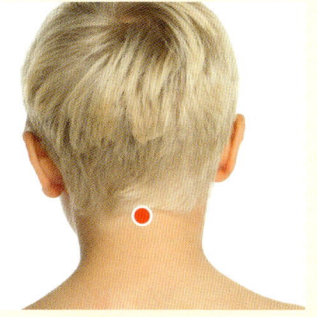

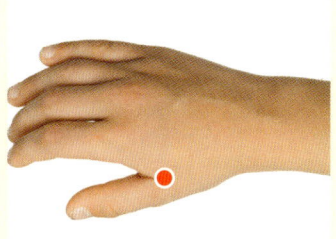

Feihu / Zhigou (Der fliegende Tiger)

Lage: ca. 3 Daumenbreiten über der Handgelenksfalte zwischen den beiden Knochen des Unterarms
Druckart: drücken und kreisen
Druckstärke: leicht
Druckdauer: je ca. 1 Minute

Fengfu (Versammlungshalle des Windes)

Lage: Oberhalb der Haarlinie im Nacken liegt mittig ein knöcherner Vorsprung, ca. 1 Daumenbreite unterhalb dieses Vorsprungs.
Druckart: drücken und vibrationsartig bewegen
Druckstärke: kräftig
Druckdauer: ca. 1 Minute

Hegu (Vereinte Täler)

Lage: Erhöhung am Ende der Daumen-Zeigefinger-Falte. Den Daumen etwas abspreizen und zugleich Richtung Handfläche drücken.
Druckart: drücken und kreisen
Druckstärke: leicht
Druckdauer: je ca. 1 Minute

Anwendung Schritt für Schritt

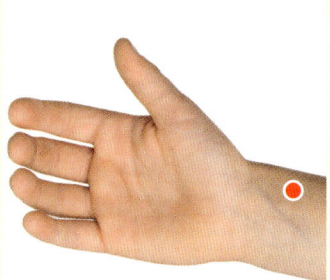

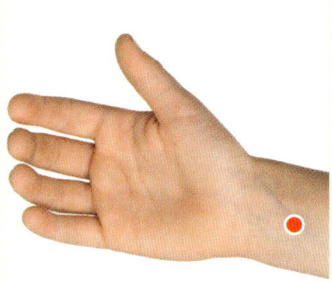

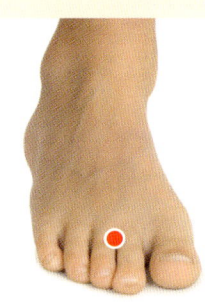

Lieque (Reihe von Lücken)
Lage: an der Unterarminnen-
seite, ca. 2 Daumenbreiten von
der Handgelenksfalte
Druckart: drücken und kreisen
Druckstärke: leicht
Druckdauer: je ca. 1 Minute

Neiguan (Inneres Passtor)
Lage: ca. 3 Daumenbreiten
unterhalb der Handgelenks-
falte an der Arminnenseite,
zwischen 2 Sehnen
Druckart: drücken und kreisen
Druckstärke: leicht
Druckdauer: je ca. 1 Minute

Neiting (Innere Vorhalle)
Lage: am Fuß leicht oberhalb
der Zehenzwischenfalte zwi-
schen 2. und 3. Zehe
Druckart: drücken und kreisen
Druckstärke: sanft
Druckdauer: je ca. 1 Minute

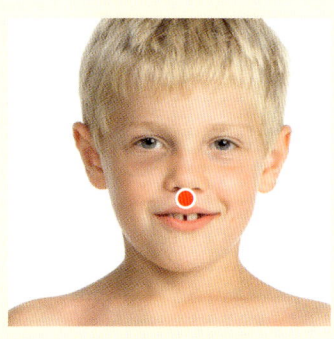

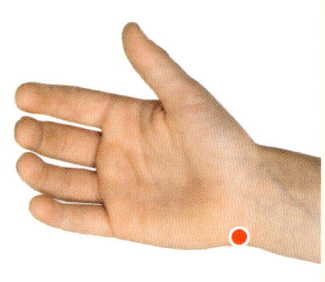

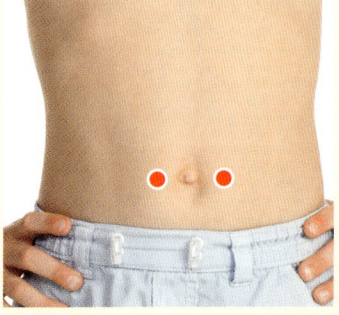

Renzhong (Wassergraben)
Lage: zwischen Nase und
Oberlippe, etwas oberhalb auf
halber Strecke
Druckart: drücken und vibra-
tionsartig bewegen
Druckstärke: je nach Notsitu-
ation leicht bis sehr kräftig
Druckdauer: ca. 1 Minute

**Shenmen (Straße zur
Heiterkeit)**
Lage: Innenseite des Handge-
lenks an der Beugefalte, zwi-
schen 2 Sehnen
Druckart: drücken und kreisen
Druckstärke: sanft
Druckdauer: je ca. 1 Minute

Tianshu (Angel des Himmels)
Lage: ca. 2 Daumenbreiten
rechts und links neben dem
Bauchnabel
Druckart: drücken und kreisen
Druckstärke: leicht
Druckdauer: je 1 ca. Minute

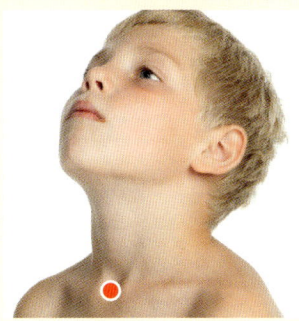

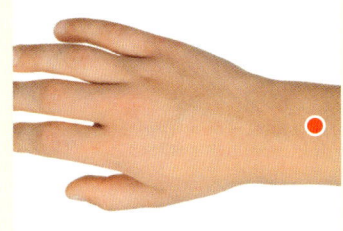

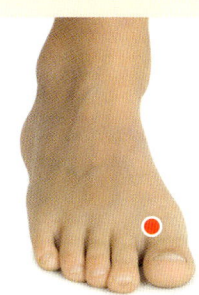

Tiantu (Bresche des Himmels)
Lage: in der Mitte der Grube über dem Brustbein
Druckart: drücken
Druckstärke: leicht
Druckdauer: ca. 1 Minute

Waiguan (Äußeres Passtor)
Lage: ca. 2 Daumenbreiten über der Handgelenksfalte, in der Mitte des Unterarms
Druckart: drücken und kreisen
Druckstärke: leicht
Druckdauer: je ca. 1 Minute

Xingjiang (Der Zwischenraum des Gehens)
Lage: am Fuß oberhalb der Zwischenzehenfalte zwischen Großzehe und 2. Zehe
Druckart: drücken und kreisen
Druckstärke: leicht
Druckdauer: je ca. 1 Minute

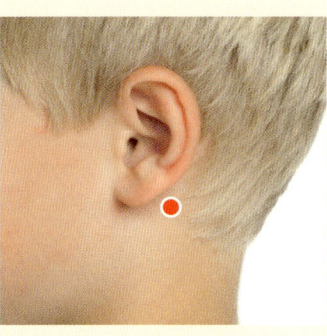

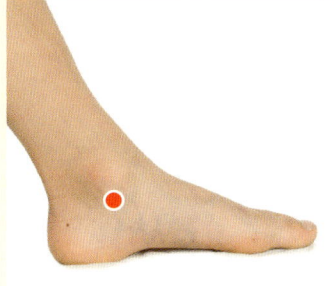

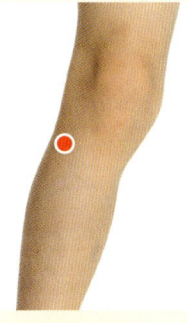

Yifeng (Schutzschirm gegen Ventus)
Lage: ca. 1 Daumenbreite hinter dem Ohrläppchen, bei einem knöchernen Vorsprung
Druckart: drücken und kreisen
Druckstärke: sanft
Druckdauer: je ca. 1 Minute

Zhaohai (Das Meer der Erhellung)
Lage: Vertiefung ganz dicht unterhalb des Innenknöchels des Fußes
Druckart: drücken
Druckstärke: kräftig
Druckdauer: je ca. 1 Minute

Zusanli (Dritter Weiler am Fluss)
Lage: ca. 3 Daumenbreiten unter dem Knie, 1 Daumenbreite von der Schienbeinkante
Druckart: drücken und vibrationsartig bewegen
Druckstärke: kräftig
Druckdauer: je ca. 1 Minute

Naturheilkundliche Hausapotheke für Kinder

In eine gut sortierte Hausapotheke gehören neben den unten aufgezählten naturheilkundlichen und homöopathischen Mitteln:

- ▶ Fieberthermometer, Wärmflasche;
- ▶ Desinfektionsspray, Pflaster verschiedener Größe, einfaches Verbandszeug;
- ▶ Salbe gegen Insektenstiche und Verbrennungen;
- ▶ Emser Salz® zum Inhalieren;
- ▶ homöopathische Fieberzäpfchen für Säuglinge und Kleinkinder, z. B. Weleda Fieber- und Zahnungs-zäpfchen, Viburcol®;
- ▶ Pulver bei Magen-Darm-Beschwerden und -infek-ten, z. B. Bolus alba comp.

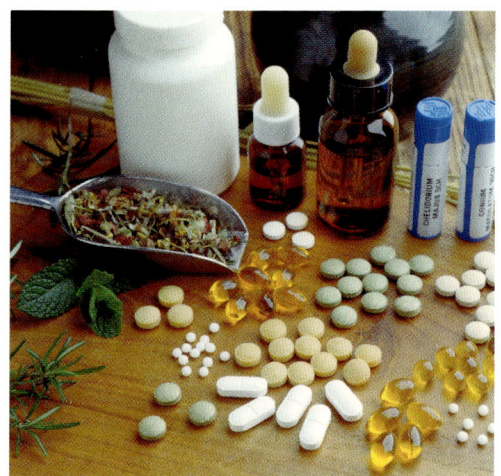

Naturheilkunde

Was Sie benötigen	Wirkung	Anwendung	Seite
Fenchelsamen	krampflösend, beruhigend	als Tee bei Magen-Darm-Problemen	91
Heidelbeeren (getrocknet)	schwach stopfend	als Tee bei Durchfall	98
Johanniskrautöl	wundheilend, entzündungshemmend	als Kompresse bei Sonnenbrand	133
Kamillenblüten	entzündungshemmend, krampflösend	als Inhalation bei Schnupfen, als Tee bei Verdauungsbeschwerden	72, 91 ff.
Lavendelöl	beruhigend, entspannend	als Aromatherapie bei Kopfschmer-zen, löst als Einreibung bei kleinen Kindern Ängste	138, 144 ff.

Naturheilkunde

Was Sie benötigen	Wirkung	Anwendung	Seite
Lindenblüten	schweißtreibend	als Tee bei beginnendem Fieber (ab 2 Jahren)	87
Zitrone	stärkt die Abwehrkräfte	als Trunk	69, 77
	dämmt die Entzündung ein	als Halswickel	
Zwiebel	entzündungshemmend	als Zwiebelpäckchen bei Ohren-schmerzen	85, 175
	desinfizierend	bei Insektenstichen	

Homöopathische Mittel

Mittel	Potenz	Symptome	Seite
Aconitum	D12	plötzlich auftretende Symptome	82, 85, 88
		Schock	
		trockener Husten als Folge von kaltem Wind	
		trockener Husten besonders nachts	
		Fieber mit trockener, blasser Haut	
Allium cepa	D12	klassischer Fließschnupfen	73
		wunde Nase	
Argentum nitricum	D12	Prüfungs- oder Schulangst	148
Arnica	D12	Verletzungen aller Art	169
Belladonna	D12	hohes Fieber	77 ff.
		plötzliches Fieber mit heißer, roter Haut	

Homöopathische Mittel

Mittel	Potenz	Symptome	Seite
Belladonna	D12	Fieber mit klopfenden Kopfschmerzen	77 ff.
		starke Halsschmerzen	
		plötzlich beginnender, bellender Husten, hartnäckiger Husten	
		Ohrenschmerzen, plötzlich nachts beginnend	
		pulsierende Ohrenschmerzen	
		Sonnenbrand mit knallroter, heißer Haut	
Euphrasia	D12	Bindehautentzündung	118
Ferrum phosphoricum	D12	Ausbruch einer Erkältung, wiederkehrende Ohrenschmerzen, leichtes Fieber	80, 85, 89
Ipecacuanha	D12	Brechreiz	99
Nux vomica	D12	Übelkeit, Magen-Darm-Infekt	91, 98, 138
		Kopfschmerzen mit Übelkeit	
Phytolacca	D12	Halsschmerzen, die bis zu den Ohren gehen	77
	D12	wenn das Schlucken sehr schmerzhaft ist	
Pulsatilla	D12	typischer Kleinkindschnupfen	74, 85, 150
		Ohrenschmerzen mit Schnupfen	
		weinerliche und wechselnde Stimmungslage	
Sambucus nigra	D12	Schnupfen bei Säuglingen (behinderte Nasenatmung)	74

Reisen mit Kindern

Damit Sie Ihren Urlaub genießen können, sollten Sie auch in den Ferien gegen eventuelle Krankheiten gewappnet sein. Hierfür ist eine von Ihnen zusammengestellte naturheilkundliche Reiseapotheke sehr hilfreich (siehe Kasten Seite 186).

Sollte die Apotheke aus dem Vorjahr noch unbenutzt sein, überprüfen Sie den Zustand sowie die jeweiligen Verfallsdaten der Präparate. Bedenken Sie auch, dass Medikamente bei Hitze schneller verfallen können. Sollten Sie sich diesbezüglich nicht sicher sein, fragen Sie in einer Apotheke nach.

Allgemeines

Bedenken Sie bei der Auswahl Ihres Reiseziels, dass die Anpassung an das **Klima** im Reiseland für Kinder eine wesentlich größere Umstellung bedeutet als für Erwachsene. Sollten Sie eine Reise in die Tropen planen, erkundigen Sie sich beim Auswärtigen Amt in Berlin (www.auswaertiges-amt.de) oder beim Reisemedizinischen Zentrum des Bernhard-Nocht-Instituts für Tropenmedizin (www.gesundes-reisen.de) in Hamburg, ob das von Ihnen gewählte Land für Kinder geeignet ist, welche Impfungen empfohlen werden und was Sie beachten müssen.

Achtung, auch sauber aussehendes **Wasser** kann verunreinigt sein. Sollten Sie mit Kindern in Länder mit schlechten hygienischen Verhältnissen reisen, benutzen Sie ausschließlich keimfreies Wasser. Dies gilt auch zum Zähneputzen, bei der Einnahme von Medikamenten oder bei Eiswürfeln. Falls Ihnen die Herkunft des Wassers nicht bekannt ist, verzichten Sie lieber darauf. Schon ein kleiner Schluck verunreinigtes Wasser kann zu Durchfall führen.

Vorsicht gilt auch bei frischer oder ungekochter Milch, es sei denn, sie ist pasteurisiert. Bei frisch gepressten Säften weiß man nicht, ob Fruchtsaftpresse und Hände hygienisch sauber sind. Bedenkenlos sind hingegen frisch zubereiteter Tee sowie Mineralwasser aus verschlossenen, neu geöffneten Flaschen.

Essen Sie **ausschließlich gekochte Speisen**, und verzichten Sie lieber auf rohe oder nur leicht gekochte beziehungsweise gebratene Nahrung sowie auf Eis, Mayonnaise und Buttercreme. Sowohl nicht durchgegarte Speisen als auch solche, die mit rohen Eiern zubereitet wurden, bergen die Gefahr einer Salmonelleninfektion. Auch auf Salat sowie auf ungewaschenes, ungeschältes Gemüse und Obst sollten Sie vorsichtshalber verzichten, da auf ihnen gefährliche Erreger (z. B. Kolibakterien) wachsen können.

Reisekrankheit

Reiseübelkeit tritt am häufigsten auf See, im Flugzeug und im Auto auf. Werden die Gleichgewichtshärchen aus dem Innenohr (Gleichgewichtsorgan) durch Erschütterungen überreizt, kommt es bei manchen Menschen zu Übelkeit bis hin zu Erbrechen. Darüber hinaus können Schwindel und Kopfschmerzen auftreten. Am häufigsten sind Kinder im Alter von vier bis elf Jahren betroffen.

So können Sie einer Reiseübelkeit bei Ihrem Kind vorbeugen: Setzen Sie Ihr Kind möglichst weit vorne und in Fahrtrichtung in Bus, Bahn oder Auto, da von hier der Straßenverlauf am besten verfolgt werden kann. Empfindliche Kinder sollten während der Fahrt nicht malen, lesen oder schwer essen. Vor und während der Reise sollte man etwas Leichtes essen, um der möglichen Übelkeit vorzubeugen. Auch Kaugummikauen kann der Übelkeit entgegenwirken.

Sollte Ihr Kind trotz aller Vorsichtsmaßnahmen unter Reiseübelkeit leiden, hilft zunächst einmal frische Luft. Daneben können Sie auch auf Mittel aus der Naturheilkunde zurückgreifen.

▶ Bewährt hat sich bei aufkommender Übelkeit Ingwer, da seine Inhaltsstoffe beruhigend auf den Magen wirken und den Brechreiz eindämmen. Am besten bereiten Sie gegen die Reisekrankheit einen **Ingwertee**, den Sie in einer Thermoskanne mitnehmen können: Für den Ingwertee 1 TL frischen, grob geraspelten Ingwer mit ¼ l heißem Wasser übergießen, 10 bis 15 Minuten zugedeckt ziehen lassen und abseihen. Bei Bedarf trinken lassen.

▶ Für die Tinktur gegen Reisekrankheit 20 Tropfen **Ingwertinktur** aus der Apotheke (1:5) in 1 Glas lauwarmem Wasser 30 Minuten vor Reiseantritt einnehmen.

▶ Wenn Ihrem Kind beim Autofahren übel und schwindlig wird und ihm der Schweiß ausbricht, von dem Mittel Cocculus D6 5 Gobuli 30 Minuten vor Reiseantritt geben und bei Bedarf während der Fahrt wiederholen.

Fieber

Auf das veränderte Klima reagieren Kinder nicht selten mit plötzlich hohem Fieber. Insbesondere bei Kleinkindern kann auch zu viel Sonne zu extremer Mattigkeit und Fieber führen. Generell sollten Sie Fieber jedoch erst senken, wenn es über 39 °C gestiegen ist (siehe Seite 86 ff.). So können Sie Ihrem Kind unterwegs gut helfen:

▶ Bewährt haben sich **Wadenwickel**, die auch gut mit Handtüchern aus dem Hotel oder der Ferienwohnung durchgeführt werden können (siehe Kasten auf Seite 88).

▶ Auch **Ganzkörperwaschungen** können gut auf Reisen praktiziert werden (siehe Seite 88).

▶ Bei leichtem Fieber geben Sie Ihrem Kind Ferrum phosphoricum D12 auch als Schüßler-Salz Nr. 3, 3-mal täglich 2 Tabletten (siehe Seite 88).

▶ Geben Sie Ihrem Kind bei hochrotem und heißem Gesicht 3-mal täglich 5 Globuli Belladonna D12 (siehe Seite 89).

▶ Außerdem empfehlenswert sind **Fieberzäpfchen** (z. B. Weleda Fieber- und Zahnungszäpfchen oder Viburcol®, siehe Seite 89).

Magen-Darm-Beschwerden

Neben Bakterien- oder Virusinfekten (siehe Seite 96 ff.) kann auch die Umstellung auf das ungewohnte Essen zu Symptomen führen. Folgende naturheilkundliche Methoden lassen sich unterwegs gut anwenden:

▶ Legen Sie Ihrem Kind zur Entspannung eine **Wärmflasche** auf die betroffene Bauchregion (siehe Seite 91).

▶ Geben Sie Ihrem Kind möglichst **Fenchel-** oder **Pfefferminztee** zu trinken (siehe Seite 91).

Folgende **homöopathische Mittel** empfehlen sich für unterwegs:

▶ bei Verdauungsbeschwerden durch ungewohntes Essen: 3-mal täglich 5 Globuli Okoubaka D12;

▶ bei Übelkeit und Erbrechen: 3-mal täglich 5 Globuli Nux vomica D12, anfangs viertel- bis halbstündlich, dann 3-mal täglich 5 Globuli;

▶ bei Bauchschmerz durch verdorbene Speisen, verbunden mit starkem Durstgefühl: 3-mal täglich 5 Globuli Arsenicum album D12 (für Kinder ab 5 Jahren);

▶ Kindern ab 3 Jahren kann man auch **Magentropfen mit Bitterstoffen** (z. B. Iberogast®) geben. Die Dosierung erfolgt gemäß Beipackzettel (siehe Seite 98).

Sonnenstich

Zu einem Sonnenstich kommt es durch eine übermäßige Sonneneinstrahlung auf Kopf und Nacken. Diese führt zu einem Wärmestau sowie einer Reizung der Hirnhäute. Mögliche Symptome eines Sonnenstichs sind: Kopfschmerzen, Nackensteifigkeit, Übelkeit, Erbrechen, Hitzegefühl im Kopf, Schwindel und Unruhe.

Zur Vorbeugung gilt generell: Wählen Sie helle, weite Kleidung, die die Sonne reflektiert und unter der die Luft gut zirkulieren kann. Geben Sie Ihrem Kind reichlich zu trinken. Außerdem sollte sich das Kind im Schatten, bei extremer Hitze sogar in geschlossenen Räumen aufhalten.

Leidet das Kind bereits unter einem Sonnenstich, helfen folgende Sofortmaßnahmen:

▶ Bringen Sie Ihr Kind an einen schattigen Platz oder in ein abgedunkeltes Zimmer und kühlen Sie Stirn und Nacken des Kindes mit **feuchten Tüchern**.

▶ Gerade bei Kleinkindern ist auch das **Baden in kühlem Wasser** (ca. 30 °C) effektiv. Geben Sie dem Kind zusätzlich reichlich Mineralwasser zu trinken.

Hitzeerschöpfung

Zu einer Hitzeerschöpfung kommt es normalerweise, wenn der Körper aufgrund von Hitze und körperlicher Anstrengung viel Flüssigkeit verliert und dieser Verlust nicht durch Trinken ausgeglichen wird. Das Blut wird aufgrund des Wasser- und Salzverlusts dickflüssiger und kann somit schlechter durch die Gefäße fließen.

Wichtig: Da die Hautoberfläche von Säuglingen und Kleinkindern zu gering ist, um die Körpertemperatur bei großer Hitze über das Schwitzen zu regulieren, kann es bei ihnen bereits ohne Belastung zu einer Hitzeerschöpfung kommen.

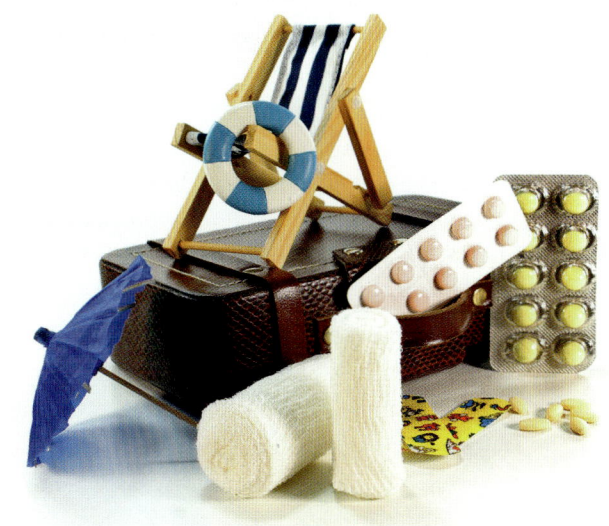

Eine gut sortierte Reiseapotheke wappnet Sie vor den wichtigsten Krankheiten im In- und Ausland.

Symptome einer Hitzeerschöpfung sind: Übelkeit, starke Kopfschmerzen, Schwindel, blasse, kühle und feuchte Haut. Meist kommt noch Schüttelfrost hinzu. Im Gegensatz zum Hitzschlag ist die Körpertemperatur bei Hitzeerschöpfung nicht erhöht.

Einer Hitzeerschöpfung können Sie vorbeugen, indem Sie neben den oben unter »Sonnenstich« aufgeführten Maßnahmen darauf achten, dass Sie sich bei großer Hitze mit Ihrem Baby oder Kleinkind in geschlossenen Räumen aufhalten. Bei größeren Kindern ist darauf zu achten, dass sie bei hohen Temperaturen körperliche Anstrengung vermeiden.

Sollten Sie trotz aller vorbeugenden Maßnahmen eine Hitzeerschöpfung vermuten, können Sie Ihrem Kind wie folgt helfen:

▶ Legen Sie Ihr Kind umgehend flach in den **Schatten** oder einen geschlossenen Raum und geben Sie ihm vermehrt **Flüssigkeit** in Form von Mineralwasser, Früchte- oder Kräutertees oder Gemüsebrühe zu trinken.

▶ Wenn Ihr Kind unter Schüttelfrost leidet, decken Sie es mit einer **leichten Decke** oder einem Bettlaken zu.

▶ **Feuchte Wickel** leiten die Hitze ab (siehe Wadenwickel auf Seite 88).

Hitzschlag

Hat Ihr Kind infolge von Sonneneinstrahlung eine Körpertemperatur von über 40 °C sowie hochrote, heiße und trockene Haut, spricht man

von einem Hitzschlag. Er geht einher mit zentralnervösen Störungen wie Delirium, Bewusstseinstrübung, Halluzinationen, Erregung, Krämpfen und Koma und gehört sofort in ärztliche Behandlung. Rufen Sie in diesem Fall schnellstmöglich den Notarzt.

Sonnenbrand

Achten Sie auf angemessene Kleidung, wie einen Sonnenhut, der auch den Nacken bedeckt, ein T-Shirt, ausreichend Sonnencreme mit hohem Lichtschutzfaktor (je nach Hauttyp Lichtschutzfaktor 20 bis 40) sowie darauf, dass sich Ihr Kind im Schatten aufhält (siehe Seite 132 f.). Sollte Ihr Kind trotzdem einen Sonnenbrand bekommen haben, können Sie naturheilkundlich folgendermaßen helfen:

▶ Betupfen Sie die betroffenen Stellen mit **Aloe-Gel** (siehe Seite 133).

▶ Auch eine **Quarkkompresse** hat sich für unterwegs bewährt, für die Sie nur Quark und Handtücher aus dem Hotel benötigen (siehe Seite 133).

▶ Hat Ihr Kind feuerrote, brennende, heiße Haut, geben Sie ihm im Akutfall **Belladonna**: 2-mal 5 Globuli (siehe Seite 133).

Insektenstiche

Vor Mücken, Bienen und Wespen schützen ätherische Öle, wie Zitronen-, Minz- und Lavendelöl. Diese Öle im Verhältnis 1:4 mit Körperlotion mischen und auf die Haut auftragen. Außerdem können Sie einige Tropfen der genannten Öle auf Bettwäsche, Kleidung und Glühbirnen träufeln. Oder Sie stellen mit Essig, Lavendel- oder Zitronenessenz gefüllte Schalen auf. Hat ein Insekt zugestochen, helfen die auf Seite 174 und 175 geschilderten Maßnahmen.

Gut zu wissen

Naturheilkundliche Reiseapotheke

▶ Aloe-Gel

▶ Arsenicum album D12

▶ Belladonna D12

▶ Bolus alba

▶ Cocculus D12

▶ Fencheltee

▶ Ferrum phosphoricum Schüßler-Salz Nr. 3

▶ Fieberzäpfchen (z. B. Weleda Fieber- und Zahnungszäpfchen, Viburcol®)

▶ Ingwerwurzel (gemahlen)

▶ Lavendelöl

▶ Magentropfen mit Bitterstoffen (z. B. Iberogast®)

▶ Nux vomica D12

▶ Okoubaka D12

▶ Außerdem:
Desinfektionsspray, Fieberthermometer, Pflaster, Sonnencreme, Verbandszeug, Wärmflasche

Symptome und mögliche Ursachen

Oft ist es gar nicht leicht, die Krankheitszeichen, die sich bei einem Kind zeigen, richtig zu interpretieren. Bei Säuglingen und Kleinkindern äußern sich manche Krankheiten sehr unterschiedlich und häufig unspezifisch, und auch bei größeren Kindern machen sich viele Krankheiten zuerst einfach mit Bauchschmerzen bemerkbar. Damit Eltern es leichter haben, die Krankheitszeichen ihres Kindes richtig zu deuten, können sie sich anhand dieser Tabelle eine erste Orientierung verschaffen. Hier sind alle im Buch beschriebenen Krankheitsbilder mit den dazugehörigen Symptomen aufgelistet. Manchmal können hinter den hier beschriebenen Symptomen noch andere Krankheiten stecken, die jedoch im Buch nicht erwähnt sind und nicht für die Selbstbehandlung geeignet sind (in der Tabelle orange hervorgehoben; diese unbedingt vom Arzt abklären lassen). Wenden Sie sich, wenn Sie sich nicht ganz sicher sind, was Ihr Kind für eine Krankheit haben könnte, deshalb unbedingt an den Kinderarzt.

Welche Erkrankung könnte dahinterstecken?

Symptome	mögliche Krankheiten	Seite
Allgemeinbefinden/Herz-Kreislauf:		
Andauernde Müdigkeit	Niedriger Blutdruck, Stress, Eisenmangel, Bewegungsmangel, Orthostase-Syndrom	114
Gewichtsverlust; ständiger Durst; vermehrtes Wasserlassen	Diabetes	116
Schwächegefühl	Niedriger Blutdruck, Orthostase-Syndrom	114
Schwindel	Niedriger Blutdruck, Orthostase-Syndrom, Angst, selten Innenohrstörung, angeborener Herzfehler	114
Ständig verminderte Leistungsfähigkeit	Niedriger Blutdruck, Orthostase-Syndrom, Diabetes	114, 116
Infektanfälligkeit	Immunschwäche, vergrößerte Rachenmandeln, noch unreifes Immunsystem	
Augen		
Tränend; rot; schmerzend; eiternd	Bindehautentzündung	118

Welche Erkrankung könnte dahinterstecken?

Symptome	mögliche Krankheiten	Seite

Augen:

Symptome	mögliche Krankheiten	Seite
Tränend, rot, schmerzend, eiternd	Bindehautentzündung	118
Eiternd, rot geschwollen, druckempfindlich, schmerzend; große Schwellung am Lidrand;	Gerstenkorn	118
Tränend; rot; schmerzend; eiternd; hohes Fieber; Husten; Schnupfen; Hautausschlag	Masern	64
Tränend; rot; schmerzend; eiternd; Fieber; Schnupfen; Schwindel; Kopfschmerzen; vergrößerte Lymphknoten; Hautausschlag	Röteln	64

Fieber:

Allgemein:

Symptome	mögliche Krankheiten	Seite
Körpertemperatur 38 °C; Appetitlosigkeit; schmerzempfindlich auf Berührung; quengelig; weinerlich; frierend; Schüttelfrost; kalte Hände und Füße; heißer Kopf; gerötete Haut; schwitzt; Puls- und Atemfrequenz erhöht; großer Durst; trockener Mund; stark konzentrierter Urin	Erkältung, Kinderkrankheit, Impfreaktion, Überhitzung, Durstfieber, Erregung	68 ff., 60 ff., 23
Fieber; Halsschmerzen; Heiserkeit; Husten; Schnupfen; Ohrenschmerzen; Müdigkeit	Erkältung, Infekt der oberen Atemwege	68 ff.
Fieber; Brechdurchfall; kolikartige Bauchschmerzen	Magen-Darm-Infekt	96
Fieber; Schluckbeschwerden; Halsschmerzen; Kopfschmerzen; Hamsterbacken	Mumps	64
Fieber; vergrößerte Lymphknoten; Schnupfen; Kopfschmerzen; Schwindel; tränende, rote, schmerzende, eiternde Augen; Hautausschlag	Röteln, Masern	64
Fieber; Gliederschmerzen; Flecken, die zu Bläschen werden; starker Juckreiz	Windpocken	66

Welche Erkrankung könnte dahinterstecken?

Symptome	mögliche Krankheiten	Seite
Fieber bei Babys und Kleinkindern:		
Leichtes Fieber	Zahnen	59
Plötzliches hohes Fieber	Dreitagefieber	
Fieber bei Kleinkindern; Bauchschmerzen; plötzliches Einnässen	Harnwegsinfektion	104
Hohes Fieber:		
Hohes Fieber; Fantasieren; Zittern; Zucken am ganzen Körper; Verdrehen der Augen; blaue Lippen	Fieberkrampf	89
Hohes Fieber; Halsschmerzen mit weiß-gelblichen Eiterstippchen auf den Mandeln; rötlicher Hautausschlag; Bauchschmerzen; Erbrechen	Scharlach	66
Hohes Fieber; Husten; Schnupfen; tränende, rote, schmerzende, eiternde Augen; Hautausschlag	Masern	64
Fieber; starke Kopfschmerzen; steifer Nacken; Benommenheit; Erbrechen; starkes Krankheitsgefühl	Hirnhautentzündung	119

Hals und Rachen:		
Halsschmerzen:		
Kratzen; Brennen im Hals	Hals- und Rachenentzündung	75
Halsschmerzen; Schluckbeschwerden	Mandelentzündung	75
Halsschmerzen; Schluckbeschwerden; Kopfschmerzen; Fieber; Hamsterbacken; weiche, teigige Schwellung	Mumps	64
Halsschmerzen mit weiß-gelblichen Eiterstippchen auf den Mandeln; hohes Fieber; rötlicher Hautausschlag; Bauchschmerzen; Erbrechen	Scharlach	66
Vergrößerte Lymphknoten:		
Hohes Fieber; geschwollene, vergrößerte, schmerzende Lymphknoten	Pfeiffersches Drüsenfieber	75

Welche Erkrankung könnte dahinterstecken?

Symptome	mögliche Krankheiten	Seite
Hals und Rachen:		
Vergrößerte Lymphknoten:		
Vergrößerte Lymphknoten; Schnupfen; Kopfschmerzen; Fieber; tränende, rote, schmerzende, eiternde Augen; Hautausschlag	Röteln	64
Husten:		
Kurzatmigkeit; Reizhusten oft nachts	Asthma bronchiale	
Husten; Schnupfen; Heiserkeit	Erkältung	68 ff.
Anfangs trockener Reizhusten; später lockerer, rasselnder Husten	Bronchitis	79
Plötzlich auftretender, bellender Hustenanfall; Angst, zu ersticken	Pseudokrupp	80
Schmerzhafter Husten; Schnupfen; hohes Fieber; Kurzatmigkeit; eingezogene Nasenflügel	Lungenentzündung	79
Schwere Hustenanfälle mit Erbrechen und Erstickungsgefühl	Keuchhusten	66
Harnwege und Geschlechtsorgane:		
Ausfluss aus der Scheide mit Beschwerden; unangenehmer Geruch	Scheidenentzündung	110
Brennende Schmerzen beim Wasserlassen	Harnwegsinfektion, Reizblase, Scheideninfektion	104, 105, 110
Häufiger Harndrang, oft trotz geringer Urinmenge	Harnwegsinfektion, Reizblase	104, 105
Häufiges Wasserlassen; Fieber; Erbrechen; Rückenschmerzen	Nierenbeckenentzündung	
Geschwollene, rote Vorhaut; schmerzhaft; juckend; ballonartiges Aufblasen beim Wasserlassen; Harnstrahl sehr dünn	Vorhautentzündung	108

Welche Erkrankung könnte dahinterstecken?

Symptome	mögliche Krankheiten	Seite
Haut:		
Gerötete Haut:		
Rot; juckend; heiß nach Sonneneinwirkung	Sonnenbrand	132
Rot; juckend; kleine Pusteln	Sonnenallergie, Kontaktekzem	132, 123 ff.
Pustelartige, gerötete Hautstellen hinter den Ohren und im Nacken	Läuse, Ekzeme, bei Babys Milchschorf	129, 123, 57
Juckreiz am Kopf	Schuppenflechte, seborrhoisches Ekzem, Neurodermitis	126, 123
Runde Rötung, kann sich ausbreiten (Wanderrötung) und in der Mitte wieder verblassen; oft Monate später Konzentrationsstörungen oder Gelenkentzündungen	Borreliose nach Zeckenstich	119
Roter Hautausschlag:		
Roter Ausschlag an Ellenbogen-, Knie-, Fuß-, Handgelenken mit heftigem Juckreiz; nässende Ekzeme, trockene Haut; Kratzattacken	Neurodermitis	123
Hautausschlag mit kleinen roten Flecken, hinter dem Ohr beginnend; hohes Fieber in zwei Phasen; Husten; Schnupfen; tränende, rote, schmerzende, eiternde Augen	Masern	64
Hautausschlag linsengroß, hellrot, beginnt im Gesicht, breitet sich dann aus; vergrößerte Lymphknoten; Schnupfen; Kopfschmerzen; Fieber; tränende, rote, schmerzende, eiternde Augen	Röteln	64
Feinfleckiger, rötlicher Hautausschlag, Beginn am Oberkörper; Zunge erst weiß, dann himbeerrot; Halsschmerzen mit weiß-gelblichen Eiterstippchen auf den Mandeln; hohes Fieber	Scharlach	66
Rote Flecken, die zu Bläschen werden; starker Juckreiz; Fieber; Gliederschmerzen	Windpocken	66

Welche Erkrankung könnte dahinterstecken?

Symptome	mögliche Krankheiten	Seite

Haut:

Hauterhebungen:

Symptome	mögliche Krankheiten	Seite
Raue, schuppige Hauterhebungen an Fingern (oft in Nagelnähe)	Warzen	130
Klein, rund und Oberfläche eingedellt	Dellwarzen	130
Flache Erhebungen an Fußsohlen mit kleinen schwarzen Punkten oder Streifen	Mosaik- oder Dornwarzen	130

Juckreiz:

Symptome	mögliche Krankheiten	Seite
Heftiger Juckreiz mit rotem Ausschlag an Ellenbogen, Knie-, Fuß-, Handgelenken; nässende Ekzeme	Neurodermitis	123
Starker Juckreiz; rote Flecken, die zu Bläschen werden; Fieber; Gliederschmerzen	Windpocken	66
Juckreiz am After	Infektion mit Madenwürmern	93
Juckreiz am Kopf; pustelartige, gerötete Hautstellen hinter den Ohren und im Nacken	Läuse	129

Kopf:

Symptome	mögliche Krankheiten	Seite
Kopfschmerzen	**Bluthochdruck,** intensive Sonnenein-strahlung, Kopfverletzung, Migräne, **unerkannter Sehfehler,** Spannungs-kopfschmerz durch Schulstress	140, 136
Kopfschmerzen; Husten; Schnupfen; Heiserkeit	Erkältung, Infekt der oberen Atemwege	68 ff.
Kopfschmerzen; Fieber; Schluckbeschwerden; Halsschmerzen; Hamsterbacken	Mumps	64
Kopfschmerzen; Fieber; vergrößerte Lymphkno-ten; Schnupfen; tränende, rote, schmerzende, eiternde Augen; Ausschlag	Röteln	64

Welche Erkrankung könnte dahinterstecken?

Symptome	mögliche Krankheiten	Seite
Starke Kopfschmerzen:		
Starke Kopfschmerzen; Erbrechen	Migräne	140
Starke Kopfschmerzen; Fieber; steifer Nacken; Erbrechen; starkes Krankheitsgefühl; Benommenheit	Hirnhautentzündung	119

Symptome	mögliche Krankheiten	Seite
Magen-Darm-Trakt:		
Appetitlosigkeit; Übelkeit	Magen-Darm-Infekt, Fieber, Verstopfung	96, 86, 100
Bauchkrämpfe bei Mädchen	Menstruationsbeschwerden	112
Bauchkrämpfe mit Übelkeit; Erbrechen; Durchfall, evtl. mit Fieber	Magen-Darm-Infekt	96
Bauchschmerzen:		
Bauchschmerzen	Blähungen (Umstellung auf ungewohntes Essen, z. B. auf Reisen), oft Fruchtzucker- oder Milchzuckerunverträglichkeit	48, 92
Bauchschmerzen kolikartig; Brechdurchfall, Fieber	Magen-Darm-Infekt	96
Anhaltende Bauchschmerzen eher im rechten Mittelunterbauch; Fieber; Erbrechen	Blinddarmentzündung	91
Harter, gespannter Bauch bei Säuglingen	Blähungen	48
Bauchschmerzen bei Babys und Kleinkindern:		
Bauchschmerzen bei Neugeborenen, beginnend ab der 2. Lebenswoche, vor allem zwischen 17 und 23 Uhr	Dreimonatskoliken	48
Bauchschmerzen bei Kleinkindern; Fieber; plötzliches Einnässen	Harnwegsinfektion	104

Welche Erkrankung könnte dahinterstecken?

Symptome	mögliche Krankheiten	Seite
Magen-Darm-Trakt:		
Erbrechen:		
Erbrechen	Aversion gegen bestimmte Speisen; durch unbekannte oder ungewohnte Speisen auf Reisen; Magen-Darm-Infekt; seelische Belastung, Verstopfung; Reisekrankheit (im Auto, Bus, auf dem Schiff)	96, 100, 183
Erbrechen; Husten; Schnupfen; Heiserkeit	Begleitsymptom bei Erkältungskrankheiten	68 ff.
Erbrechen; Übelkeit	Magen-Darm-Infekt, Verstopfung	98, 100
Häufiges, schwallartiges Erbrechen bei Säuglingen	Magenpförtnerkrampf	97
Brechdurchfall; kolikartige Bauchschmerzen; Fieber	Magen-Darm-Infekt	98
Durchfall:		
Akuter Durchfall	Bei Aufregung, Angst; durch Medikamente wie Antibiotika verursacht; durch ungewohnte Lebensmittel, (z. B. auf Reisen); Magen-Darm-Infekt; Stress	146, 184, 98
Chronischer Durchfall, mangelhaftes Gedeihen	Chronische Darmentzündung, Zöliakie	
Übelkeit:		
Übelkeit	Magen-Darm-Infekt; Unverträglichkeit von Lebensmitteln (Allergie); verdorbene Lebensmittel; Schwindel; Reisekrankheit	98, 183
Übelkeit, Erbrechen	Magen-Darm-Infekt, Verstopfung	98, 100
Mit Fieber, schwerem Krankheitsgefühl	Hirnhautentzündung	119
Muskeln und Gelenke:		
Gliederschmerzen	Fieber, grippaler Infekt	86, 68 ff.
Gelenkschmerzen nach Zeckenstich	Borreliose	119

Welche Erkrankung könnte dahinterstecken?

Symptome	mögliche Krankheiten	Seite
Gelenkschmerzen nach Infekt	Hüfthusten (Entzündung in der Gelenkkapsel)	
Chronische Gelenkschmerzen	Entzündiches Rheuma	

Nase:

Symptome	mögliche Krankheiten	Seite
Lustlosigkeit; Schlappheit; Frösteln; Niesen; Kitzeln, Brennen, Jucken in der Nase	Schnupfen, Nasennebenhöhlenentzündung	71, 72
Schnupfen mit Ohrenschmerzen	Mittelohrentzündung	83
Ständig laufende Nase; heftige Niesattacken; Müdigkeit	Allergischer Schnupfen	

Ohren:

Symptome	mögliche Krankheiten	Seite
Ohrenschmerzen nach Baden	Entzündung im Gehörgang	83
Ohrenschmerzen mit Fieber und Infekt	Mittelohrentzündung	83
Ohrenschmerzen mit eitrigem Ausfluss	Mittelohrentzündung	83

Weiterführende Literatur

Juul J., Krüger K.: Was Familien trägt. Werte in Erziehung und Partnerschaft. Beltz Verlag, Weinheim 2012.

Keudel H., Capelle B.: Kinderkrankheiten. Gräfe und Unzer Verlag, München 2006.

Pantley E.: Erziehen ohne Frust und Tränen: Das liebevolle Elternbuch. Trias, Stuttgart 2012.

Renz-Polster H. Kinder verstehen. Born to be wild: Wie die Evolution unsere Kinder prägt. Kösel-Verlag, München 2009.

Renz-Polster H., Menche N., Schäffler A.: Gesundheit für Kinder: Kinderkrankheiten verhüten, erkennen, behandeln. Kösel-Verlag, München 2010.

Renz-Polster H. Menschenkinder: Plädoyer für eine artgerechte Erziehung. Kösel-Verlag, München 2011.

Abkürzungen und Mengenangaben

Die Abkürzungen entsprechen den Angaben bei den Anwendungen und Rezepturen in diesem Buch.

g = Gramm
TL = Teelöffel
EL = Esslöffel
Msp. = Messerspitze
l = Liter
ml = Milliliter
1 Tasse ≙ 150 ml
1 große Tasse ≙ 250 ml

Erste-Hilfe-Kasten, Telefonnummern und Adressen

Erste–Hilfe-Kasten

Vertrauen Sie nicht darauf, dass Sie von Notfällen verschont bleiben! Wer bislang mit seiner Erste-Hilfe-Ausrüstung zu Hause nachlässig umgegangen ist, sollte spätestens mit der Geburt eines Kindes auf Notfälle gut vorbereitet sein. Am einfachsten ist es, einen **Auto-Verbandskasten** im Haus bereitzuhalten. Überprüfen Sie 1-mal jährlich das Haltbarkeitsdatum und ersetzen Sie den Kasten gegebenenfalls – nur so ist die Sterilität und bei Pflastern auch die Klebefähigkeit gewährleistet. Wurde etwas aus dem Kasten entnommen, sollten Sie es möglichst rasch wieder ergänzen. Damit und mit der auf Seite 180 aufgelisteten Hausapotheke sind Sie so gut wie möglich für Notfälle gewappnet. Falls Sie sich einen Erste-Hilfe-Kasten selbst zusammenstellen möchten, sollte Folgendes vorhanden sein:

- ▶ Heftpflaster
- ▶ Wundschnellverband (= Pflaster mit Wundauflage) in verschiedenen Größen (einzeln verpackte fertig zugeschnittene Pflaster)
- ▶ 2 kleine, 3 mittlere und 1 großes Verbandpäckchen
- ▶ 10 sterile Kompressen (Größe 10 × 10 cm)
- ▶ 1 Verbandpäckchen für Brandwunden
- ▶ 1 Verbandstuch für Brandwunden
- ▶ 2 Dreieckstücher
- ▶ 6 bis 8 Mullbinden in unterschiedlichen Breiten, möglichst halbelastisch
- ▶ 1 Verbandschere, vorne stumpf
- ▶ Sicherheitsnadeln
- ▶ Einmalhandschuhe
- ▶ 1 Rettungsdecke

Telefonnummern

Vergessen Sie außerdem nicht, die wichtigsten Notfall-Telefonnummern gut sichtbar am Telefon anzubringen – in Stresssituationen kann dem Gedächtnis die einfachste Nummer plötzlich entfallen sein! Diese Nummern sollten deshalb unbedingt am Telefon stehen:

- ▶ Notarzt: **112**
- ▶ Feuerwehr: **112**
- ▶ Polizei: **110**
- ▶ Giftnotruf Berlin: **030-19240**
- ▶ Kinderarzt
- ▶ nächstgelegenes Krankenhaus
- ▶ Nummern von Großeltern, Freunden, Nachbarn, die sich im Notfall eventuell um ein Geschwisterkind kümmern

Internetadressen

- ▶ Bundeszentrale für gesundheitliche Aufklärung: www.bzga.de
- ▶ Robert Koch-Institut: www.rki.de
- ▶ Portal für seltene Krankheiten: www.orpha.net

Bildnachweis

Hinweis

Die im Buch veröffentlichten Ratschläge wurden mit größter Sorgfalt von Autorin und Verlag erarbeitet und geprüft. Eine Garantie kann jedoch nicht übernommen werden. Ebenso ist eine Haftung der Autorin bzw. des Verlags und seiner Beauftragten für Personen-, Sach- oder Vermögensschäden ausgeschlossen. Erkrankungen mit ernstem Hintergrund gehören immer in ärztliche Behandlung. Bei bereits bestehenden Beschwerden kann das Buch deshalb keinen fachärztlichen Rat ersetzen.